Reihe Motorik
Band 32

Markus Humer

Bewegungslernen in Prävention, Training, Therapie und Rehabilitation

Erkenntnisse aus der Motorikforschung zur Steigerung der Effizienz im motorischen Lernen

Reihe Motorik

Herausgegeben von Prof. Dr. phil. Klaus Fischer

Bisher erschienen und noch lieferbar:

Band 2 Eva-Maria Schick
Zur Bewegungserziehung in der Familie

Band 3 Tilo Irmischer / Klaus Fischer (Red.)
Bewegungserziehung und Sport an Schulen für Lernbehinderte

Band 4 Friedrich Scherer
Sport mit blinden und sehbehinderten Kindern und Jugendlichen

Band 12 Marianne Philippi-Eisenburger
Motologie

Band 13 Gerd Hölter (Hrsg.)
Mototherapie mit Erwachsenen

Band 14 Torsten Kunz
Weniger Unfälle durch Bewegung

Band 15 Reinhard Keller / Annemarie Fritz
Auf leisen Sohlen durch den Unterricht
(2. Auflage)

Band 16 Josef Gaal
Bewegungskünste – Zirkuskünste
(2. Auflage)

Band 17 Michael Stäbler
Bewegung, Spaß und Spiel auf dem Trampolin

Band 18 Klaus Fischer
Entwicklungstheoretische Perspektiven der Motologie des Kindesalters

Band 19 Susanne Amft / Jürgen Seewald (Hrsg.)
Perspektiven der Motologie

Band 20 Birgit Jackel
Psychomotorische Handlungskompetenz beim Radfahren

Band 22 Ruth Haas
Entwicklung und Bewegung – Angewandte Motologie des Erwachsenenalters

Band 23 Martina Lutter / Antje Stock
Erlebnislandschaften in der Turnhalle
(3. Auflage)

Band 24 Klaus Fischer / Holger Holland-Moritz
Mosaiksteine der Motologie

Band 25 Jörg Bietz
Bewegungsvorstellung und Blindheit

Band 27 Andrea Stachelhaus
ÜPS!

Band 28 Karin Schaffner
Der Bewegungskindergarten

Band 29 Udo Wohnhas-Baggerd
ADHS und Psychomotorik

Band 30 Andrzej Majewski / Jolanta Majewska
Kinder stärken

Reihe Motorik 32

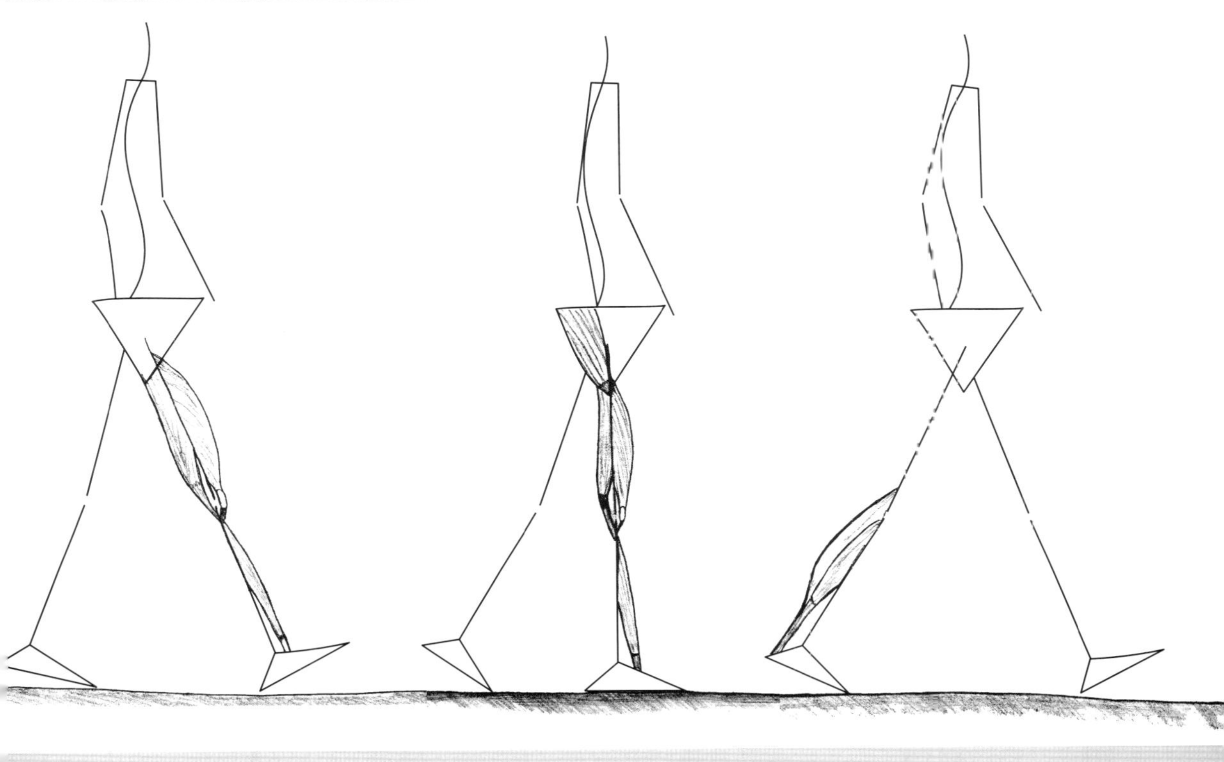

Markus Humer

Bewegungslernen in Prävention, Training, Therapie und Rehabilitation

Erkenntnisse aus der Motorikforschung zur Steigerung der Effizienz im motorischen Lernen

hofmann.

Bibliografische Information der Deutschen Nationalbibliothek
Die Deutsche Nationalbibliothek verzeichnet diese Publikation in der Deutschen Nationalbibliografie; detaillierte bibliografische Daten sind im Internet über http://dnb.d-nb.de abrufbar.

Bestellnummer 7032

www.hofmann-verlag.de

Druck: Druckerei Djurcic, 73614 Schorndorf
Printed in Germany · ISBN 978-3-7780-7032-1

Inhaltsverzeichnis

Einleitung 9

1 Wandel in der Gesellschaft – Alter und Altern 11

1.1 Gerontologische Grundlagen 11
1.1.1 Begriffsbestimmungen/Statistik 11
1.1.2 Alternstheorien 13
1.2 Ausgewählte Alterungsprozesse 16
1.2.1 Zentrales Nervensystem/Neuromuskuläre Veränderungen 16
1.2.2 Bewegungsapparat 17
1.2.3 Herz-Kreislauf-System/Atmung 18
1.3 Alterungsprozesse und Bewegung 18
1.3.1 Der Sturz im Alter 18
1.3.2 Veränderungen von Balancefähigkeit (Gleichgewicht) und Gangbild im Zusammenhang mit Alterungsprozessen 20
1.3.3 Trainierbarkeit einzelner Funktionssysteme 21

2 Anatomische, neurophysiologische und biomechanische Grundlagen von Bewegung 25

2.1 Grundlagen des Nervensystems 25
2.1.1 Zentrales Nervensystem 25
2.1.1.1 Telencephalon (Großhirn) 26
2.1.1.2 Diencephalon (Zwischenhirn) 29
2.1.1.3 Mesencephalon (Mittelhirn) 30
2.1.1.4 Formatio reticularis 31
2.1.1.5 Pons (Brücke) 31
2.1.1.6 Medulla oblongata (Verlängertes Mark) 32
2.1.1.7 Cerebellum (Kleinhirn) 32
2.1.1.8 Rückenmark 35

2.1.2 Bauteile des Nervensystems 38
2.1.2.1 Neuron 38
2.1.2.2 Synapse 40
2.1.3 Peripheres Nervensystem 41
2.1.3.1 Nervenfaser 41
2.1.3.2 Spinalnerven und -äste 42
2.1.3.3 Hirnnerven 43
2.1.4 Neuroplastizität 45

2.2 Motorik 45
2.2.1 Skelettmuskulatur 45
2.2.2 Muskelkontraktion 46
2.2.3 Arbeitsweisen der Muskulatur 48
2.2.3.1 Räumliche Summation 49
2.2.3.2 Zeitliche Summation – Tetanus 50
2.2.3.3 Alles-oder-Nichts-Gesetz 50
2.2.4 Einflussfaktoren der Muskulatur (Muskelkraft) 51
2.2.4.1 Muskelquerschnitt 51
2.2.4.2 Faserstruktur 51
2.2.4.3 Neuronale Aktivierung – Rekrutierung, Frequenzierung, Synchronisation 53
2.2.5 Energiebereitstellung 54
2.2.5.1 Muskelinterne ATP – Speicher und Kreatinphosphat 55
2.2.5.2 Anaerobe Glykolyse 55
2.2.5.3 Aerobe Glykolyse 56
2.2.5.4 Aerobe Lipolyse 56
2.2.6 Biomechanische Grundlagen der Kraft 56
2.2.6.1 Hebelverhältnisse und Muskellänge 56
2.2.6.2 Modell der Muskelschlingen 58
2.2.6.3 Beweglichkeit 58
2.2.6.4 Beanspruchung vs. Belastung und Belastbarkeit 59

2.3 Sensorik 61
2.3.1 Sensoren, Sinnessysteme, Verarbeitung Sinneserregungen 61
2.3.2 Kinästhesie 63
2.3.3 Propriozeption 63
2.3.4 Sehen 65

2.3.5 Hören 67
2.3.6 Gleichgewicht 67
2.3.7 Nozizeption 68

2.4 Reflexe 70
2.4.1 Unbedingte – bedingte Reflexe 70
2.4.2 Monosynaptische – polysynaptische Reflexe 71

2.5 Gedächtnis 73

3 Ausgewählte Theorien Motorischen Lernens 75

3.1 Stufentheorien 75
3.1.1 Drei-Phasen-Modell nach Meinel und Schnabel 75
3.1.2 Drei-Phasen-Modell nach Martin, Carl und Lehnertz 77
3.1.3 Drei-Phasen-Modell nach Loosch 77

3.2 Kybernetisch orientierte Modelle 78

3.3 Programmorientierte Modelle 81

3.4 Motorische Programme und Sensorik (Mixed Approach) 84

3.5 Generalisierte motorische Programme (GMP-Theorie) 86

3.6 Gestaltpsychologie 92

3.7 Ecological Approach 95

3.8 Bewegungsphysiologischer Ansatz nach Bernstein 95

3.9 Synergetik 97

3.10 Lernphasen 105

4 Konsequenzen für die Umsetzung im motorischen Lernen in Bezug auf ein ökonomisches und physiologisches Gangbild 113

4.1 Auflistung der Voraussetzungen für die Bewegungsaufgabe – Gehen 114

4.2 Lernstrategien 129
4.2.1 Lernen durch Variation der Übungsabläufe 129
4.2.2 Variation der Wahrnehmungsinhalte 130

4.2.3 (Ab-)Lenkung der Aufmerksamkeit 132
4.2.4 From freezing to freeing 133
4.2.5 Veränderung der Übungsbedingungen – durch Änderung der reaktiven Erscheinungen 133
4.2.6 Mittels geeigneter Rahmenbedingungen zum gewünschten Bewegungsziel 134
4.2.7 Anpassung der Differenzen – Anpassung des Schwierigkeitsgrads . 135
4.2.8 Feedback 137
4.2.9 Evidenznachweis – Wirksamkeit differenzielles Training 148

4.3 Unterstützende und hindernde Faktoren für Lernen 153
4.3.1 Aufmerksamkeit 153
4.3.2 Emotion 155
4.3.3 Motivation 158
4.3.4 Bewertung und Werte 160

4.4 Abschließende Betrachtungen/Bemerkungen 162

5 Literatur 165

Einleitung

„Ob wir nun aber unsere Bemühungen bloß für anatomisch erklären;
so müsste sie doch wenn sie fruchtbar,
ja wenn sie in unserem Falle auch nur möglich sein sollte,
stets in physiologischer Rücksicht unternommen werden.

Man hat also nicht bloß auf das Nebeneinandersein der Teile zu sehen,
sondern auf ihren lebendigen, wechselseitigen Einfluss,
auf ihre Abhängigkeit und Wirkung."
J. W. von Goethe (Entwürfe zu einem osteologischen Typus, 1796)

Das Gehen galt lange Zeit als wichtigste Fortbewegungsart des Menschens. Evolutionsgeschichtlich wird davon ausgegangen, dass der aufrechte Gang das Überleben der menschlichen Spezies gesichert hat. Leider hat sich die Bedeutung in Zeiten moderner Industriegesellschaften sehr stark gewandelt. Bewegungsmangel und die negativen Folgen belasten die Menschheit selbst und damit einhergehend das Gesundheitssystem enorm.
Einerseits sollte es ein primäres Anliegen sein, Schäden am Stütz- und Bewegungsapparat vorzubeugen. Andererseits sollte sekundär nach Verletzungen bzw. Schädigungen ein Hauptaugenmerk auf die Wiederherstellung eines physiologischen Bewegungsablaufes gelegt werden.
Wenn dies gelingt, könnte als Begleiterscheinung ein massives Einsparungspotential in der staatlichen Gesundheitskasse realisiert werden.

Konstrukte begleiten uns überall im Alltag. Sie stützen uns bei Verknüpfungen von Gedanken, Ideen und Sachverhalten. Gladwell (2011, S. 40) zitiert in seinem Bestseller „Überflieger" den Neurologen Daniel Levitin, der beschreibt, dass „ [...] 10 000 Übungsstunden erforderlich sind, um sich dieses hohe Maß an Kompetenz zu erarbeiten, das man von Experten von Weltrang erwartet, und zwar auf jedem Gebiet." Diese Arbeit sollte mich dabei voranbringen so etwas wie ein Überflieger auf dem Gebiet der Motorik zu werden. Ein weiterer Hintergrund diese spannende Arbeit zu gestalten war, ein Konstrukt zu erstellen, das hilft, einerseits auf den eigenen bzw. auf den Körper anderer Menschen besser zu hören und diesen besser zu verstehen. Andererseits sollte die Individualität und Komplexität des Individuums unterstrichen werden um zu erklären, warum jeder Mensch so individuell zu behandeln ist, wie er durch seine Erfahrungen und Reifeprozesse geworden ist.
Mein Projekt sollte ein theoriegeleitetes Konzept enthalten, wie man sich motorisches Lernen nach modernen Ansätzen vorstellt, um die bestmöglichen Voraussetzungen und Grundlagen für optimales Lernen zu schaffen und somit einen größtmöglichen Erfolg für die Klienten zu sichern.

Der Aufbau wurde so gewählt, dass zunächst Grundlagen erklärt werden, um von gleichen Voraussetzungen sprechen zu können und eine Basis zu schaffen. Darauf aufbauend werden höherstufige Modelle und Konstrukte wie man sich Lernen vorstellt eingebaut, um dann konkrete Ableitungen für den Alltag zu formulieren.
Dazu wird im ersten Teil zunächst geklärt, warum unsere Gesellschaft eigentlich altert bzw. welche Veränderungen im Alter zu erwarten sind. Des Weiteren sollte ein Überblick über die Auswirkungen von Alterungsprozessen auf z. B. den Bewegungsapparat gegeben werden, um im Anschluss darzustellen, ob diese Veränderungen durch Training überhaupt beeinflussbar sind.
Das anschließende Kapitel bildet einen anatomischen, neurophysiologischen und biomechanischen Abriss über die Entstehung und Steuerung von Bewegungen. Ausgewählte Themen bilden z. B. Nervensystem, Motorik (Arbeitsweise der Muskulatur, Kraft, Energiebereitstellung, biomechanische Gesetzmäßigkeiten, ...), Sensorik (Proprizeption, Kinästhesie, Sehen, Hören, Gleichgewicht, ...)
Den dritten Part stellen ausgewählte Theorien des motorischen Lernens dar. Hier sollen Modelle vorgestellt werden, wie man sich motorisches Lernen erklärt bzw. welche Gegebenheiten erfüllt sein müssen, um optimales, motorisches Lernen zu ermöglichen.
Im anschließenden Kapitel sollten die Konsequenzen aus dem theoretischen Teil in den Trainingsprozess eingearbeitet werden. Dies erfolgt anhand eines konkreten Beispieles (z. B. Gang/-bild) , indem man detailliert betrachtet, welche Rahmenbedingungen erfüllt sein müssen bzw. wie z. B. eine „Gangschulung“ nach modernen Ansätzen gestaltet sein muss, damit optimales Lernen möglich ist und der Lernende vom Training maximal profitiert. Die vorgestellten Grundregeln können auf jede beliebige Bewegung oder Sportart umgelegt werden. Die Arbeit sollte einerseits als Grundlage für Prävention, Training und Rehabilitation dienen, andererseits kann diese als Basisliteratur für Ärzte, Therapeuten, Wissenschaftler, Pädagogen oder interessierte Klienten der erwähnten Bereiche verwendet werden.

Fragestellungen für weitere Untersuchungen:

Welche Vor-/Nachteile hat ein Therapieansatz nach dem differentiellen Lernen gegenüber klassischen Modellen?

- Kurz- /mittelfristig – Nachhaltigkeit

Welche Auswirkungen zeigen sich diesbezüglich in Bezug auf neurologische Erkrankungen wie Schlaganfälle, Schädel-Hirn-Trauma, Mb. Parkinson, ...

Ausarbeitung eines Therapie-Konzeptes:

- Ermittlung des Hauptproblems z. B. im Gangbild (assess)
- Vergleich mit dem Anforderungsprofil
- Erstellung gezieltes, individuelles Therapiekonzept auf Hauptproblem zugeschnitten
- Therapiedurchführung (treat)
- Reflektieren (reassess)

1 Wandel in der Gesellschaft – Alter und Altern

Die beiden Begriffe „Alter und Altern“ stellen eine häufig diskutierte Kontroverse dar: Zum einen strebt der Mensch nach einem hohen Alter, zum anderen will er jedoch auf dem Weg dorthin möglichst wenig altern (Kolb, 2000, S. 73). Das Ziel sollte also wie der Volksmund sagt sein: Möglichst jung zu sterben und das möglichst spät.

1.1 Gerontologische Grundlagen

Wie altert unsere Gesellschaft und vor allem warum? Dazu entstanden mit der Gerontologie bzw. der Geriatrie in den letzten Jahrzehnten eigene Wissenschaftszweige, auf denen die ausgewählten Bereiche und Daten beruhen.
Gerontologie wird dabei definiert als: „Alternsforschung; Wissenschaft, die sich mit den biologischen, somatischen, psychischen und sozialen Grundlagen des Alterns beschäftigt“ (Pschyrembel, 2007, S. 679).
Im Gegensatz dazu ist die Geriatrie: „Altersheilkunde; Lehre von den Erkrankungen des alten Menschen; fächerübergreifendes Gebiet der Medizin“ (Pschyrembel, 2007, S. 679); Während sich die Gerontologie mit der Frage beschäftigt, warum die Menschen altern, setzt sich die Geriatrie mit Beeinträchtigungen und Krankheiten im Alter auseinander.

1.1.1 Begriffsbestimmungen/Statistik

Wie in beinahe allen Industriegesellschaften nimmt auch in Österreich der Anteil der Älteren an der Gesamtgesellschaft ständig zu. Ging man am Beginn des 19. Jahrhunderts noch von der Bevölkerungspyramide aus, entwickelte sich diese über die Jahrzehnte zur Zwiebelform, was auf eine schrumpfende Bevölkerung hinweist (Denk, Pache, Schaller, 2003, S. 24 f.). Wie aus der Abbildung 1 der Statistik Austria (2010, S. 53) ersichtlich, lag der Anteil der über 60-Jährigen im Jahr 2008 bei 22,6%. Vertraut man Schätzungen, wird sich dieser Anteil im Jahr 2030 auf 31,0% erhöhen und 2050 einen Gipfel mit 34,2% erreichen. Umgelegt bedeutet dies, dass 2050 jeder dritte Österreicher über 60 Jahre alt sein wird.

Es ist nicht nur so, dass bevölkerungsstarke Jahrgänge nachrücken, sondern diese immer älter werden und die Lebenserwartung ständig im Steigen ist:

Tab. 1: Lebenserwartung (Statistik Austria, 2010, S. 87 f.)

Genaues Alter	Lebenserwartung der Männer (in Jahren)				Lebenserwartung der Frauen (in Jahren)			
	1970/72	1980/82	1990/92	2000/02	1970/72	1980/82	1990/92	2000/02
Bei der Geburt	66,58	69,23	72,48	75,51	73,69	76,37	79,04	81,48

Diese ausgewählten Daten sind ein Indiz dafür, warum die Ausgaben im Gesundheitssystem stetig wachsen. So betrugen 1990 die Gesundheitsausgaben in Österreich 11,4 Mrd. und sind bis 2008 auf 29,5 Mrd. Euro jährlich angestiegen, was einer Zunahme von 5,5%/Jahr entspricht. Würde man diese Ausgaben auf das Bruttoinlandsprodukt (BIP) umwälzen, würde dies einer Steigerung von 8,3% auf 10,5% entsprechen (Statistik Austria, 2010, S. 111 ff.). Diese Daten beschreiben sehr eindrücklich, warum in Zukunft

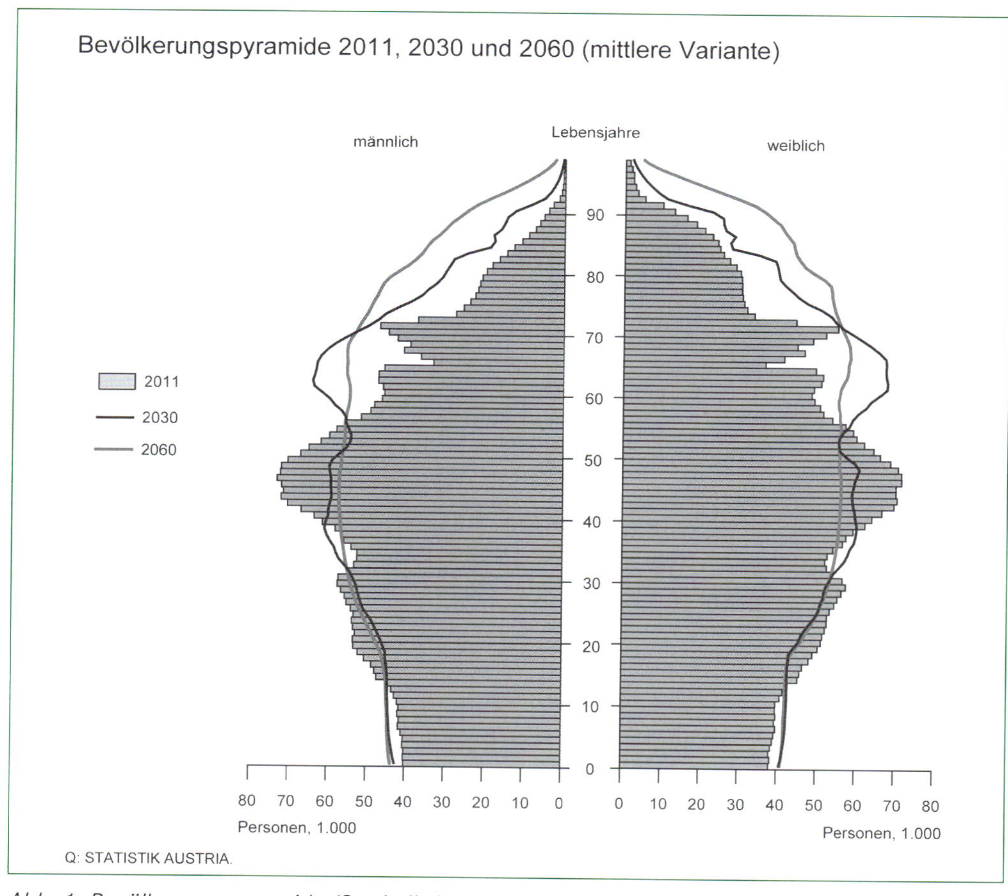

Abb. 1: Bevölkerungspyramide (Statistik Austria, 2010, S. 53)

vermehrt auch im Gesundheitssystem wirtschaftliche Gesichtspunkte Berücksichtigung finden müssen, andernfalls wird dieses System über kurz oder lang unfinanzierbar. Hier gilt es einerseits präventiv tätig zu werden, damit es gar nicht zu Beeinträchtigungen in der Gesundheit kommt, andererseits Diagnose-, Therapie- und Behandlungsverfahren zu ökonomisieren, um effizient das angestrebte Ziel zu erreichen.

Aber was ist Alter eigentlich? Bei diesem Begriff unterscheiden Bachl, Schwarz und Zeibig (2006, S. 4 ff.) grundsätzlich zwischen zwei Formen:
- das kalendarische (chronologische) Alter
- das biologische Alter

Das kalendarische Alter beruht wie der Name schon sagt auf dem Geburtstag und wird nach WHO in folgende Bereiche gegliedert (Bachl, Schwarz & Zeibig, 2006, S. 4):
- 45–60 Jahre Alternder Mensch
- 60–75 Jahre Älterer Mensch
- 75–90 Jahre Alter Mensch
- 90–100 Jahre Sehr alter Mensch
- > 100 Jahre Langlebige

Diese Einteilung ist wenig aussagekräftig, wenn die Entwicklung von Persönlichkeit oder von sportmotorischen Fähigkeiten und Fertigkeiten beurteilt werden soll (Meusel, 1980, S. 15 f.). Einen passenderen Begriff hierzu prägten Böcher und Heemskerk (1969, S. 18 f.) mit dem des funktionellen Alters, welches das Produkt aus biologischen, sozialen und psychischen Variablen darstellt. Hier werden leitungsphysiologische Daten, motorische Fähigkeiten, Lern-, Gedächtnis- und Anpassungsfähigkeiten, sozioökonomischer Status, usw. mit berücksichtigt.
Die Autoren bringen einen Hinweis darauf, dass Altern keineswegs eindimensional oder gar linear gesehen werden kann, sondern ganzheitlichen Charakter aufweist und von verschiedenen Faktoren geprägt ist. Altern ist demnach nicht vorprogrammiert oder determiniert, sondern von jedem persönlich beeinflussbar. Dies wird augenscheinlich, wenn man sich näher mit Theorien des Alterns beschäftigt.

1.1.2 Alternstheorien

Bachl, Schwarz und Zeibig (2006, S. 15) verweisen darauf, dass ca. 300 Theorien des Alterns in der Literatur existieren. Die wichtigsten psychischen und sozialen Aspekte des Alterns sind in nachstehenden Modellen zusammengefasst:

Das Defizit-/Defektmodell

Dieses Modell sieht Altern als unumkehrbaren Prozess mit einem Rückgang von körperlichen, geistig-intellektuellen und emotionalen Funktionen (Denk, 2003, S. 59 f.). Nagel (1997, S. 20) bestätigt, dass es im Alter zu biologisch-physiologischen Veränderungen kommt, stellt aber klar, dass diese Theorie zu radikal erscheint, denn hiernach wäre Altern genetisch determiniert und somit jede Art von Intervention (Training, Therapie, ...) in Frage zu stellen.

Disusemodell

Hier wird davon ausgegangen, dass Fähigkeiten, die nicht regelmäßig geübt werden, schneller abnehmen als jene, die häufig trainiert werden. Nach dieser Annahme kann der körperliche, psychische und soziale Alterungsprozess durch gezieltes Training verlangsamt und hinausgezögert werden (Nagel, 1997, S. 21; Kirchner & Schaller, 1996, S. 23).

Disengagementmodell

Nach dieser Theorie hegen ältere Menschen oft den Wunsch nach Rückzug aus dem gesellschaftlichen und beruflichen Alltag. Diese Reduktion von Aktivitäten und sozialen Kontakten wird als wichtiger Beitrag zur Gesellschaft gesehen. Dadurch bekommen junge, aufstrebende Persönlichkeiten die Chance ihre Ideen zu verwirklichen und in höhere Karriere-Positionen zu gelangen. Den älteren Menschen wird durch diesen Rückzug eine „späte Freiheit" geschenkt und sie können sich gezielt mit den letzten Lebensabschnitten bis zum Tod auseinandersetzen (Kirchner, Rohm & Wittemann, 1998, S. 31 f.).

Aktivitätsmodell

Im Gegensatz zum Disengagementmodell korreliert bei dieser Theorie die Lebenszufriedenheit mit den Aktivitäten, die ein Mensch vollzieht. Dabei wird unterschieden zwischen informellen (soziale Kontakte), formalen (Übernahme von Aufgaben) und einsamen Aktivitäten (Hobby). Fehlt eine davon, wird dies als Manko wahrgenommen, was zu einer Verringerung der Lebenszufriedenheit führt (Kirchner, Rohm & Wittemann, 1998, S. 31).

Aus diesen Modellen entwickelten sich neuere Theorien, die Schwerpunkte auf eine ganzheitliche Sichtweise des Alterns legen:

SOK-Modell

Diese Theorie sieht optimales (zufriedenes) Altern durch drei Bereiche gekennzeichnet:
Selektion: Konzentration auf Fähigkeiten, denen eine hohe Priorität zugemessen wird
Optimierung: Körperliches und geistiges Training zur Verlangsamung des Abbaus
Kompensation: Ausgleich von Einschränkungen durch andere Ressourcen
Diese drei Bereiche sind im Kontext zueinander zu sehen und die optimale Kombination daraus soll eine bestmögliche Anpassungsfähigkeit an sich ständig verändernde Lebensbedingungen bis ins hohe Alter garantieren (Denk, 2003, S. 62).

Kompetenzmodell

Diese Theorie geht davon aus, dass jeder Mensch im Rahmen seiner erworbenen Fähigkeiten und Fertigkeiten in der Lage sein sollte, sein Leben bis ins hohe Alter eigenverantwortlich zu gestalten. Dieses Modell sieht vor, dass sich auch alte Menschen noch entwickeln und Kompetenzen erwerben können bzw. in Belastungssituationen auf erworbene Ressourcen zurückgreifen können. Interventionen sollten demnach auf den Erwerb neuer Kompetenzen und dem Aufbau von Ressourcen zur Alltagsbewältigung ausgerichtet werden (Denk, 2003, S. 64).

Ein weiteres Kriterium, welches physiologisches Altern charakterisiert, ist die Unterscheidung zwischen primärem und sekundärem Altersgang. Als primäres Altern wird der „natürliche“ Alterungsprozess bezeichnet. Mit sekundär meinen Böger und Kanowski (1995, S. 15) Prozesse, welche die primäre Lebensspanne reduzieren. Hierzu zählen Krankheiten, Unfälle, soziale und psychische Situation, Lebensstil, usw.

Theorien primären Alterns (Bachl, Schwarz & Zeibig, 2006, S. 15 ff.)

Die Erblichkeits- oder genetische Theorie geht davon aus, dass jeder Organismus einem programmierten Zelltod unterliegt. Altern ist demnach genetisch determiniert und ohne schädigende Einflüsse geht man davon aus, dass bei Menschen theoretisch ein Alter von 120 Jahren erreichbar wäre.
Hingegen die Mutationstheorie sieht vor, dass die genetische Erbsubstanz (DNA) jedes Lebewesens durch Telomere geschützt wird. Bei jeder Zellteilung kommt es zu einem Funktionsverlust des protektiven Faktors, welcher den DNA-Strang schützt. Man geht davon aus, dass der schützende Faktor nach wenigen hundert Zellteilungen aufgebraucht ist. Die Zelle verliert dann an Funktionsfähigkeit und stirbt ab oder zeigt Veränderungen in der biochemischen Erbsubstanz.
Generell geht die Abnutzungstheorie davon aus, dass jedes Gewebe im Laufe des Lebens einem natürlichen Um- bzw. Abbauprozess unterliegt. Durch freie Radikale, die bei chemischen Vorgängen im Körper entstehen, werden diese Veränderungen verstärkt und vor allem Zellen, Zellwände oder die Erbsubstanzen geschädigt. Hierzu konnte nachgewiesen werden, dass freie Radikale zu Veränderungen der DNA führen und das Wachstum von Krebszellen begünstigen.
In diesem Zusammenhang ist auch die „Mitochondrien-Niedergangs-Theorie“ zu sehen. Mitochondrien sind die Kraftwerke der Zelle, die ständig ATP als energiereiches Enzym resynthetisieren. Durch die chemischen Reaktionen bei der Synthese werden Radikale frei, welche wie bereits erwähnt die Zellen und somit die Mitochondrien schädigen.
Selbst an den Zellwänden sind Abnützungen im Altersgang feststellbar („Membran-Theorie“). Durch bindegewebige Veränderungen und Einlagerung von Alterspigmenten kommt es zur Beeinträchtigung der Membranfunktion. Damit einher geht ein schlechter Transport von Nährstoffen in und von Stoffwechselendprodukten aus der Zelle. Dies bedeutet im Umkehrschluss eine gestörte Versorgung der Zelle mit allen erwähnten negativen Folgen (gestörter Um-/Abbau, Freisetzung von Radikalen, ...).

Theorien sekundären Alterns (Bachl, Schwarz & Zeibig, 2006, S. 18 ff.)

Die Stresstheorie geht davon aus, dass ein Teil des Alterungsprozesses durch das eigene Verhalten geprägt ist. Stressoren in Form von ausgesetzten Umweltbelastungen/Schadstoffen oder der individuelle Lebensstil (Umgang mit Ernährung, Bewegung, Genussmitteln, ...) wirken als Auslöser für Erkrankungen und vorzeitiges Altern. Dem ist entgegenzuhalten, dass trotz zunehmender Schadstoffbelastung die Lebenserwartung gestiegen ist. Dieser Umstand lässt sich jedoch durch die verbesserte medizinische Versorgung bzw. durch wissenschaftliche Erkenntnisse in der Prävention von Erkrankungen erklären.

1.2 Ausgewählte Alterungsprozesse

Wie bereits angedeutet, geht Altern einher mit altersbedingten Veränderungen im menschlichen Organismus. Nachstehend sind ausgewählte Funktionssysteme und deren Alterungsprozesse aufgelistet. Dem Anspruch auf Vollständigkeit kann dabei nicht nachgekommen werden:

1.2.1 Zentrales Nervensystem/Neuromuskuläre Veränderungen

Zentralnervensystem (Phillipi-Eisenburger, 1990, S. 42)
- Abnahme der Anzahl an Nervenzellen
- Verringerung der Durchblutung des Gehirns
- Verringerte Nervenleitgeschwindigkeit
- Abnahme der Synapsen und motorischen Endplatten

Neuromuskuläre Veränderungen (Strass, Granacher, 2000, S. 474)
- Absterben von nicht gebrauchten Motoneuronen
- Motorische Endplatte erhält keine Signale, dadurch Denervation
- Re-Innervation oder Atrophie (vorwiegend FT-Fasern)
- Re-Innervation erfolgt durch Aussprossung von Axonen – Umwandlung (in ST-Fasern) und Vergrößerung der motorischen Einheiten. Dies bedeutet im Umkehrschluss eine schlechtere Feinmotorik.

Reflexverhalten (Granacher, Gollhofer, 2005, S. 68 ff.)
- Desensibilisierung der Muskelspindeln
- Demyelinisierung und Verlust sensorischer Neuronen
- Verstärkte präsynaptische Hemmung
- Verlust großer α-Motoneuronen
- Verlust von Interneuronen (–28%)
- Vergrößerung tonischer Einheiten

- Veränderte Rekrutierung und Frequenzierung
- Verstärkte Koaktivierung von Agonisten und Antagonisten

Daraus resultiert, dass einerseits sensible Informationen langsamer verarbeitet werden, was sich in einer verminderten Gedächtnisleistung sowie einer langsameren Entscheidungsfindung ausdrückt. Des Weiteren sind kognitive Verarbeitungsprozesse wie z. B. die räumlich-zeitliche Orientierung herabgesetzt. Andererseits werden motorische Fähigkeiten gehemmt, was sich in einem verringerten, koordinativen Leistungsvermögen sowie in langsamen, ungenauen und wenig geschmeidigen Bewegungen zeigt (Bachl, Schwarz & Zeibig, 2006, S. 34).

1.2.2 Bewegungsapparat

Muskulatur (Meusel, 1996, S. 26; Nagel, 1997, S. 33)
- Verminderung der Muskelmasse ohne Training jährlich um etwa 0,5–0,8%
- Abnahme der Anzahl von Muskelfasern (FT-Fasern)
- Reduktion der Myofibrillen
- Einlagerung von Bindegewebe und Fett
- Abnahme der Muskelspannung (Tonus)
- Abnahme von Wasser- und Kaliumgehalt, Proteinen und Proteinbildung
- Abnahme der aeroben und anaeroben Enzyme sowie der Kohlehydratspeicher
- Verschlechterte aerobe und anaerobe Energieverwertung

Knorpel (Bandscheibe, Gelenkknorpel): (Böger & Kanowski, 1995, S. 134 f.; Meusel, 1996, S. 25)
- Verlust von Wasser und Elastizität, dadurch Größenabnahme
- Verlust an Knorpelsubstanz durch degenerative Prozesse mit schmerzhaften Gelenksveränderungen und Arthrosen
- Verkalkungen und Verknöcherungen

Sehnen, Bänder (Meusel, 1996, S. 26)
- Verlust von Flüssigkeit
- Veränderung der Bindegewebszusammensetzung
- Verringerung von Elastizität und Dehnbarkeit
- geringe Toleranz gegenüber Belastungen und erhöhte Verletzungsgefahr

Knochen (Böger &, Kanowski, 1995, S. 134 f.; Meusel, 1996, S. 25; Nagel, 1997, S. 33)
- Verringerung der Durchblutung
- Verlust von Mineralsalzen (bei Frauen ab dem 30.–35. Lebensjahr 0,75–1% p. a. ab der Menopause 2–3%; bei Männern über 50 etwa 0,4% p. a.)
- Abnahme der Spongiosa sowie der Trabekelstruktur
- Verschmälerung der Kortikalis
- Abnahme der Knochendichte und Knochenmasse (Knochen spröde, porös, brüchig und wenig belastungsfähig)

1.2.3 Herz-Kreislauf-System/Atmung

Herz (Bachl, Schwarz & Zeibig, 2006, S. 22 ff.; Philippi-Eisenburger, 1990, S. 43; Nagel, 1997, S. 31 f.)
- Zunahme des Herzgewichtes (Einlagerung von Pigmenten)
- Einlagerung von Bindegewebe und Fett in den Muskelbündeln
- Veränderungen am Erregungsleitungssystem durch bindegewebige Einlagerungen
- Bindegewebige Einlagerungen an den Herzklappen
- Zunahme der Herzarbeit

Kreislauf (Bachl, Schwarz & Zeibig, 2006, S. 22 ff.; Philippi-Eisenburger, 1990, S. 43; Nagel, 1997, S. 31 f.)
- Anstieg des systolischen und diastolischen Blutdrucks
- Verlangsamung der Kreislaufregulation
- Abnahme der Elastizität der Arterien mit Wandverdickung durch bindegewebige Einlagerungen
- Abnahme des Blutvolumens, des arteriellen Sauerstoffpartialdrucks, sowie der arterio-venösen Sauerstoffdifferenz

Lunge (Bachl, Schwarz & Zeibig, 2006, S. 22 ff.; Nagel, 1997, S. 31 f.)
- Abnahme der Alveolenanzahl, dadurch Verringerung der Gasaustauschfläche; bindegewebige Veränderungen
- Geringere Elastizität der Lunge, Verdickungen an den Gefäßwänden der Lungenkapillaren, dadurch verminderter Sauerstoffaustausch und eingeschränkte Bewegungsfähigkeit des Brustkorbes

Funktionelle Veränderungen (Vgl. 20.–30. Lj. mit 75.–80. Lj.) (Bachl, Schwarz & Zeibig, 2006, S. 23)
- Abnahme der maximalen Sauerstoffaufnahme um ca. 60% (10%/Dekade beim Mann, 7–8%/Dekade bei der Frau)
- Abnahme im Fassungsvermögen der Lunge um ca. 60%
- Abnahme im Atemminutenvolumen um ca. 50%
- Abnahme im Herzminutenvolumen um ca. 60%

1.3 Alterungsprozesse und Bewegung

1.3.1 Der Sturz im Alter

Dieser wird definiert als „jedes plötzliche, unfreiwillige und unkontrollierte Herunterfallen des Körpers aus dem Liegen, Sitzen oder Stehen auf eine tiefere Ebene“ (Runge, 1998, S. 15).

„Der Sturz stellt eine schwerwiegende Bedrohung für Gesundheit und Wohlbefinden des alten Menschen dar. Die Folgen eines Sturzes beziehen sich nicht nur auf den gestürzten Menschen, sondern bringen auch eine Belastung für Familienangehörige mit sich, stellen hohe Anforderungen an alle Patienten betreuenden Fachkräfte und nehmen verstärkt Ressourcen von Institutionen in Anspruch" (Tideiksaar, 2008, S. 29).
Hierzu können folgende Fakten festgehalten werden: Mit zunehmendem Alter nimmt das Risiko für einen Sturz mit tödlichem Ausgang zu. Die Mortalität nach einem Sturz von Personen über 65 Jahre beträgt das 10- bis 150-fache gegenüber einem jüngeren Menschen. 66% aller Sterbefälle sind älter als 75 Jahre. In dieser Altersgruppe ist die Sterberate um ein 8-faches erhöht gegenüber 65- bis 74-jährigen Personen (Center of Disease Control and Prevention, 1996).
Hieraus kann bereits antizipiert werden, dass hauptsächlich ältere Menschen von einem Sturzereignis betroffen sind. Neben dem Alter führt Huhn (2005, S. 9f.) noch zahlreiche Risikofaktoren für Stürze an, wobei er unterteilt in:

Intrinsische Faktoren

Funktionseinbußen und Funktionsbeeinträchtigungen
Probleme mit Körperbalance und Gleichgewicht, Gangveränderungen, Muskelschwäche, verzögerte Bewegungsabläufe, Erkrankungen (mit Auswirkung auf Gleichgewicht und Blutdruck), cerebro-vaskuläre Erkrankungen, Polyneuropathien, Parkinsonsche Erkrankungen, Alkoholismus, Multiple Sklerose, Apoplexie, Osteoarthritis;

Sehbeeinträchtigungen
Reduzierte Kontrastwahrnehmung, reduzierte Sehschärfe, ungeeignete Brille;

Kognition und Stimmung
Demenz, Depression, Delir;

Erkrankungen mit Ohnmachtsanfällen
Hypoglykämie, haltungsbedingte Hypotension, Herzrhythmusstörungen, transitorische ischämische Attacke, Epilepsie;

Inkontinenz
Dranginkontinenz, Probleme beim Toilettengang

Angst vor Stürzen

Extrinsische Faktoren

Sturzgeschichte

Persönlichkeitsbezogene Gefahren
Kleidung, div. Aktivitäten, Treppensteigen, Haushaltsarbeit, usw.

Medikamente
Psychopharmaka, Antidepressiva, Neuroleptika, Sedativa, usw.

Gefahren im Umfeld
Schlechte Beleuchtung, steile Treppen, glatte Böden, Stolperfallen, unebenes Gelände, Wetterverhältnisse, usw.

Des Weiteren führt Runge (1998, S. 19 ff.) an, dass 85% aller Stürze einer lokomotorischen Ursache zugrunde liegen, sprich ihren Ursprung in der Motorik haben. Zur Lokomotion zählt z. B. das Aufstehen, Setzen, Stehen, Gehen, Treppensteigen, Überwinden von Hindernissen. Es sind also alltägliche Tätigkeiten, die zum Sturz führen. Lediglich 5% sind in einem überwiegenden Maß extrinsisch begründet. Bei den restlichen 10% handelt es sich um synkopale Stürze. Richter u. a. (2002, S. 1083) widersprechen der These von Runge (1998, S. 19 ff.) und behaupten, dass „Versuche, Risikofaktoren monokausal zuzuordnen an Grenzen stoßen, da es sich bei mehr als 90% der Stürze um multifaktorielle Ereignisse handelt."

1.3.2 Veränderungen von Balancefähigkeit (Gleichgewicht) und Gangbild im Zusammenhang mit Alterungsprozessen

Wie im vorigen Kapitel dargestellt, ist die Motorik in Verbindung mit Alterungsprozessen ein entscheidender Einfluss bei der Verhütung von Unfällen. Für das gestellte Thema sind vor allem folgende Veränderungen relevant:

Balancefähigkeit (Gleichgewicht)

Die beschriebenen Alterungsprozesse v. a. am Bewegungsapparat und Zentralnervensystem sind ausschlaggebend für eine gestörte Gleichgewichtsregulation. Dazu ist die Wahrnehmung von optischen, propriozeptiven und vestibulären Sinneseindrücken neben ausreichend Muskelkraft und Gelenkbeweglichkeit von entscheidender Bedeutung. Über die Rezeptoren werden anterior-posterior sowie laterale Körperschwerpunktsverlagerungen über der Unterstützungsfläche erkannt. Über die Muskulatur erfolgt bei Bedarf eine Stellreaktion um den Körper vor Verlust des Gleichgewichts und somit vor einem Sturz zu schützen. Man bezeichnet diesen Vorgang auch als posturale Reaktion.
Wie bereits dargestellt, nimmt die Funktionsfähigkeit propriozeptiver Systeme mit zunehmendem Alter ab. Kompensiert wird dies über andere Rezeptoren wie z. B. ein intaktes Sehvermögen. Dies ist dann feststellbar, wenn ältere Menschen ihren Blick auf den Boden richten um die Platzierung der Füße zu kontrollieren. Werden Rückmeldungen über den optischen Apparat zusätzlich ausgeschaltet (dunkler Raum, geschlossene Augen), kommt es zu erheblichen Unsicherheiten in der Gleichgewichtsregulation. Auch die Muskulatur ist gefordert um bei einem drohenden Sturz adäquat reagieren zu können und ein Stolpern oder Ausrutschen zu kompensieren (Tideiksaar, 2008,

S. 44 ff.). Funktionsfähige Sinnesorgane sind also neben einem intakten Bewegungsapparat unbedingt nötig, um Körperschwerpunktsverlagerungen über der Unterstützungsfläche zu erkennen und darauf entsprechend reagieren zu können (Janken & Reynolds, 1987, S. 138 ff.).

Gangbild

Wie das Gleichgewicht ist auch das Gangbild altersbedingten Veränderungen unterworfen. Im Gegensatz zum Stehen, ist beim Gehen die Unterstützungsfläche reduziert. Das neuromuskuläre Zusammenspiel ist also zusätzlich gefordert, um einerseits Wahrnehmungen zu verarbeiten und andererseits über Stellreaktionen an der Muskulatur Korrekturen einzuleiten (Downton, 1995, S. 67).

Veränderungen am Gangzyklus sind nach Runge (1996, S. 17) wie folgt gekennzeichnet:

- Verkürzte Schrittlänge
- Verringerte Geschwindigkeit
- Verlängerte Doppelstandphase
- Verringerte Kadenz (Schritte/Minute)
- Verringerte Gelenksexkursion v.a. im Sprunggelenk
- Verringertes Abrollen des Fußes (= flaches Aufsetzen)
- Vorgebeugte Rumpfhaltung
- Verringertes Mitschwingen der Arme

Auch geschlechtsspezifische Unterschiede sind feststellbar. Während Frauen eher zu einer engen Stand-/Gehfläche (Watschelgang) tendieren, neigen Männer zu einer Verbreiterung der Unterstützungsfläche (schlürfender Gang). Nicht genau geklärt ist dabei, ob diese Veränderungen im Gangbild einen protektiven oder einen gefährdenden Faktor für Stürze darstellen. Klar ist jedoch, dass ein verringerter Beinhub das Stolpern über Gegenstände (Teppich-, Fliesenkanten, ...) begünstigt. Hingegen das Risiko auszurutschen ist auf Untergründen (feuchte Böden, ...) oder bei Schuhmaterial (Socken, ...) mit wenig Reibung massiv erhöht (Tideiksaar, 2008, S. 44 ff.).

1.3.3 Trainierbarkeit einzelner Funktionssysteme

Zentralnervensystem – Gedächtnis/Psyche

Hierzu wurde in einer Studie von Fabre u. a. (2002, S. 415 ff.) nachgewiesen, dass Personen zwischen 60 und 76 Jahren bessere Gedächtnisleistungen nach einem zweimal pro Woche durchgeführten aeroben Ausdauertraining zeigen, verglichen zu einem reinen mentalen Training. Des Weiteren konnte Raglin (1990, S. 323 ff.) positive Einflüsse von Sport auf die Psyche zeigen, indem soziale Kontakte, das Selbstwertgefühl und Wohlbefinden gesteigert wurden. Im Gegensatz dazu wurde eine Abnahme von Angst und Depressionen festgestellt.

Bewegungsapparat

Muskulatur

Wie bereits dargestellt, sind vor allem Typ-II-Muskelfasern von Alterungsprozessen betroffen. Hierzu stellten Fiatarone u. a. (1994, S. 1769 ff.) fest, dass durch Krafttraining der Abbauprozess zur Gänze kompensierbar ist. Des Weiteren zeigt sich auch bei sehr alten Menschen eine ausgeprägte Verbesserung des Maximalkraftniveaus, was mit einer verbesserten Alltagsbewältigung einhergeht und das Sturzrisiko vermindert.

Knochen-/Skelettsystem

Vor allem Frauen nach der Menopause sind vom Verlust von Knochenmasse betroffen. Hier gilt als Grundsatz: In der Jugend aufgebaute Knochenmasse und Knochenmineraldichte dient als Präventivfaktor gegen eine Osteoporose im Alter. Um das Fortschreiten der Erkrankung einzudämmen werden Kraftübungen mit Druck- und Zugbelastungen neben Medikamenten als Therapeutikum eingesetzt (Reginster, 1996, S. 24 ff.).

Beweglichkeit (Gelenke, Sehnen, Bänder, Muskulatur)

Beeinträchtigungen in der Gelenksbeweglichkeit sind bereits ab dem 15. Lebensjahr zu erwarten. Verstärkt treten Einschränkungen in der Gelenksexkursion jedoch erst nach dem Eintritt in den Altersruhestand auf. Wichtig ist, dass durch gezielte aktive/passive Übungen und Dehnungen ein adäquates Maß an Beweglichkeit erhalten bleibt und somit Dysbalancen vorgebeugt wird (Aigner, 1988, S. 199 ff.).

Herz-Kreislauf-System

Hollmann und Hettinger (2000, S. 316 ff.) stellen hierzu fest, dass trainierte 70-Jährige im Durchschnitt über eine ähnliche maximale Sauerstoffaufnahme verfügen, wie untrainierte 50-Jährige. Selbst wenn erst im hohen Alter mit aerobem Ausdauertraining begonnen wird, sind Steigerungen bis zu 80% des Ausgangswertes möglich (Haber u. a., 1984, S. 37 ff.). Haberg, Park und Brown (2000, S. 193 ff.) konnten nachweisen, dass regelmäßiges, moderates, aerobes Ausdauertraining zu einer klinisch relevanten Reduktion von systolischem und diastolischem Blutdruck führt. Damit einher geht die Abnahme von Morbidität und Mortalität an einer mit erhöhtem Blutdruck assozierten Erkrankung (siehe Tab. 2).

Atmung

Alterungsprozesse gehen einher mit Erkrankungen am Respirationstrakt. So kommen bei alten Personen gehäuft obstruktive (chronische Bronchitis, Emphysem) und restriktive (Fibrosen, ...) Störungen vor. Aerobes Training kann die Krankheiten zwar nicht kurieren, jedoch werden Beschwerden und Infektanfälligkeit gelindert und die Leistungsfähigkeit gesteigert (Prokop & Bachl, 1984, S. 59 ff.).

Marburger u. a. (1997, S. 1560 ff.) fassen die Reaktionen des Körpers auf körperliches Training wie folgt zusammen:

Tab. 2: Effekte körperlichen Trainings – Gesundheit (Marburger u. a., 1997, S. 1560 ff.)

	Trainingsform	Wirkungen
Herz-Kreislauf-System	aerobes Training	Infarktrisiko ↓ Progression Koronarsklerose ↓ art. Hypertonie ↓ kardiale Leistungsfähigkeit ↑
Lunge	aerobes Training	Leistungsfähigkeit bei COPD ↑ Infektanfälligkeit bei COPD ↓
Skelettsystem	Krafttraining Krafttraining und aerobes Training	Inzidenz und Ausmaß der Osteoporose ↓ Schmerzen bei Osteoarthrose ↓
Immunsystem	aerobes Training	Immunkapazität ↑ Infektanfälligkeit ↓
Zentralnervensystem	aerobes Training	kognitive Leistung ↑ Schlafstörungen ↓ (?)
Psyche	aerobes Training und Krafttraining	Depressionsanfälligkeit ↓ Angst ↓ soziale Kontakte ↑ Selbstwertgefühl ↑
Alltagsleben	aerobes Training und Krafttraining Balancetraining	allgemeine Leistungsfähigkeit ↑ Selbstständigkeit ↑ Sturzrisiko ↓

2 Anatomische, neurophysiologische und biomechanische Grundlagen von Bewegung

2.1 Grundlagen des Nervensystems

Trepel (1995, S. V) bezeichnet das Nervensystem als „kompliziertestes und bislang am wenigsten verstandenes, funktionelles System des menschlichen Organismus". In aktuellen Forschungsbemühungen wird versucht diese Lücke in der Wissenschaft zu schließen und das Gehirn bis ins kleinste Detail zu verstehen. Bislang handelt es sich dabei weitgehend um einen Versuch. Ein Zitat von Gaarder (1999, S. 392) bringt es auf den Punkt: „Wenn das Gehirn des Menschen so einfach wäre, dass wir es verstehen könnten, dann wären wir so dumm, dass wir es doch nicht verstehen würden."
Die Hauptaufgaben des Nervensystems liegen einerseits in der Verarbeitung von Informationen, andererseits in der Steuerung der Erfolgsorgane. Weitere wichtige Funktionen ohne dem Anspruch auf Vollständigkeit nachzukommen sind Wahrnehmung, Lernen, Denken, Fühlen, udgl. (Ulfig, 2008, S. 3).

2.1.1 Zentrales Nervensystem

Das Zentrale Nervensystem (ZNS) wird aus dem Rückenmark (Medulla spinalis) und dem Gehirn (Encephalon) gebildet. Dabei gliedert sich das Gehirn in folgende Segmente:

- Medulla oblongata (verlängertes Mark)
- Pons (Brücke)
- Cerebellum (Kleinhirn)
- Mesencephalon (Mittelhirn)
- Diencephalon (Zwischenhirn)
  - Thalamus
  - Hypothalamus und Hypophyse
- Telencephalon (auch Endhirn, Großhirn)

(Silbernagel & Despopoulos, 2007, S. 312 ff.)

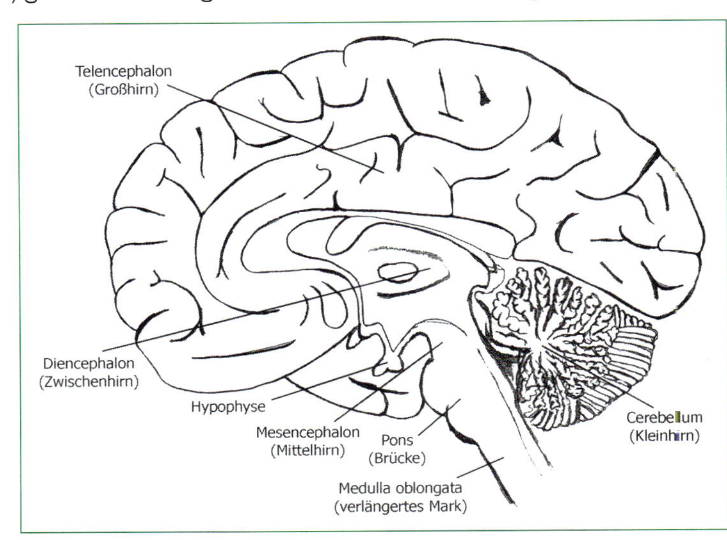

Abb. 2: Struktur des Gehirns (modifiziert nach Schünke, Schulte & Schumacher, 2006, S. 185)

2.1.1.1 Telencephalon (Großhirn)

Das Großhirn besteht aus zwei Hemisphären, welche durch eine zentrale Längsfurche (Fissura longitudinalis) voneinander getrennt sind. Im Cerebellum finden sich zahlreiche Furchen (Sulci) und Windungen (Gyri), die einzelne Lappen (Lobi) voneinander trennen. Man unterscheidet demnach in Frontallappen (Lobus frontalis), Scheitellappen (Lobus parietalis), Schläfenlappen (Lobus temporalis) und Hinterhauptslappen (Lobus occipitalis). Die wichtigsten Windungen sind der Gyrus präcentralis, von dem motorische Efferenzen ausgehen und der Gyrus postcentralis, in dem sensorische Afferenzen verschaltet werden.
Des Weiteren wird unterschieden in eine äußere Rinde (graue Substanz) und das darunter liegende Mark (weiße Substanz). Die tiefste Schicht bilden unterschiedliche subcorticale Kerne (Rohkamm, 2003, S. 2 ff.).
Für die äußere Rinde wurden funktionell 50 Rindenfelder nach Brodmann definiert. Primäre Areale sind charakterisiert als Hauptareal. In sekundären Bereichen werden Informationen mit Erinnerungen und Erfahrungen verschaltet. In tertiären Assoziationsfeldern werden primäre Informationen mit anderen Sinnesqualitäten verknüpft. Die für das gestellte Thema wichtigsten Areale seien nachstehend angeführt (Schünke, Schulte & Schumacher, S. 202 ff.):

Area 4: Primär motorisches Rindenfeld: Dieser Bereich stellt den Ausgangspunkt der Motorik und somit der bewussten Bewegungssteuerung dar. Eine topografische Gliederung dieses Bereiches liefert der motorische Homunculus, dieser wird unter Motorik detailliert erwähnt.
Area 6: Sekundär motorische Rindenfelder.

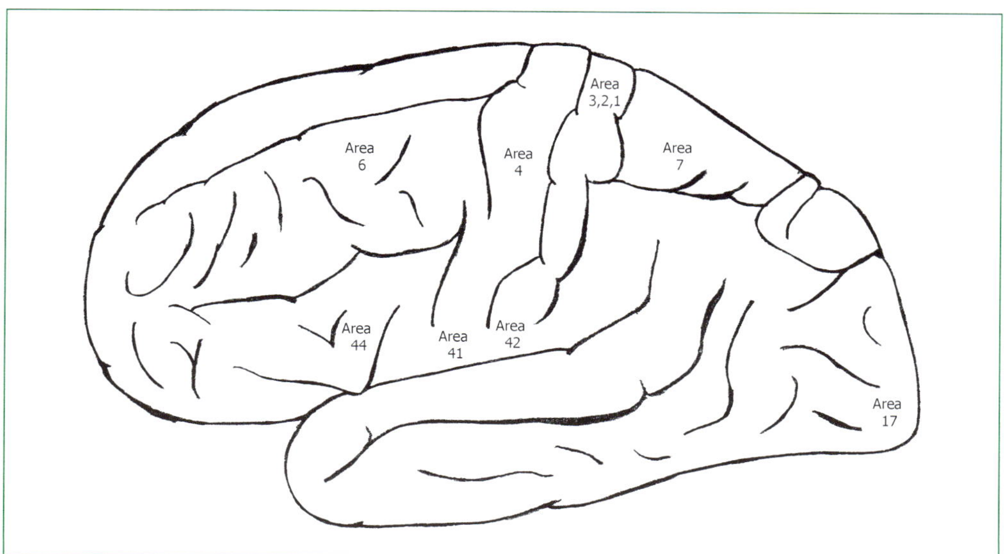

Abb. 3: Brodmann Areale (modifiziert nach Schünke, Schulte & Schumacher, 2006, S. 202)

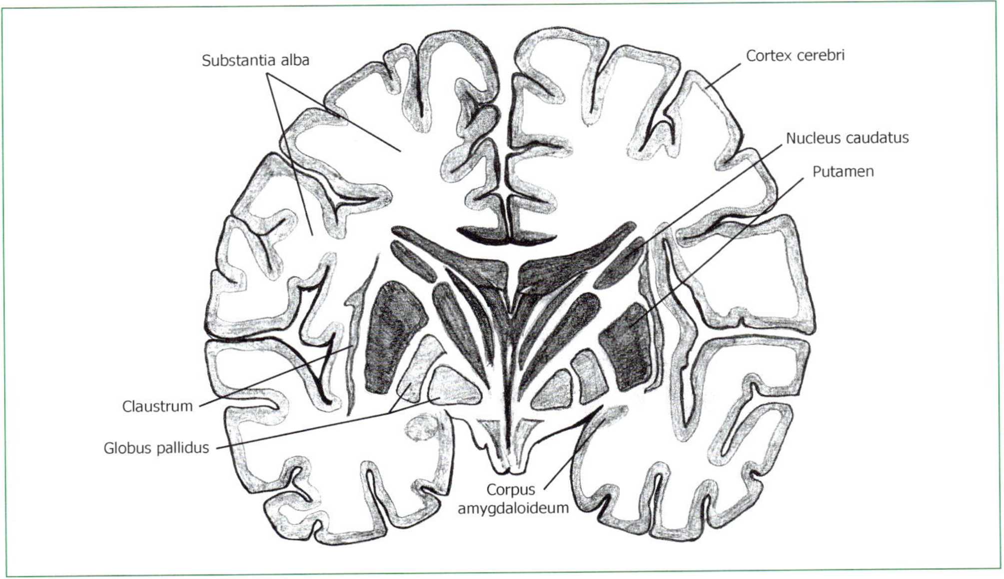

Abb. 4: Frontalschnitt Telencephalon (mod. nach Schünke, Schulte & Schumacher, 2006, S. 198)

Area 3, 1, 2: Primär sensorisches Rindenfeld: Auch hier ist eine topografische Gliederung in Form eines Homunculus vorhanden. Primär werden in diesem Bereich proprizeptive, nozizeptive (Schmerz) und thermische Reize verarbeitet.
Area 7: Sekundär sensorische Rindenfelder: Vor allem für räumliche Orientierung und Tastempfinden.
Area 44: Broca-motorisches Sprachzentrum (Sprache).
Area 41: Wernicke-sensorische Sprachzentrum (Verstehen von Sprache).
Area 17: Sehzentrum.
Area 41, 42: primäre Hörrinde.

Die weiße Substanz besteht aus einer Anhäufung von Nervenfasern. Da diese Bahnen myelinisiert sind, weisen sie die weiße Färbung auf. Auf Grund der Funktion bzw. des Verlaufs wird unterschieden zwischen (Rohkamm, 2003, S. 24 ff.):

- Projektionsbahnen: Verbindung zu tieferen Regionen im Zentralnervensystem
- Kommissurenbahnen: Verbindung zwischen den Hemisphären
- Assoziationsbahnen: Verbindung einzelner Bereiche innerhalb der Hemisphäre

Weiterhin sind Kerne (Basalganglien) in der Tiefe des Endhirns vorzufinden, deren Bedeutung noch nicht endgültig geklärt ist. Man geht davon aus, dass die Basalkerne durch ihre engen Verbindungen zwischen motorischem Kortex, Putamen, Globus pallidus, Substantia nigra und Thalamus sowohl motorikfördernde als auch -hemmende Funktionen haben. Hier liegt die Hauptaufgabe darin, die Informationen aus den genannten Arealen zu integrieren und für die entsprechende erregende oder hem-

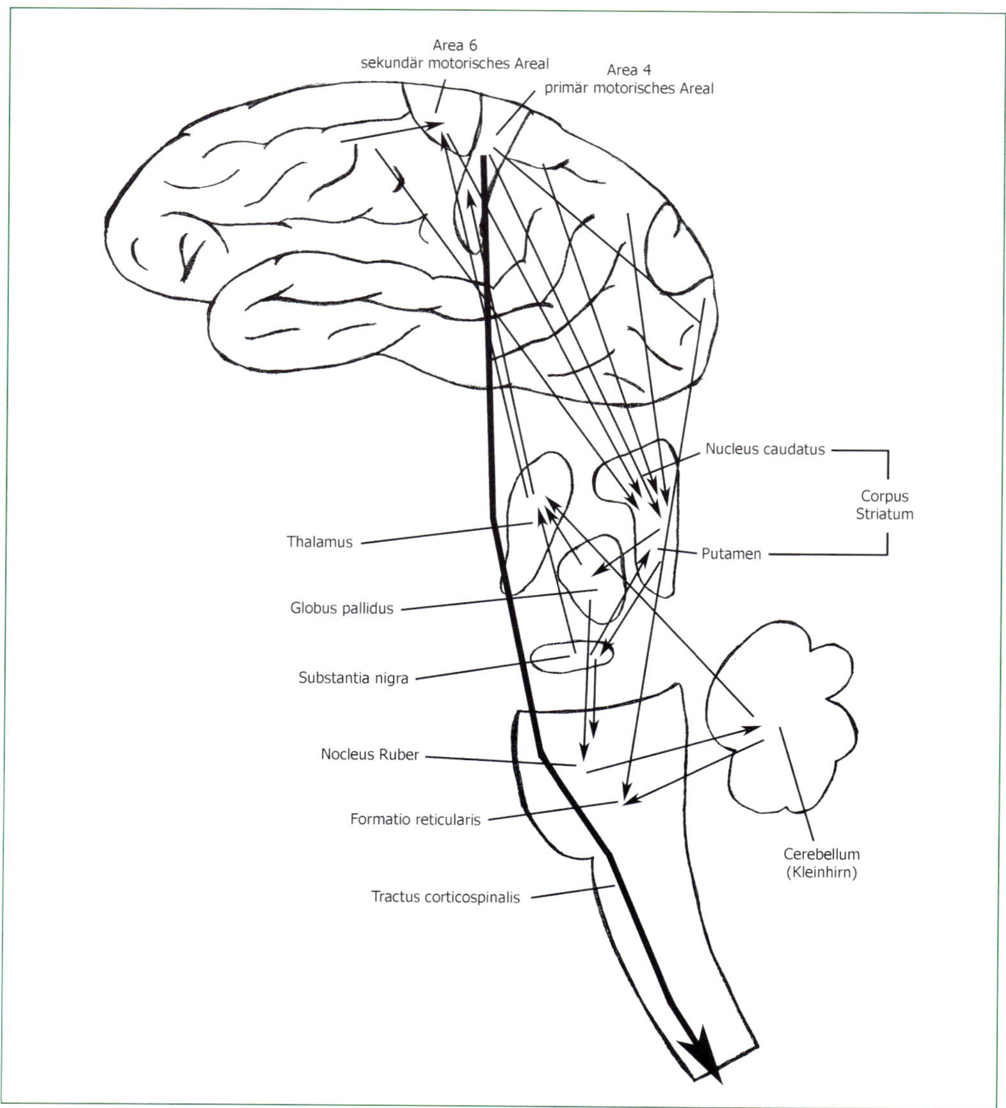

Abb. 5: Motorische Schleife (modifiziert nach Schünke, Schulte & Schumacher, 2006, S. 341)

mende Weiterleitung zum motorischen Kortex zu sorgen. Man bezeichnet diesen Vorgang als Motorikschleife oder motorische Rückkopplung durch welche eine feinmotorische Bewegungskontrolle ermöglicht wird (z. B. Halten eines Eies, ohne dieses zu zerdrücken). Besonders augenscheinlich wird die Funktion der Basalganglien bei deren Ausfall oder Schädigung. Beim Mb. Parkinson beispielsweise kommt es zum Untergang hemmender, dopaminerger Neuronen in der Substantia Nigra und damit einhergehend zu einem Ausfall des motorikfördernden Effektes. Dies führt zu den charakteristischen hypokinetischen Symptomen Akinese, Tremor und Rigor (Van den Berg, 2000, S. 344 ff.). Eine weitere wichtige Struktur des Gehirns stellt das limbische System dar. Einzelne Abschnitte bzw. Kerne in den unterschiedlichsten Bereichen des Gehirns zählen funktionell zu dieser Struktur. Eine genaue Zuordnung ist nicht möglich, deshalb wird diese Funktionseinheit unter dem Kapitel Telencephalon abgehandelt.

Nach Silbernagl und Despopoulos (2007, S. 332 f.) sind die Funktionen des limbischen Systems:

- Steuerung von Verhalten
- Vegetative Vorgänge
- Lern- und Gedächtnisvorgänge
- Emotionale Prozesse (Angst, Wut, Aggression)
- Sexualität und Arterhaltung (Triebverhalten)
- Regulation von Aufmerksamkeit, Antrieb und Aktivität

Besonders auffällig wird das limbische System bei Schädigungen. So kommt es bei Läsionen manchmal zu Amnesien. Des Weiteren sind degenerative Veränderungen von limbischen Strukturen charakteristisch für Alzheimer-Demenz.
Eine wichtige Struktur, die dem limbischen System zugeordnet wird, ist der Hippocampus (Hüter-Becker & Dölken, 2007, S. 20). Augenscheinlich beschreibt Spitzer (2002, S. 22 ff.) die Funktion des Hippocampus am Patienten H.M., dem wegen einer Epilepsie beide Hippocampi entfernt wurden. Nach Entnahme mussten sich alle Personen (auch Familienangehörige) immer wieder neu bei H.M. vorstellen, wenn sie zu ihm auf Besuch kamen. H.M. war es nach der Operation nicht mehr möglich vergangene Ereignisse in Erinnerung zu rufen. Er konnte zwar Fertigkeiten wie z. B. die Spiegelschrift oder Rad fahren lernen, jedoch an einmalige Erlebnisse konnte er sich nicht mehr erinnern. Es konnte jedoch gezeigt werden, dass Lernen auch ohne Hippocampus stattfinden kann. Dies geschieht durch vielfaches Wiederholen von einzelnen Übungen.

2.1.1.2 Diencephalon (Zwischenhirn)

Schünke, Schulte und Schumacher (2006, S. 214) teilen das Zwischenhirn in folgende Strukturen:

- Thalamus (dorsalis/ventralis)
- Hypothalamus mit Hypophyse
- Epiphyse

Der Thalamus wird als „Tor zum Bewusstsein" bezeichnet. Alle Übertragungen mit Ausnahme des Geruchsinnes werden im Thalamus verschaltet, bevor sie an die jeweiligen Areale in der Großhirnrinde geleitet werden (Van den Berg, 2000, S. 306).
Hingegen der Hypothalamus dient der Sicherung lebenswichtiger Kernfunktionen des Körpers und der Arterhaltung. Ein besonders enger Zusammenhang ist zur Hypophyse

zu sehen, da die meisten Funktionen über Hormone aufrechterhalten und gesteuert werden (Liebmann, 1993, S. 99 ff.):

- *Temperaturregulation:* z. B. bei Kälte – Schüttelfrost bzw. Vasokonstriktion zur Verminderung des Wärmeverlustes
- *Nahrungsaufnahme:* z. B. Durst-, Hunger-, Sättigungsgefühl über Peptide
- *Schlaf-Wach- und zirkadianer Rhythmus:* z. B. Melatoninausschüttung, -hemmung über Verbindung zur Retina
- *Gedächtnisprozesse:* in Kooperation mit dem limbischen System
- *Wasserhaushalt- und Blutdruckregulation:* über Renin-Angiotensin-Aldosteron-System

2.1.1.3 Mesencephalon (Mittelhirn)

Das Mittelhirn stellt neben der Brücke und dem verlängerten Mark eine der wichtigsten Strukturen im Hirnstamm dar. Nach Ulfig (2006, S. 99) wird das Mittelhirn in folgende Bereiche gegliedert:

- Zwei anteriore Hirnschenkel (Crura cerebri)
- Haube (Tegmentum mesencephali)
- Vierhügelplatte (Tectum)

In den Hirnschenkeln sind folgende absteigende Bahnen zu finden:

- Fibrae frontopontinae (vom frontalen Kortex zu den Pons-Kernen)
- Fibrae corticonucleares (vom motorischen Kortex zu Hirnnervenkernen)
- Fibrae corticospinales (vom motorischen Kortex zu Motoneuronen im Rückenmark)
- Fibrae parietopontinae und temporopontinae (von der parietalen und temporalen Endhirnrinde zu den Pons-Kernen)

Die Haube (Tegmentum) besteht aus Bahnen und wichtigen Kernen wie z. B. die Substantia nigra oder dem Nucleus ruber. Die Sustantia nigra steht dabei in enger Verbindung mit dem extrapyramidalen, motorischen System und wurde bereits unter dem Kapitel Basalganglien abgehandelt. Der Nucleus ruber ist durch die Verschaltung zwischen dem Kortex, den unteren Olivenkernen (im verlängerten Mark) und dem Kleinhirn an der willkürlichen Bewegungssteuerung beteiligt. Dies geschieht durch die Koordination von Agonisten, Synergisten und Antagonisten. Des Weiteren wird über diese Struktur die Körperhaltung und der Muskeltonus reguliert.
Die Vierhügelplatte unterteilt sich in unterschiedliche Schichten, welche als Colliculi superiores und Colliculi inferiores bezeichnet werden. Die oberen Schichten stellen ein optisches Reflexzentrum dar, welches zum Identifizieren und Verfolgen von Objekten dient. Weitere wichtige Reflexe dieser Struktur sind der Lidschluss und das Abwenden des Kopfes bei Gefahr. Der Colliculus superior schützt als weiteres wichtiges Reflexzentrum den menschlichen Körper indem auf optische, akustische und taktile Reize mit entsprechenden Augen-, Kopf- und Rumpfbewegungen reagiert wird. Die unteren Schichten (Colliculi inferiores) werden als Schaltzentrale für die Hörbahn verwendet und haben diesbezüglich enge Verbindung zur auditiven Hörrinde (Ulfig, 2008, S. 99 ff.).

2.1.1.4 Formatio reticularis

Die Formatio reticularis ist eine Neuronenstruktur, welche sich durch den gesamten Hirnstamm zieht. Ihr werden verschiedene Funktionen zugeordnet (Rohkamm, 2003, S. 26 f.; Ulfig, 2008, S. 102 ff.):

Atemzentrum: Mitbeeinflussung der Atemmuskulatur (Chemorezeptoren – Medulla oblongata; Mechanorezeptoren – N. vagus)

Kreislaufzentrum: Regulation von Blutdruck-, Herztätigkeit und Gefäßweite in der Medulla oblongata (Afferenzen – N. vagus und N. glosopharyngeus; Barorezeptoren – Aorta und A. carotis; vegetative Rückmeldungen – Hypothalamus; psychische, physische Erregung – Endhirnrinde)

Brechzentrum: (Aktiviert durch Afferenzen aus Mund, Rachen, Magen, Geschmacks-, Geruchs- und Vestibularsystem, Druckschwankungen im IV. Ventrikel und Substanzen im Blut)

Schluckzentrum und Würgreflex: Rhythmische Abfolge von Muskelkontraktionen

Speichelsekretionszentrum: Speichelproduktion durch Riechen oder Schmecken

Kauen, Lecken, Saugen

Miktionszentrum (Dehnungssensoren in der Blase)

Aufsteigendes retikuläres aktivierendes System (ARAS): Steigerung der Aufmerksamkeit und Wahrnehmung (Aktivierung durch Afferenzen aus dem Rückenmark, Hirnnervenkerne oder Großhirn)

Deszendierendes retikuläres System (DRAS): Erregende oder hemmende Motoneuronen für Rumpf- und Halsmuskulatur

2.1.1.5 Pons (Brücke)

Die Brücke gliedert sich in folgende Bereiche (Rohkamm, 2003, S. 26):
- ventraler Brückenfuß (Pars basilaris pontis)
- dorsale Brückenhaube (Tegmentum pontis)

In der vorderen Schicht der Brücke verlaufen Längsfasern, die vom Endhirn in Richtung Rückenmark ziehen (z. B. Pyramidenbahn). Weiterhin sind quer verlaufende Fasern zu finden, die eine enge Verbindung zum Kleinhirn aufweisen. In der hinteren Brückenhaube finden sich Anteile der Formatio reticularis und die Kerne des N. trigeminus (V), N. abducens (VI), N. facialis (VII) und teilweise N. vestibulocochlearis (VIII). Diese Areale bewirken weiterhin im aufsteigenden retikulären aktivierenden System (ARAS) eine Steigerung der Aufmerksamkeit.

2.1.1.6 Medulla oblongata (Verlängertes Mark)

Im verlängerten Mark finden sich unterschiedliche Strukturen (Trepel, 1995, S. 99 ff.):

- An der Vorderseite befinden sich zwei pyramidenartige Vorwölbungen. Dieser Teil wird auch als Pyramidenbahnkreuzung bezeichnet, da ca. 80% der Fasern auf dieser Höhe zur kontralateralen Seite kreuzen.
- Die Oliven befinden sich im lateralen Teil hinter den Pyramiden. Diese Kerne zählen zum extrapyramidalen System und vernetzen unterschiedliche Motorikareale mit Kleinhirn und Rückenmark. Die Oliven sind von enormer Bedeutung für die Bewegungskoordination.
- Kerne des N. vestibulocochlearis (VIII), N. glossopharyngeus (IX), N. vagus (X), N. accessorius (XI) und N. hypoglossus (XII).
- Kernkomplexe in Verbindung zur Formatio reticularis: Herz-Kreislauf-Zentrum, Husten-, Nies-, Brechzentrum, Chemorezeptoren (O_2, CO_2, PH-Wert)
- Nucleus gracilis und Nucleus cuneatus dienen als Umschaltstellen für Mechanorezeptoren und Propriozeptoren.

2.1.1.7 Cerebellum (Kleinhirn)

Funktionell ist das Kleinhirn aufgeteilt in (Ulfig, 2008, S. 119 ff.):

Vestibulocerebellum (Archicerebellum, Urkleinhirn)
Dieser Teil des Kleinhirns besteht hauptsächlich aus dem Lobus flocculonodularis und erhält vorwiegend Informationen aus den Vestibulariskernen. Die Aufgaben liegen in der Gleichgewichtserhaltung, der Stütz- und Blickmotorik. Ein Ausfall führt zu folgender Symptomatik: Rumpf-/Stand-/Gang-Ataxie, Schwindel, Erbrechen, Nystagmus.

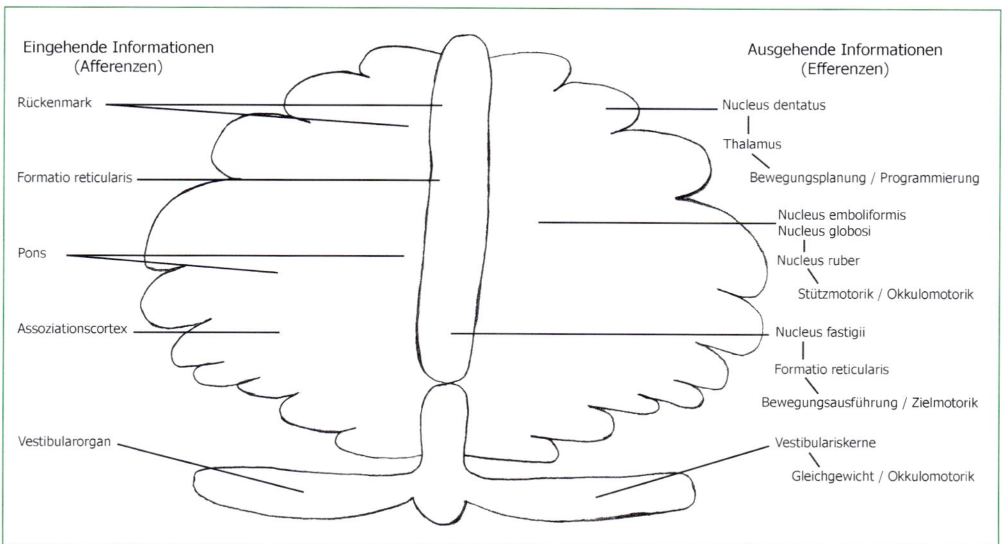

Abb. 6: Vereinfachte Anatomie Kleinhirn (mod. nach Schünke, Schulte & Schumacher, 2006, S. 244)

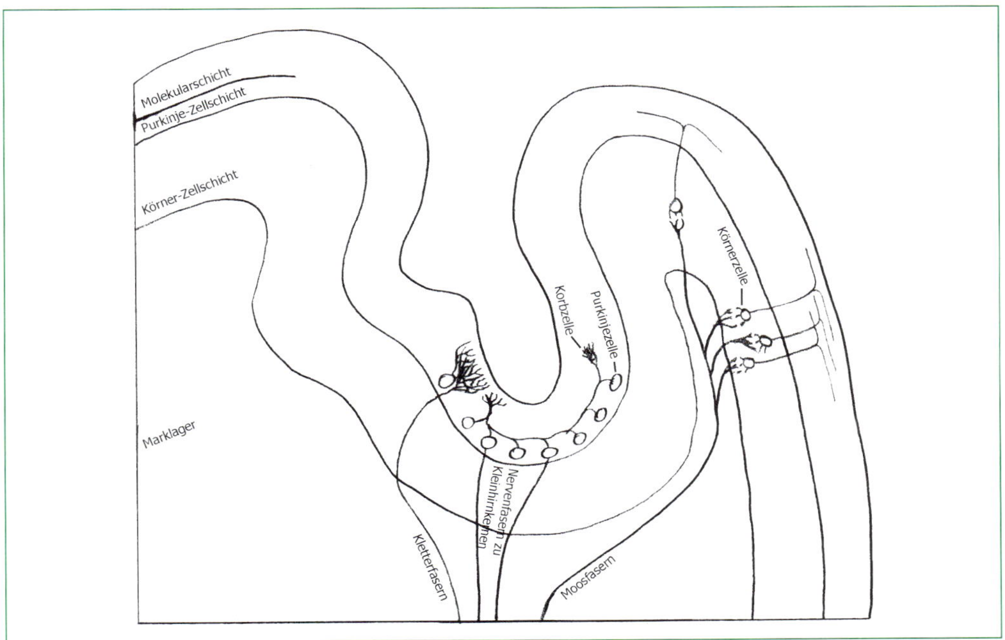

Abb. 7: Kleinhirnrinde (modifiziert nach Schünke, Schulte & Schumacher, 2006, S. 241)

Spinocerebellum (Paleocerebellum, Altkleinhirn)
Zum Spinocerebellum gehören der Kleinhirnwurm (ohne Nodulus) und die intermediäre Zone der Hemisphären. Hier enden vorwiegend Afferenzen aus dem Rückenmark. Funktionell dient dieses Areal zur Regulation des Muskeltonus. Symptome bei Ausfall sind beinbetonte Ataxie, Okulomotorikstörung und Sprechstörung.

Pontocerebellum (Cerebrocerebellum, Neocerebellum, Neukleinhirn)
Gebildet wird das Pontocerebellum von den beiden Partes laterales der Kleinhirnhemisphären. Es erhält hauptsächlich Informationen aus den Ponskernen und steht hierdurch mit der Endhirnrinde in enger Verbindung. Besonders von Bedeutung ist das Neukleinhirn bei der Feinmotorik. Ein Ausfall führt zu: Dys-/Hypermetrie, Intentionstremor, Nystagmus und Muskelhypotonie (Schünke, Schulte & Schumacher, 2006, S. 244).

Wie das Großhirn besitzt auch das Kleinhirn den charakteristischen Aufbau mit grauer und weißer Substanz. Die graue Substanz wird gebildet aus Kleinhirnrinde und den Kleinhirnkernen. Die weiße Substanz sind Verbindungsbahnen zu ausgewählten Arealen.

Die Kleinhirnrinde teilt sich dabei in (Ulfig, 2008, S. 121):

Stratum moleculare (Molekularschicht)
Diese Schicht dient (durch die Parallelfasern gekennzeichnet) der Aufnahme und Integration von Informationen.

Stratum ganglionare (Purkinje-Zellschicht)
Purkinje-Zellen sind die einzigen efferenten Verbindungen des Kleinhirns. Ihre Wirkung ist wie bei fast allen Zellen des Kleinhirns inhibitorisch (hemmend). Informationen erhalten sie über Moos- und Kletterfasern.

Stratum granulosum (Körnerschicht)
Körnerzellen sind die Zellen des Kleinhirns, die als einzige eine exzitatorische (erregende) Wirkung haben.

Die Kleinhirnkerne sind gegliedert in (Ulfig, 2008, S. 123):

Nucleus dentatus (Zahnkern)
- Erhält afferente Informationen aus Purkinje-Zellen des Pontocerebellum (Pars lateralis)
- Efferente Fasern ziehen über Pedunculus cerellaris superior zum Nucleus ruber und zum Thalamus der Gegenseite

Nucleus globosi (Kugelkern) und emboliformis (Pfropfkern)
- Afferenzen aus Purkinje-Zellen des Spinocerebellum
- Efferente Fasern verlaufen über Pedunculus cerellaris superior zum Nucleus ruber und zum Thalamus der Gegenseite

Nucleus fastigii (First- und Giebelkern)
- Afferenzen aus Purkinjezellen des Vestibulocerebellums
- Efferente Fasern zu den Vestibulariskernen und zur Formatio reticularis beidseits.

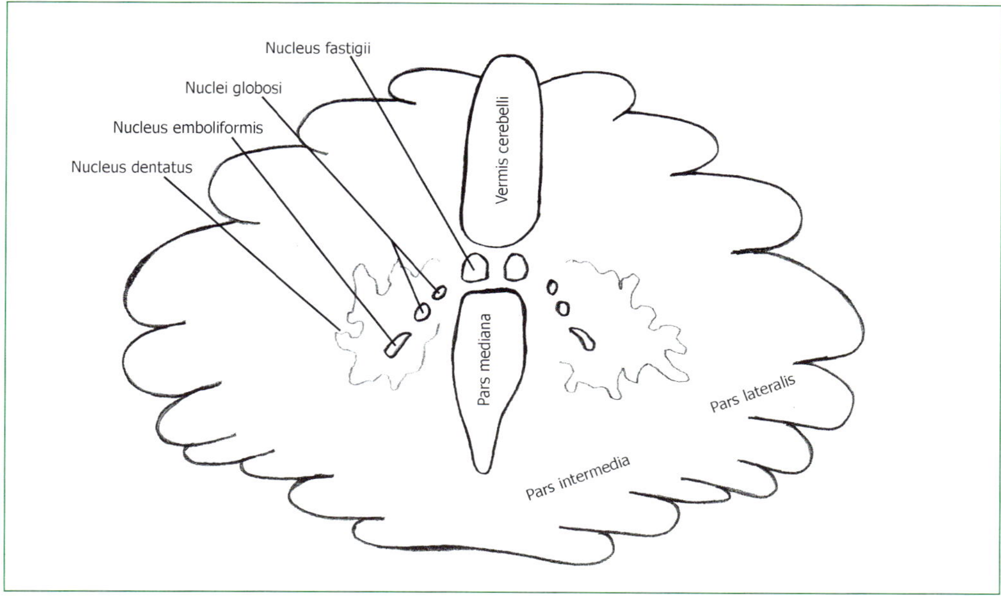

Abb. 8: Kleinhirnkerne (modifiziert nach Schünke, Schulte & Schumacher, 2006, S. 240)

Damit das Kleinhirn seiner Funktion in der Modulation von Bewegungsabläufen nachkommen kann, ist es beidseits über drei Kleinhirnstiele mit unterschiedlichen Arealen verbunden:

- Pedunculus cerebellaris superior: Verbindung zum Mesencephalon
- Pedunculus cerebellaris medius: Verbindung zum Pons
- Pedunculus cerebellaris inferior: Verbindung zur Medulla oblongata und zum Rückenmark

Zusammengefasst kommen dem Kleinhirn folgende Funktionen zu:

- Gleichgewichtsregulation
- Kontrolle des Muskeltonus
- präzise und zielgerichtete Ausführung von Bewegungen
- Zusammenspiel von Agonisten, Antagonisten und Synergisten
- Kontrolle der Bewegungsimpulse

Erreicht wird dies durch Afferenzen, die das Kleinhirn aus Vestibularapparat, Rückenmark und Pons erhält. Efferente Bahnen der Kleinhirnkerne ziehen zu Zentren, aus denen die Kleinhirnrinde auch afferente Informationen erhält. Diese Rückkopplungsschleife ermöglicht eine präzise Regulation von Bewegungsabläufen (Ulfig, 2008, S. 119 ff.).

2.1.1.8 Rückenmark

Das Rückenmark dient als „Schaltzentrale" zwischen Peripherie und Gehirn. Es ist zudem ein wichtiges Reflexzentrum. Paarig verlassen 31–33 Spinalnervenpaare den Spinalkanal. Dabei unterscheidet man in:

- 8 Cervikalsegmente
- 12 Thorakalsegmente
- 5 Lumbalsegmente
- 5 Sakralsegmente
- 1–3 Coccygealsegmente

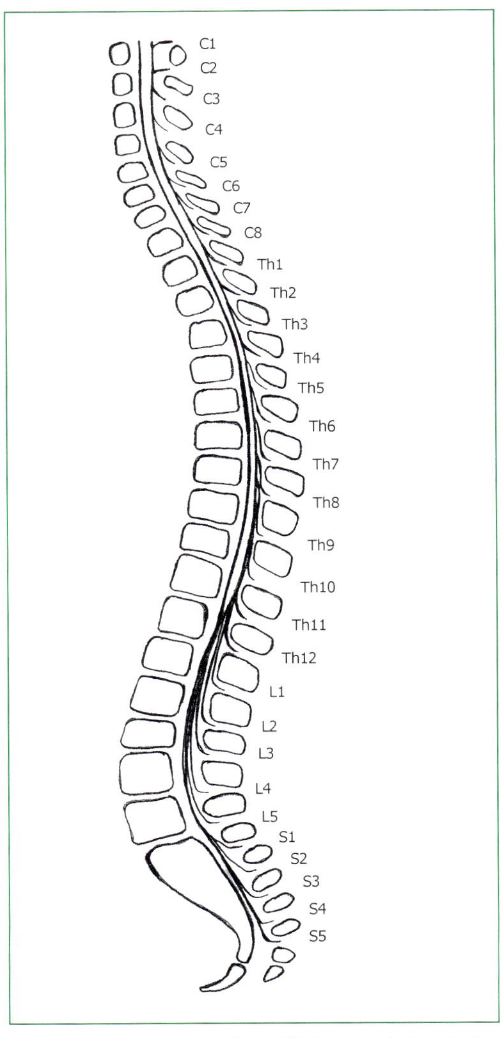

Abb. 9: Rückenmark (modifiziert nach Schünke, Schulte & Schumacher, 2006, S. 267)

Wie aus Abbildung 9 ersichtlich, erstreckt sich das Rückenmark nicht über die gesamte Wirbelsäule, sondern zeigt ein

spitz zulaufendes Ende (Conus medullaris). Unterhalb des Conus, ca. Höhe 2. LWK sind lediglich Bündel von Spinalnerven zu finden (Cauda equina) (Rohkamm, 2003, S. 30f.). Auch das Rückenmark als Teil des Zentralnervensystem weist die charakteristische Einteilung in graue und weiße Substanz auf.
Die graue Substanz besitzt eine schmetterlingsförmige Struktur und wird unterteilt in Vorder-, Seiten- und Hinterhorn (Ulfig, 2008, S. 78ff.).

Vorderhorn
- α-Motoneuronen innervieren extrafusalen Fasern der jeweiligen Kennmuskulatur
- γ-Motoneuronen innervieren intrafusale Fasern von Muskelspindeln

Seitenhorn
- Sympathikus von C8-L2 zu vegetativen Ganglien
- Parasympathikus von S2-S4 zu vegetativen Ganglien

Hinterhorn: Hier werden sensible Informationen verschalten.

Des Weiteren unterscheidet Ulfig (2008, S. 79f.) zwischen folgenden Zelltypen:

Wurzelzellen
sind efferente Neuronen des Vorderhorns (α- und γ-Motoneuron) und vegetative Nervenzellen im Seitenhorn (C8-L2/S2-S4) zu glatter Muskulatur und Drüsen.

Binnen- oder Schaltzellen
sind Interneuronen, die benachbarte Rückenmarksneuronen bzw. Axone miteinander verbinden. Diese kurzen Verbindungen wirken in der Regel inhibitorisch.

Strangzellen
Diese sind hauptsächlich im Hinterhorn zu finden. Die langen Axone der Strangzellen stellen eine Verbindung zu Bahnen, anderen Rückenmarkssegmenten und zum Gehirn dar.

In der weißen Substanz sind Faserverbindungen zu finden.
Diese werden eingeteilt in:
- Hinterstrang (Funiculus posterior)
- Seitenstrang (Funiculus lateralis)
- Vorderstrang (Funiculus anterior)

Weiterhin trennt man funktionell in aufsteigende und absteigende Bahnen, wobei in den Hintersträngen nur aufsteigende Bahnen und in den Vorderseitensträngen sowohl auf- als auch absteigende Bahnen vorzufinden sind (Rohkamm, 2003, S. 42ff., S. 104ff.).

Trepel (1995, S. 79ff.) teilt die aufsteigenden Bahnen weiterhin ein in:
- Hinterstrangsystem (Tractus spinobulbaris)
- Anterolaterales System (Tractus spinothalamicus, Tractus spinoreticularis, Tractus spinomesencephalicus)
- Spinocerebelläres System (Tractus spinocerebellaris anterior und posterior)

Die Hinterstränge (Tractus spinobulbaris) übermitteln sensible Informationen von Exterozeptoren (Mechanorezeptoren der Haut) und Propriozeptoren (aus Muskeln, Faszien, Sehnen, Gelenkskapseln und Periost). Dabei ist der Hinterstrang in zwei Teile gegliedert. Der medial gelegene Fasciculus gracilis (Goll-Strang) beinhaltet Axone aus der unteren Rumpfhälfte und den Beinen, der laterale Fasciculus cuneatus (Burdach-Strang) aus der oberen Rumpfhälfte und den Armen. Die Hinterstrangbahnen werden im Bereich des Rückenmarks nicht verschalten, dies erfolgt im Hirnstamm mit Kreuzung zur Gegenseite.

Das Vorderseitenstrangsystem leitet Impulse der Temperatur-, Schmerz-, Druck- und Tastrezeptoren. Die Umschaltung des Tractus spinothalamicus vom 1. auf das 2. Neuron erfolgt dabei bereits im Hinterhorn des jeweiligen Segmentes. Die Fasern kreuzen auf Rückenmarksebene zur kontralateralen Seite und ziehen zum Thalamus, wo sie auf das 3. Neuron zum Gyrus postcentralis verschalten werden. Die Fasern des Tractus spinoreticularis verlaufen zunächst (teils auch ungekreuzt) mit dem Tractus spinothalamicus und ziehen zu Kerngebieten in der Formatio reticularis. Ihre Funktion ist die unspezifische Schmerzwahrnehmung.

Ähnlich ist der Verlauf des Tractus spinomesencephalicus. Dieser endet im Tectum mesencephali und ist an der Schmerzweiterleitung beteiligt (z. B. Pupillenverengung bei Schmerz).

Der spinocerebelläre Strang versorgt das Kleinhirn mit propriozeptiven Informationen aus Muskeln, Sehnen, Periost und Gelenkskapsel sowie exterozeptive Informationen von der Körperoberfläche (Druck, Vibrationen). Das Kleinhirn erhält hierdurch unbewusste Informationen über Gelenksstellungen des Rumpfes und der Extremitäten und über den Tonus der Muskulatur. Die Verschaltung auf das 2. Neuron erfolgt dabei bereits auf Rückenmarksebene. Charakteristisch für das spinocerebelläre System ist, dass die Fasern entweder nicht oder zwei Mal kreuzen. Ausfälle sind daher auf ipsilateraler Seite zu erwarten (Ulfig, 2008, S. 82 ff.).

Die absteigenden Bahnen teilt Ulfig (2008, S. 85 f.) ein in:

Pyramidenbahn

- Tractus corticospinalis lateralis
- Tractus corticospinalis anterior

Extrapyramidale Bahnen

- Tractus reticulospinalis
- Tractus vestibulospinales lateralis/medialis
- Tractus tectospinalis
- Tractus rubrospinalis
- Tractus olivospinalis

Die Bahnen des Tractus corticospinales entspringen aus dem motorischen Kortex und verlaufen ohne Umschaltung zum jeweiligen Motoneuron im Rückenmark. Ca. 80% der Fasern kreuzen dabei im unteren Teil der Medulla oblongata zur Gegenseite. Diese

Fasern bilden den Truncus corticospinalis lateralis. Der dünnere Truncus corticospinalis anterior (ca. 20% der Fasern) kreuzt auf Höhe des Zielsegmentes zur Gegenseite.

Die extrapyramidalen Bahnen haben ihren Ausgangspunkt in den genannten, subkortikalen Arealen und führen direkt oder über Interneuronen zu α-Motoneuronen bzw. γ-Motoneuronen. Die Funktionen des extrapyramidalen Systems sind nach Ulfig (2008, S. 85):

- unwillkürliche Steuerung/Koordination von Bewegungen
- Regulation der Stützmotorik
- Regulation von unbewussten/unwillkürlichen Mitbewegungen
- mechanischer Ablauf erlernter Bewegungsmuster
- geordneter Ablauf von Willkürbewegungen (An-/Entspannung)

2.1.2 Bauteile des Nervensystems

2.1.2.1 Neuron

Beim Aufbau eines Neurons unterscheiden Schünke, Schulte und Schumacher (2006, S. 174) zwischen Rezeptor-, Überleitungs- und Übertragungssegment.

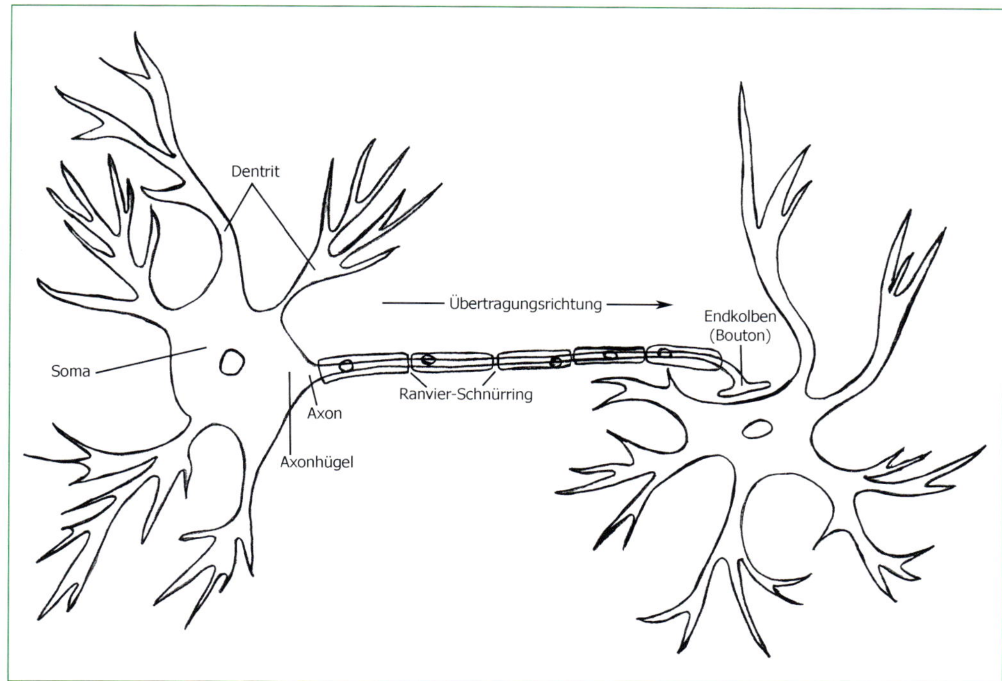

Abb. 10: Neuron (modifiziert nach Schünke, Schulte & Schumacher, 2006, S. 174)

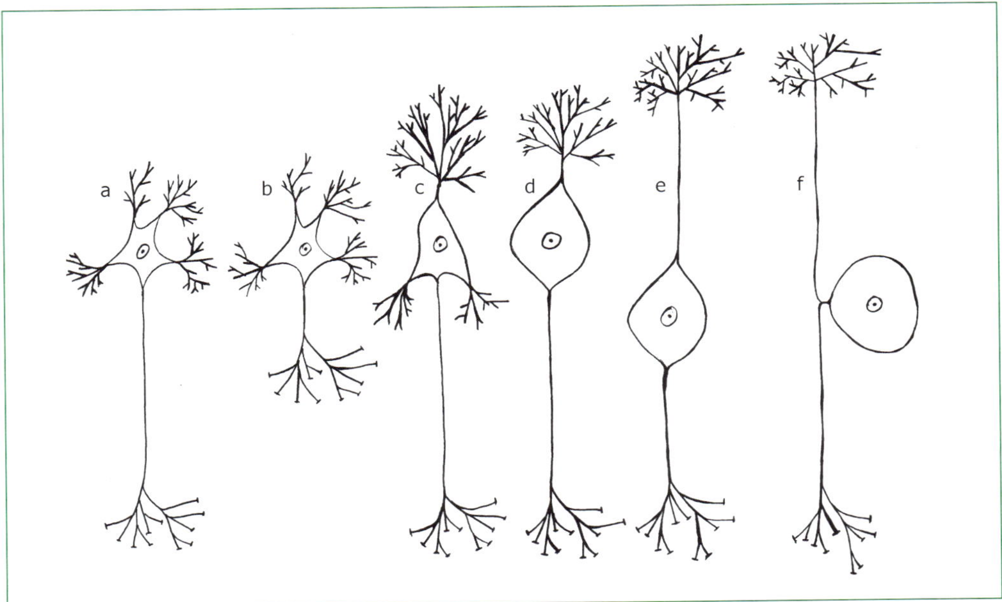

Abb. 11: Formen von Neuronen (modifiziert nach Schünke, Schulte & Schumacher, 2006, S. 175)

Zum **rezeptiven Segment** zählen (Silbernagl & Despopoulus, 2007, S. 42 ff.; Van den Berg, 2000, S. 369 ff.):

- *Soma (auch Zellkörper, Perikaryon):* Darin befindet sich endoplasmatisches Retikulum zur Proteinsynthese (Nissl-Substanz).
- *Dentriten:* Diese dienen zur Aufnahme von Reizen, können jedoch selbst keine Reize generieren.

Konduktiles Segment

Axone und Axonhügel: Der Axonhügel ist besonders reich an Na^+-Kanälen. Die im rezeptiven Teil erzeugten Aktionspotentiale werden von hier aus zu den Effektorsegmenten übertragen.

Effektorsystem

Synapsen, motorische Endplatten oder Drüsen: Aktionspotentiale werden über Botenstoffe auf Neuronen bzw. Effektorzellen übertragen. Jedes Axon verzweigt sich, dieser Endkolben wird als Bouton bezeichnet.

Nach der Form des Neurons unterscheiden Schünke, Schulte und Schumacher (2006, S. 175) zwischen:

a) Multipolares Neuron (= mehrere Dentriten) mit langem Axon, z. B.: α-Motoneuron
b) Multipolares Neuron mit kurzem Axon – Inter-/Schaltneuron, z. B.: in grauer Substanz des Zentralnervensystems

c) Pyramidenzelle (Dentrit pyramidenförmig) mit langem Axon, z. B.: efferentes Neuron aus motorischer Großhirnrinde
d) Purkinje-Zelle mit Dentritenbaum aus definierter Region, z. B.: synaptische Kontakte in Kleinhirnrinde
e) Bipolares Neuron mit einem Dentrit, z. B.: Neuron der Retina
f) Pseudounipolares Neuron, wobei Dentrit und Axon nicht durch den Zellkörper getrennt sind, z. B.: erstes sensibles Neuron

2.1.2.2 Synapse

Die Synapse dient als Schaltstelle zwischen Neuronen bzw. Neuron und Effektorzelle. Die Strukturen einer Synapse teilt Van den Berg (2000, S. 293) ein in:
- präsynaptische Membran (Bouton)
- synaptische Ventrikel (mit Botenstoffen) im Bouton
- postsynaptische Membran mit Neurotransmitter-Rezeptoren

Wird ein Aktionspotential übertragen, kommt es zur Ausschüttung von Neurotransmittern in den synaptischen Spalt. Dieser Vorgang bewirkt eine elektrophysiologische Veränderung an der Membran. Na^+-Kanäle öffnen sich und Na^+ strömt ein. Es kommt zu einer Depolarisation und das Aktionspotential wird auf die postsynaptische Zelle übertragen. Neurotransmittersubstanzen können fördernd oder hemmend wirken (Schmidt & Schaible, 2006, S. 26 ff.).

Je nach Art des Effektorsystems unterscheidet Van den Berg (2000, S. 294 ff.):
- Interneuronale Synapsen: zwischen zwei Neuronen mit inhibitorischer oder exzitatorischer Wirkung
- Neuromuskuläre Synapsen: zwischen Neuronen und Muskelzellen bzw. Muskelfasern (motorische Endplatte)
- Neuroglanduläre Synapsen: zwischen Neuronen und Drüsenzellen

Als Neurotransmitter dienen folgende Substanzen (Silbernagl & Despopoulos, 2007, S. 52):
- Acetylcholin: wirkt meist erregend, an einigen Rezeptoren hemmend
- Monoamine (Dopamin, Noradrenalin, Adrenalin, Serotonin, Histamin): wirken je nach Rezeptor
- Glutamat: wirkt erregend
- GABA: wirkt hemmend
- Peptide (Cholezystokinin, Somatostatin oder Opioide wie Endomorphin): wirken als Neuromodulatoren (verstärken oder mindern Wirkung)

Dabei ist festzuhalten, dass die Übertragung je nach Art und Form der Synapse unterschiedlich stark sein kann. So kann die gleiche Impulsstärke an verschiedenen Synapsen unterschiedliche Wirkungen erzeugen. Ist die Verbindung durch eine große Anzahl an Neurotransmittersubstanzen (= funktionelle Anpassung) bzw. durch die Größe der Synapse entsprechend stark (= strukturelle Veränderung), wird das nachfolgende

Neuron stärker erregt, als bei einer schwachen Verbindung. In Evolutionstheorien geht man davon aus, dass starke Verbindungen ein Grund dafür sein könnten, dass die Menschheit überlebt hat, indem sie gelernt hat auf Reize aus der Umwelt (z. B. Wildtiere) durch Kampf oder Flucht entsprechend zu reagieren (Spitzer, 2002, S. 41 ff.).

2.1.3 Peripheres Nervensystem

Zum peripheren Nervensystem zählen nach Ulfig (2008, S. 33):

Spinalnerven (Nn. spinales)
31–33 Nervenpaare vom Rückenmark in Richtung Peripherie

Hirnnerven (Nn. craniales)
12 Nervenpaare, wobei lediglich die Hirnnerven III – XII zum peripheren Nervensystem zählen. I und II stellen Ausstülpungen des End- und Zwischenhirns dar und gelten dadurch als Teil des Zentralnervensystem.

2.1.3.1 Nervenfaser

Eine Nervenfaser setzt sich aus dem jeweiligen Axon und einer Gliahülle zusammen. Dabei besteht die Ummantelung im Zentralnervensystem aus Oligodendrozyten, im peripheren Nervensystem aus Schwann-Zellen. Des Weiteren unterscheidet man zwischen:

- Markhaltige Fasern: Hier liegt das Axon in der Myelinscheide
- Marklose Fasern: Bei dieser Art von Fasern werden mehrere Axone von Gliazellen umschlossen.

Dabei ist festzuhalten, dass sich die Leitungsgeschwindigkeit direkt proportional zur Myelinscheidendicke verhält (Schmidt & Schaible, 2006, S. 37 ff.).

Tab. 3: Klassifikation der Nervenfasern (Schmidt & Schaible, 2006, S. 37 ff.)

Fasertyp	Funktion z. B.	Mittlerer Faserdurchmesser [µm]	Mittlere Leitungsgeschwindigkeit [m/s]
Aα	Primäre Muskelspindelafferenzen, motorisch zur Skelettmuskulatur	15	100 (70–120)
Aβ	Hautafferenzen für Berührung und Druck	8	50 (30–70)
Aγ	Motorische Efferenzen zu Muskelspindeln	5	20 (15–30)
Aδ	Hautafferenzen für Temperatur und Nozizeption	<3	15 (12–30)
B	Sympathisch präganglionär	3	7 (3–15)
C	Hautafferenzen für Nozizeption, sympathische postganglionäre Efferenzen	1	1 (0,5–2)

Ein weiterer wichtiger Bestandteil zur raschen Reizweiterleitung sind die Ranvier-Schnürringe, diese bilden die Lücke zwischen zwei aufeinander folgenden Schwann-Zellen. Bei einer Erregung kommt es dabei zu einer sprunghaften Weiterleitung von einem Schnürring zum nächsten. Ulfig (2008, S. 15) spricht in diesem Zusammenhang von saltatorischer Erregungsleitung. Durch diese Konstruktion werden Leitungsgeschwindigkeiten von 100 m/s in den markhaltigen Fasern erst möglich.

2.1.3.2 Spinalnerven und -äste

Wie bereits im Kapitel Rückenmark dargestellt, verlassen 31–33 Nervenpaare durch das zugehörige Foramen intervertebrale das Rückenmark. Dabei wird unterschieden in:
- 8 Cervikalnervenpaare
- 12 Thorakalnervenpaare
- 5 Lumbalnervenpaare
- 5 Sakralnervenpaare
- 1-3 Coccygealnervenpaare

Jeder der Spinalnerven teilt sich nach gemeinsamem Verlauf in einen

- *Ramus anterior:* Die 12 thorakalen Rami bilden dabei einen eigenständigen Nerv, die restlichen Nerven verzweigen sich weiter und stellen die Grundlage für die Plexusbildung dar.
- *Ramus posterior:* Ziehen zur autochtonen Rückenmuskulatur bzw. versorgen die Rücken- und Nackenhaut (Trepel, 1995, S. 17 ff.).
- *Ramus meningeus:* Verlaufen zurück zum Wirbelkanal und versorgen die Rückenmarkshäute.
- *Rami communicans albus (C8-L2) und griseus:* Ziehen als sympathische Fasern zum Grenzstrang und als Ramus communicans griseus wieder zurück zum Nerv, von wo z. B. Blutgefäße oder Schweißdrüsen versorgt werden (Ulfig, 2008, S. 34 ff.).

In der Entwicklung vom Embryo zum erwachsenen Menschen sprossen die Spinalnerven aus dem Stammgewebe aus und bleiben über die gesamte Wachstumsperiode miteinander verbunden. Deshalb ist eine grobe kartenförmige Zuordnung der sensibel versorgten Hautareale (Dermatome) möglich. Im Rumpfbereich sind durch die segmentale Anordnung der Rami anterior und posterior die Dermatome und das sensible Innervationsgebiet identisch. Bei oberer und unterer Extremität kommt es zu einer Plexusbildung, d. h. alle Spinalnerven ordnen sich peripher zu neuen Nervenbahnen. Durch diese Neuorganisation unterscheiden sich die sensiblen Versorgungsgebiete in den Extremitäten von den Dermatomen (Rohkamm, 2003, S. 32).
Genauso wie bei Hautarealen gibt es für Muskeln eine separate Einteilung (Myotome). In diesem Zusammenhang spricht man von Kennmuskeln, die einem Nervensegment zugeordnet werden (z. B. C4 = M. deltoideus).

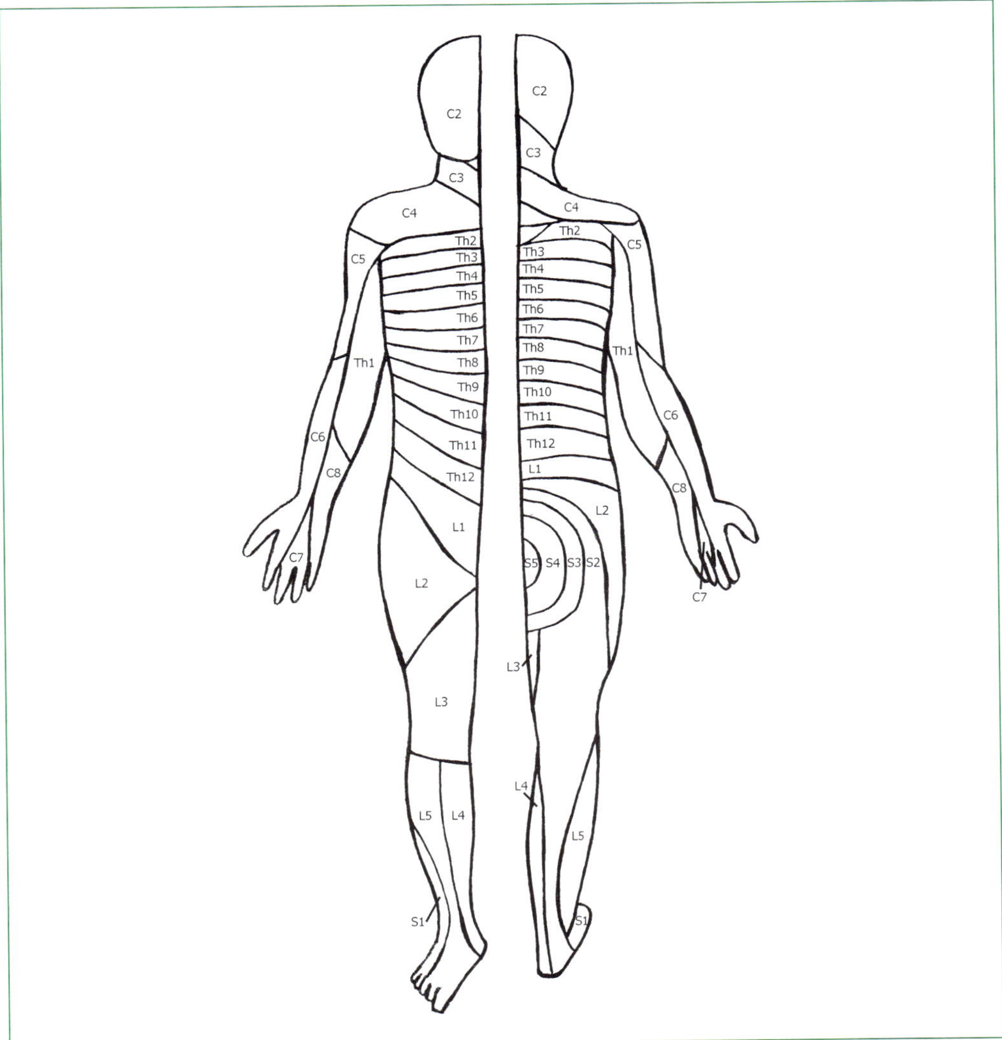

Abb. 12: Dermatomkarte (modifiziert nach Schünke, Schulte & Schumacher, 2006,S. 344)

Läsionen der Nerven führen zu Sensibilitätsstörungen, Paresen, sowie trophischen Fehlregulationen von Haut, Nägeln und Muskulatur (Atrophie) im jeweiligen Versorgungsgebiet (Masuhr & Neumann, 2007, S. 430 ff.).

2.1.3.3 Hirnnerven

Die Hirnnerven sind nach der Reihenfolge ihres Austritts (rostal nach kaudal) aus dem Gehirn benannt. Im Folgenden werden sie namentlich mit Funktion erwähnt:

Tab. 4: Hirnnerven und Funktion (Ulfig, 2008, S. 57ff.)

Hirnnerv		Funktion
I.	N. olfactorius	• Leitung der Geruchsinformationen
II.	N. opticus	• Leitung visueller Informationen
III.	N. occulomotorius	• Augen- und Lidbewegungen (M. rectus superior, M. rectus medius, M. rectus inferior, M. obliquus inferior, M. levator palpebrae superioris) • Verengung Pupille (M. sphincter pupillae) • Akkomodation der Linse (M. ciliaris)
IV.	N. trochlearis	• Augenbewegungen (M. opliquus superior)
V.	N. trigeminus	
	N. ophtalmicus	• Sensible Informationen Augenhöhle/Stirn
	N. maxillaris	• Sensible Informationen untere Augenhöhle, Gesichtsbereich unter den Augen, Oberlippe, Oberkiefer
	N. mandibullaris	• Sensible Informationen Unterkieferbereich • Motorische Innervation Kau- und Mundbodenmuskulatur
VI.	N. abducens	• Augenbewegungen (M. rectus lateralis)
VII.	N. facialis	• Motorische Innervation mimische Muskulatur • parasympathische Innervation von Drüsen • Geschmacksinformationen vordere ⅔ der Zunge
VIII.	N. vestibulocochlearis	• Leitung von Informationen des Gleichgewichts- und Hörorgans
IX.	N. glossopharyngeus	• Parasympatische Innervation der Ohrspeicheldrüse • Motorische Innervation der oberen Schlundmuskulatur • Geschmacksinformationen hinteres ⅓ der Zunge • Information aus Chemo- und Pressorezeptoren (Sinus caroticus und Glomus caroticum) • Sensible Innervation der Schleimhäute von Paukenhöhle, Tuba auditiva und hinteres Zungendrittel
X.	N. vagus	• Parasympatische Innervation von glatter Muskulatur und Drüsen der Hals-, Brust- und Bauchorgane • Motorische Innervation der Kehlkopf- und unteren Schlundmuskulatur • Geschmacksinformationen aus Epiglottis und Zungengrund • Sensible Innervation der Schleimhaut von Kehlkopf, Rachen, Brust- und Bauchorgane • Sensible Innervation von Dura mater (in hinterer Schädelgrube) und äußerer Gehörgang
XI.	N. accessorius	• Motorische Innervation (M. sternocleidomastoideus und M. trapezius)
XII.	N. hypoglossus	• Zungenmuskulatur

2.1.4 Neuroplastizität

Huttenlocher und Dabholkar (1997, S. 177 ff.) gehen davon aus, dass bei Geburt eines Menschens viel mehr Neuronen zur Verfügung stehen, als für die Alltagsbewältigung notwendig sind. Es müssen Neuronen und Synapsen auf ein ökonomisches Maß zurückgeschnitten werden, um die für das „Überleben" notwendigen Fähigkeiten und Fertigkeiten wie gehen, laufen, Feinmotorik, udgl. zu entwickeln.
Was man unter Neuroplastizität versteht, konnten Pascual-Leone und Torres (1993, S. 39 ff.) eindrucksvoll zeigen. Die Autoren verweisen darauf, dass sich bei erblindeten Menschen das sensible Areal des Zeigefingers durch das feine Tasten der Blindenschrift stark vergrößert. Anders ist dies bei einer Amputation einer Extremität (z. B. der Hand). Dabei schrumpft das jeweilige Areal und kann erhebliche Probleme wie Phantomschmerzen verursachen (Spitzer, 2002, S. 106). Wird jedoch eine fremde Extremität transplantiert, so konnte Giraux, u. a. (2001, S. 691 ff.) nachweisen, dass das dazugehörige Areal wieder eine Hypertrophie zeigt. Das Gehirn und das Nervensystem ist kein starres Konstrukt, ganz im Gegenteil es ist ständig Veränderungen und Anpassungen unterworfen. Welches Potential die Neu- und Reorganisation hat, wird klarer, wenn man die Rehabilitation von Nerven nach deren Durchtrennung beobachtet. Chirurgisch wird meist versucht die Bindegewebshüllen der durchtrennten Nerven zu nähen. Was man sich darauf folgend erwartet, ist eine Aussprossung der Nervenendigungen entlang der genähten Hülle. Dabei geht man von einem Wachstumspotential des Nervs von bis zu einem Millimeter pro Tag aus (Lundborg, Rosen, 2001, S. 809). Ähnliches ist bei der Regeneration nach Schlaganfällen zu beobachten. Post-Event kommt es zu einer Re- bzw. Umorganisation geschädigter Areale im Gehirn. Durch die Bildung neuer synaptischer Kontakte ist es dem Patienten möglich, Bewegungen bzw. Fähigkeiten wieder neu zu lernen und ein weitgehend „normales" Leben zu führen (Hüter-Becker, Dölken, 2007, S. 44 ff.).

2.2 Motorik

2.2.1 Skelettmuskulatur

Der Muskel ist das wesentlichste Element des aktiven Bewegungsapparates. Über Sehnen ist er mit den jeweiligen Knochen über ein oder mehrere Gelenke hinweg verbunden. Der Muskel dient nach Tittel (2003, S. 51 f.) als „Motor", der über das Nervensystem gezündet wird und somit eine Bewegung der Knochen um die Gelenke ermöglicht. Ganz so „simpel" wie ein Motor funktioniert die menschliche Skelettmuskulatur jedoch nicht.
Grundsätzlich wird das Muskelgewebe in drei Unterkategorien differenziert:
- Skelettmuskulatur
- glatte Muskulatur
- Herzmuskulatur (Tittel, 2003, S. 51 f.)

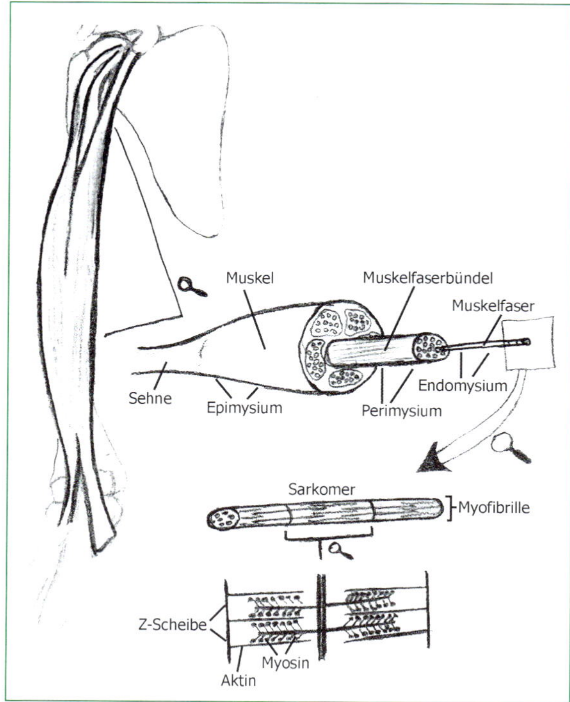

Abb. 13: Aufbau der Skelettmuskulatur (modifiziert nach Schünke, Schulte & Schumacher, 2005, S. 56)

Die Muskelfaser einer Skelettmuskulatur wird aus mehreren 1000 Muskelzellen gebildet, wobei jede einzelne Faser von Bindegewebe (Endomysium) eingeschlossen wird. Mehrere Muskelfasern bilden in einer Bindegewebshülle (Perimysium) wieder eine separate Einheit – das Muskelfaserbündel. Letztendlich wird auch der gesamte Muskel von Bindegewebe (Epimysium) umhüllt. Diese komplexe Konstruktion garantiert, dass der Skelettmuskel selbst bei intensiver Beanspruchung seine Lage beibehält und die einzelnen Strukturen ineinander gleiten können (Hollmann & Hettinger, 2000, S. 40).

Innerhalb der Muskelfaser befindet sich eine Vielzahl von Myofibrillen, die parallel zueinander angeordnet sind. Diese Myofibrillen setzen sich wiederum aus einer Vielzahl hintereinander gereihter Sarkomere zusammen. Die kleinste Einheit bilden Aktin und Myosin, wobei ein Sarkomer aus Aktin- und Myosinkomplex gebildet wird, beidseitig begrenzt durch die Z-Scheiben (Hollmann & Hettinger, 2000, S. 40).

2.2.2 Muskelkontraktion

Bei der Muskelkontraktion kommt es zu einer Brückenbildung zwischen dem Myosinköpfchen, das an das Aktinfilament andockt. Durch eine Art „Kippbewegung" des Myosins wird das Sarkomer in die Mitte gezogen. Auf Grund dieses Vorganges verkürzt sich das Sarkomer. Eine Reduzierung der Länge vieler hintereinander geschalteter Sarkomere führt schließlich zur Spannung des Muskels. Greifen und Lösen des Myosins erfolgt unter Energieverbrauch (Weineck, 2004, S. 41 f.).

Jeder Körperteil ist im motorischen Homunculus des Gehirns unterschiedlich stark repräsentiert. So sind im motorischen Bereich die kleinen Hand- oder Augenmuskeln stärker präsent als die um ein Vielfaches größeren Muskeln wie z. B. die des Oberschenkels. Bei der Kontraktion verläuft ein elektrischer Reiz von der jeweiligen motorischen Zelle über die Pyramidenbahn zum motorischen Vorderhorn des Rückenmarks,

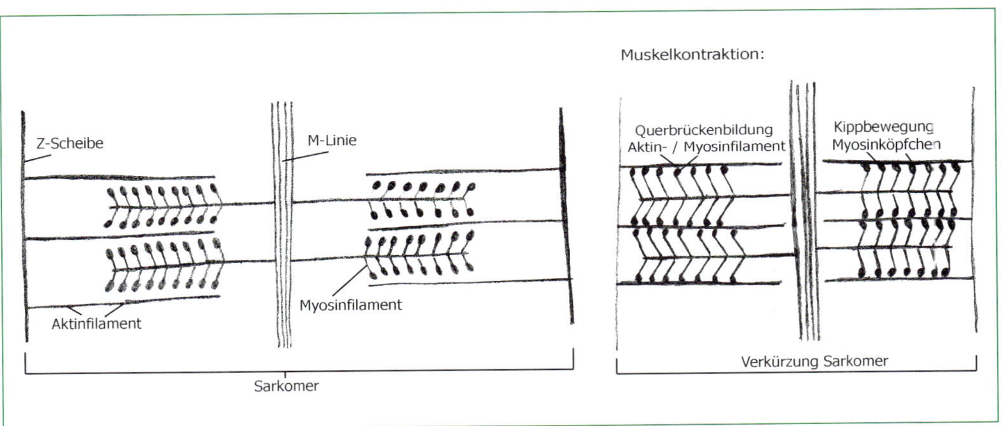

Abb. 14: Aufbau Sarkomer (modifiziert nach Schünke, Schulte & Schumacher, 2005, S. 339)

welches einer bestimmten Muskulatur zugeordnet ist. Diese Bestandteile werden als motorische Einheit bezeichnet (Hollmann, Hettinger, 2000, S. 13 ff.).
Je nach Größe der motorischen Einheit differenziert sich auch die Anzahl der Nervenfasern. Hier gilt: Je feinmotorischer die Bewegung, desto mehr motorische Einheiten betreuen diesen Muskel. So ist die Nervenfaser eines Augenmuskels für weniger Muskelfasern (1:13) verantwortlich als z. B. die eines Wadenmuskels (1:750) (Weineck, 2004, S. 64 f.).
Von der motorischen Vorderhornzelle wird der Reiz über den jeweiligen Nerv zur motorischen Endplatte geleitet. An der motorischen Endplatte erfolgt die Ausschüttung von Neurotransmittersubstanzen, vornehmlich Acetylcholin, wodurch ein Aktionspotential ausgelöst wird. Durch fast zeitgleiche Ausbreitung des Aktionspotentials über die Zelloberfläche erfolgt die Freisetzung von Kalziumionen. Dem Kalzium kommt im Muskel eine Vielzahl von Aufgaben zu. Die wichtigste ist die Aktivierung der ATPase, die Spaltung von ATP. Nur so kann es zu einer Brückenbildung zwischen Aktin und Myosin und in weiterer Folge zu einer Ruderbewegung und einer Kontraktion des Muskels kommen (Schmidt & Schaible, 2006, S. 94 ff.).

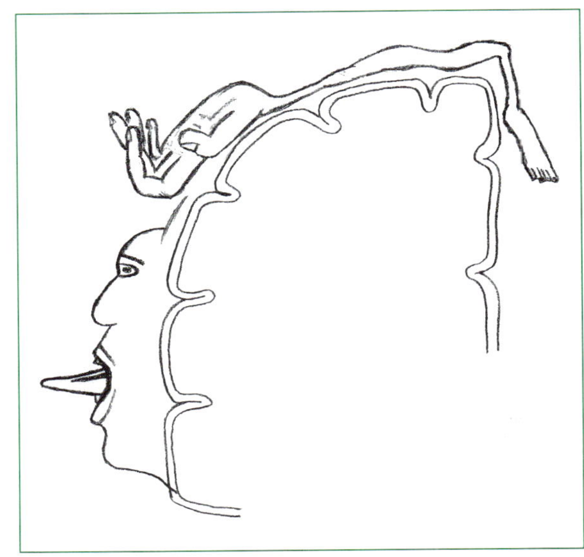

Abb. 15: Motorischer Homunculus (modifiziert nach Schünke, Schulte & Schumacher, 2006, S. 339)

2.2.3 Arbeitsweisen der Muskulatur

Hartmann (1988, S. 17 ff.) beschreibt im nachstehenden Modell die Wirkung der elastischen und kontraktilen Elemente während der Muskelarbeit. Die kontraktilen Komponenten (KK) bilden dabei die Myofibrillen. Die in Reihe geschalteten elastischen Komponenten (REK) ergeben sich aus Sehnen und Bindegewebsbestandteilen des Muskels. Des Weiteren setzen sich die parallel elastischen Komponenten (PEK) aus den schlauchförmigen Bindegewebshüllen der Muskelfasern und der -bündel zusammen.
Abbildung 16a stellt die Ausgangssituation dar. Bei einer Muskelkontraktion (Abb. 16b) verkürzen sich zunächst die KK, wobei die REK dabei in einen Dehnungszustand versetzt werden. Erst wenn die ausgeübte Kraft die äußere Last übersteigt, verkürzt sich der Muskel, die Dehnung in den REK bleibt dabei gleich. Das in Abbildung 16c dargestellte Schema entspricht einer konzentrischen Kontraktion. Die PEK begünstigen sowohl die Verkürzung als auch die Rückstellung der kontraktilen Komponenten (KK). In einer exzentrischen Situation (Abb. 16d) werden erst die REK in einen so starken Dehnungszustand versetzt, dass die KK der Dehnung folgen müssen.
Um die Maximalkraft erreichen zu können, muss es zu einer optimalen Brückenbildung zwischen Aktin und Myosin kommen. Schmidt und Thews (1995, S. 77 f.) gehen von einer optimalen Sarkomerlänge von 2,0 bis 2,2 µm aus. Bei einer geringeren Distanz ist die erreichbare Kraft kleiner, da sich Aktin und Myosin bei der Brückenbildung behindern. Bei einer Dehnung über die optimale Länge hinaus fällt die Kraft auch ab, da die Aktinfilamente aus den Myosinfilamenten „herausrutschen".

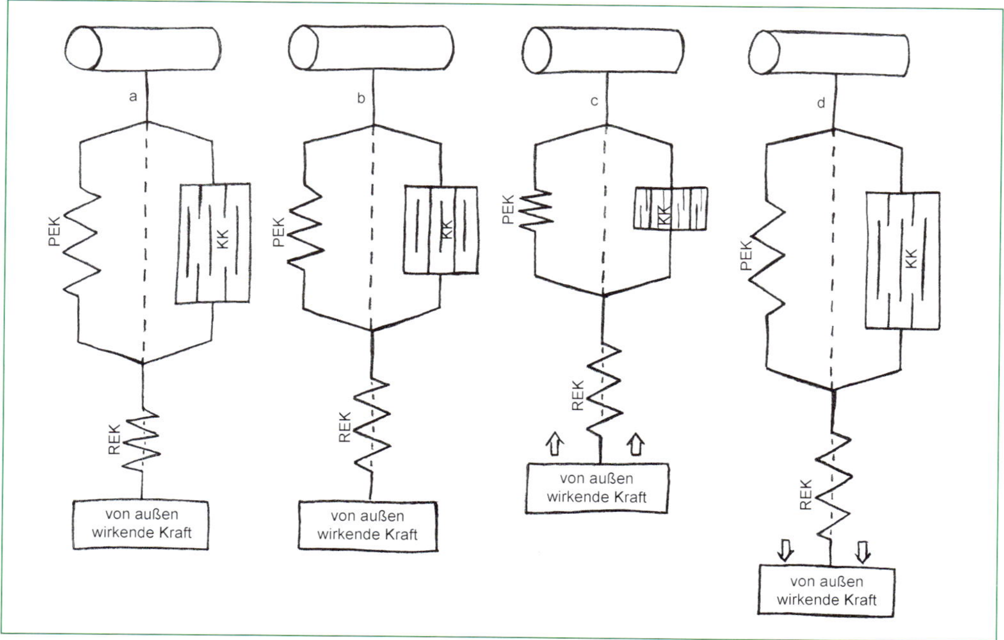

Abb. 16: Mechanisches Modell der Muskeltätigkeit (modifiziert nach Hartmann, 1988, S. 18)

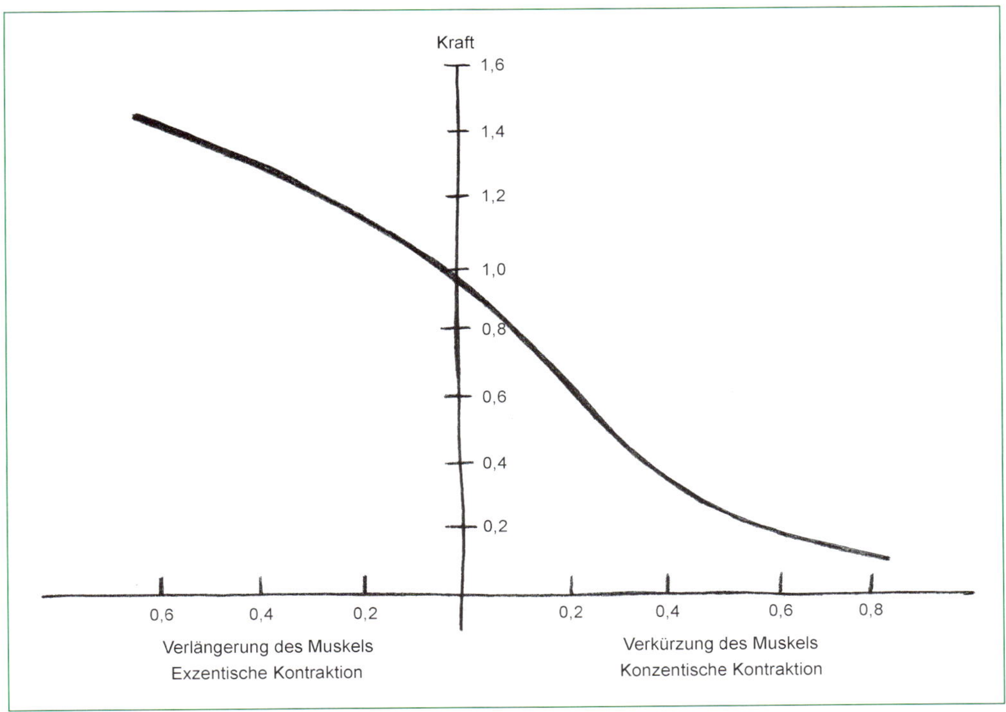

Abb. 17: Kraft-Geschwindigkeits-Beziehung (mod. nach Costill, Maglischo & Richardson, 1992, S. 8)

Die obige Grafik (Abb. 17) veranschaulicht, dass der Muskel die größte Kraft bei exzentrischer Kontraktion erzeugen kann. Ein Beispiel hierfür wäre das Abfedern bei einem Sprung von einem Kasten. Je höher die Geschwindigkeit, desto geringer ist die Kraft bei konzentrischer Muskelarbeit. Die Maximalkraft wird bei isometrischer Kontraktion erzeugt, hier ist die Bewegungsgeschwindigkeit null (Costill, Maglischo & Richardson, 1992, S. 8). Ein Grund warum bei exzentrischer Arbeit höhere Kräfte bewältigt werden können besteht darin, dass zwar die Filamentüberlappung abnimmt, als Schutzmechanismus werden jedoch nicht aktive Muskelfasern (motorische Einheiten) reflektorisch rekrutiert. Bei einer isometrischen Kontraktion verändert sich die Länge des Muskels nicht - Aktin und Myosin befinden sich in einer optimalen Ausgangslage. Bei einer Kontraktion ohne Gewicht ist zwar die Kontraktionsgeschwindigkeit am größten, jedoch kann nur wenig Kraft aufgebracht werden, da nur wenige Brückenbildungen zur Verfügung stehen (Schmidt & Thews, 1995, S. 79 f.).

2.2.3.1 Räumliche Summation

Wie bereits beschrieben finden sich im Körper sehr viele kleine Muskeln, die von einer großen Zahl von motorischen Einheiten betreut werden. So lässt sich die feinmotorische Muskulatur z. B. der Zunge viel differenzierter bewegen als die grobmotorische

Muskulatur z. B. des Oberschenkels, bei welchem eine geringe Anzahl von motorischen Einheiten sehr viele Muskelfasern betreut. Dieser Aspekt findet sich unter dem Begriff räumlicher Summation wieder (Hartmann, 1988, S. 27 ff.).

2.2.3.2 Zeitliche Summation – Tetanus

Unter zeitlicher Summation versteht man die Überlagerung einzelner Kontraktionen, wobei es schließlich zur tetanischen Kontraktion kommen kann. Hierbei können 3- bis 4-fach höhere Kraftentfaltungen realisiert werden als bei einer Einzelkontraktion. Dabei ist wichtig, dass schnelle motorische Einheiten höhere Frequenzen (45–60 Hz) benötigen als langsame motorische Einheiten (10–20 Hz), damit eine Kontraktion nach dem Alles-oder-Nichts-Gesetz ausgelöst wird (Hartmann, 1988, S. 27 ff.).

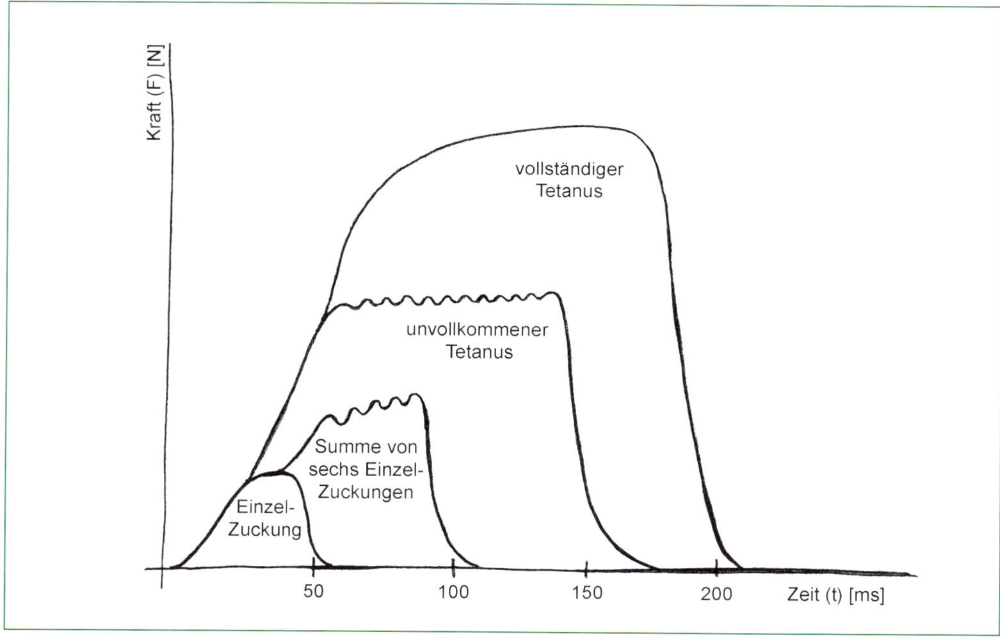

Abb. 18: Tetanische Kontraktion (modifiziert nach Schmidt & Schaible, 2006, S. 78)

2.2.3.3 Alles-oder-Nichts-Gesetz

Hettinger (1983, S. 7) bemerkt, dass eine gewisse Schwelle überschritten werden muss, damit nach dem „Alles-oder-Nichts-Gesetz“ alle innerhalb der jeweiligen motorischen Einheit beteiligten Muskelfasern innerviert werden. Ein Aktionspotential dauert dabei an der Nervenzelle ca. 1 ms und an der Muskelzelle etwa 10 ms. Damit es ausgelöst wird, bedarf es einer Spannungsdifferenz zwischen Schwellen- und Ruhepotential von ca. 50 mV (Schmidt & Thews, 1995, S. 24).

2.2.4 Einflussfaktoren der Muskulatur (Muskelkraft)

2.2.4.1 Muskelquerschnitt

Als Muskelquerschnitt wird die vorhandene Muskelmasse, also die Muskelquantität verstanden (Bührle, 1989, S. 313). Als sicherste Methode zur Ermittlung beschreiben Hollmann und Hettinger (2000, S. 172) die Ultraschalluntersuchung.

2.2.4.2 Faserstruktur

Einen wichtigen Aspekt stellt in diesem Zusammenhang laut Schmitz und Stahl (2000, S. 10) die Muskelfaserzusammensetzung dar.

Grundsätzlich unterscheidet man zwischen 2 verschiedenen Fasertypen:
- Schnelle Muskelfasern (FT oder Typ-II)
- Langsame Muskelfasern (ST oder Typ-I)

Langsame Muskelfasern (in Abb. 19 schwarz dargestellt) besitzen einen hohen Gehalt an Mitochondrien, Kapillaren und Myoglobin und sind für Dauerleistungen geeignet. Sie erreichen ihr Spannungsmaximum relativ langsam (ca. 80 ms), sind aber gegen Ermüdung resistent.

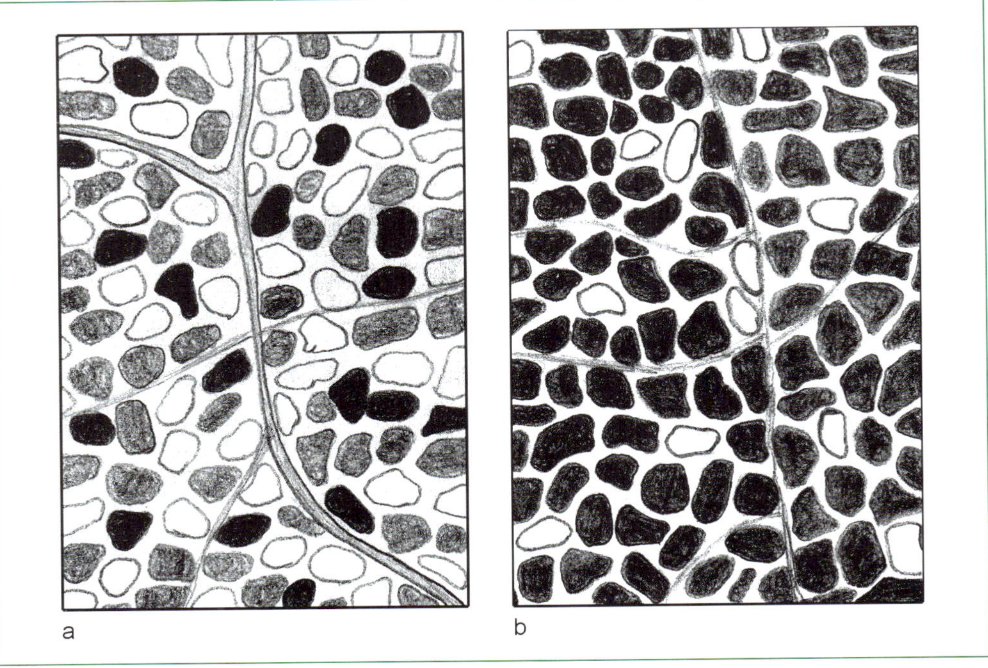

Abb. 19: Unterschiedliche Faserverteilung des M. vastus lateralis bei einem Sprinter (a) und einem Radfahrer (b) (modifiziert nach Howald, 1984, S. 89)

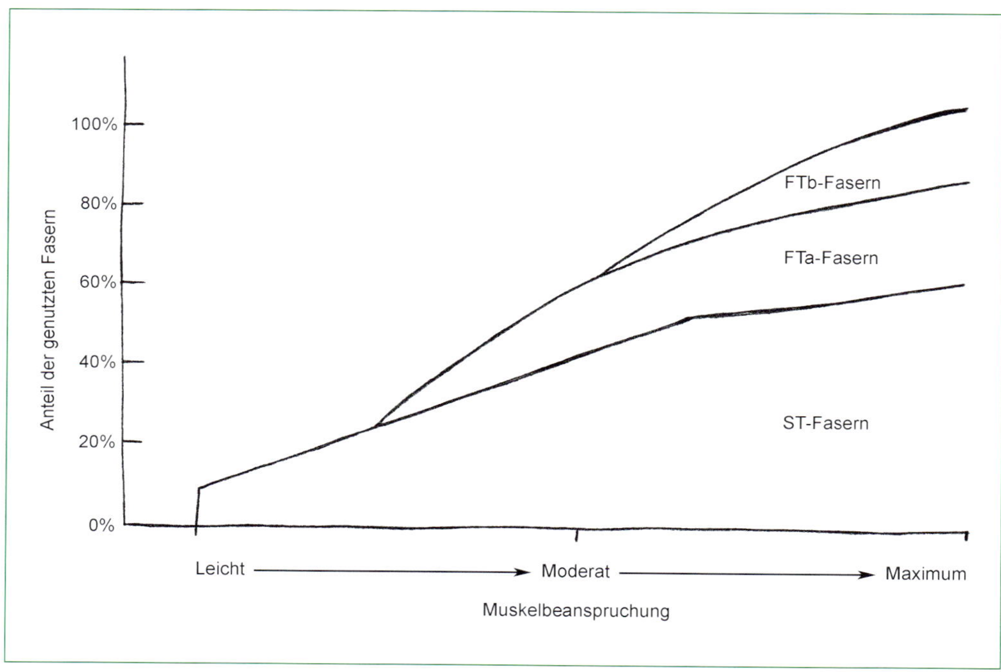

Abb. 20: Rampeneffekt (modifiziert nach Costill, Maglischo & Richardson, 1992, S. 5)

Hingegen bei schnellen Muskelfasern (grau/weiß) ist die Kontraktionszeit mit ca. 30 ms ziemlich kurz. Dies ist möglich durch eine hohe Myosin-ATPase-Aktivität. FT-Fasern weisen nur wenig Mitochondrien und Kapillaren auf und sind daher zur Fettverbrennung nur sehr beschränkt geeignet.

Bei den Typ-II-Fasern wird eine weitere Differenzierung in Typ IIa, IIb und IIc vorgenommen. Typ-II-a-Fasern besitzen mehr Mitochondrien als die übrigen FT-Fasern. Deshalb sind diese eher ermüdungsresistent und regenerieren rasch. Typ-II-b-Fasern ermüden hingegen relativ schnell. Typ-II-c-Fasern kommen im Muskel mit 1–2% relativ spärlich vor. Ihr Anteil kann jedoch auf ca. 15% durch Reinnervation von Muskelfasern bzw. Transformation von motorischen Einheiten gesteigert werden (Hollmann & Hettinger, 2000, S. 46 ff.).

Bei einer Muskelkontraktion werden erst bei maximaler Anspannung alle Muskelfasern innerviert. Costill, Maglischo und Richardson (1992, S. 5 ff.) verdeutlichen in obiger Grafik, dass Kraftleistungen bis zu 25% der Maximalkraft ausschließlich durch die ST-Fasern realisiert werden. Maximalkraftleistungen hingegen werden durch Rekrutierung aller Fasern der beteiligten motorischen Einheiten nach dem Alles-oder-Nichts-Gesetz bewältigt. Schnell zuckende Muskelfasern erreichen das Spannungsmaximum viel schneller als langsam zuckende Fasern. Die Autoren sprechen davon, dass Kraftleistungen unter 80 ms vornehmlich durch FT-Fasern bewältigt werden. Erst dann werden nach und nach langsamere Einheiten rekrutiert.

2.2.4.3 Neuronale Aktivierung – Rekrutierung, Frequenzierung, Synchronisation

Die in den vergangenen Kapiteln erwähnten Erkenntnisse werden nochmals in diesem Kapitel zusammengefasst. Dazu ein Verweis auf Henneman (1965), der das Hennemansche Rekrutierungsprinzip oder „size principle" aufstellte. Demnach werden die motorischen Einheiten nicht gleichzeitig rekrutiert, sondern je nach Größe und Art des Muskels. Die tonischen ermüdungsresistenten Muskeln werden dabei als erstes angesprochen (geringere Frequenz). Erst dann werden die schnell-ermüdenden Fasern hinzu geschalten (höhere Frequenz), diese erreichen aber ihr Spannungsmaximum schneller. Diese Rekrutierungsreihenfolge wird selbst bei maximal schnellen Muskelanspannungen eingehalten. Durch spezielle Trainingsmethoden kann es in dieser Kurve zu einer Linksverschiebung kommen und somit eine Steigerung der Explosivkraft erzielt werden.

Die Frequenz, mit der ein Muskel innerviert wird, spielt eine tragende Rolle. Bührle (1983, S. 90 ff.) verweist auf eine Reihe von Untersuchungen (Ikai, Yabe & Ishii, 1967; Schmidtbleicher, u. a., 1978, S. 197 ff.), in denen um 30–40% höhere Maximalkraftwerte durch Elektrostimulation mit 100 Hz erzielt wurden, verglichen mit einer willkürlich simulierten, isometrischen Kontraktion von 25 Hz.

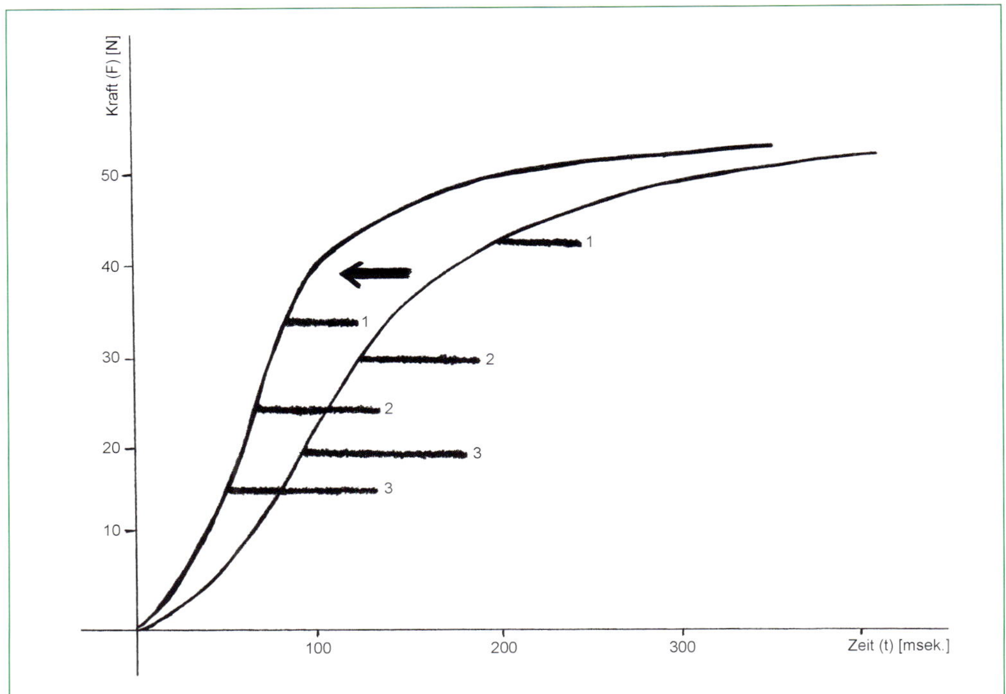

Abb. 21: Schematische Darstellung möglicher Veränderungen in der Rekrutierungsreihenfolge der motorischen Einheiten (modifiziert nach Hennemann, u. a., 1965, S. 560 ff.)

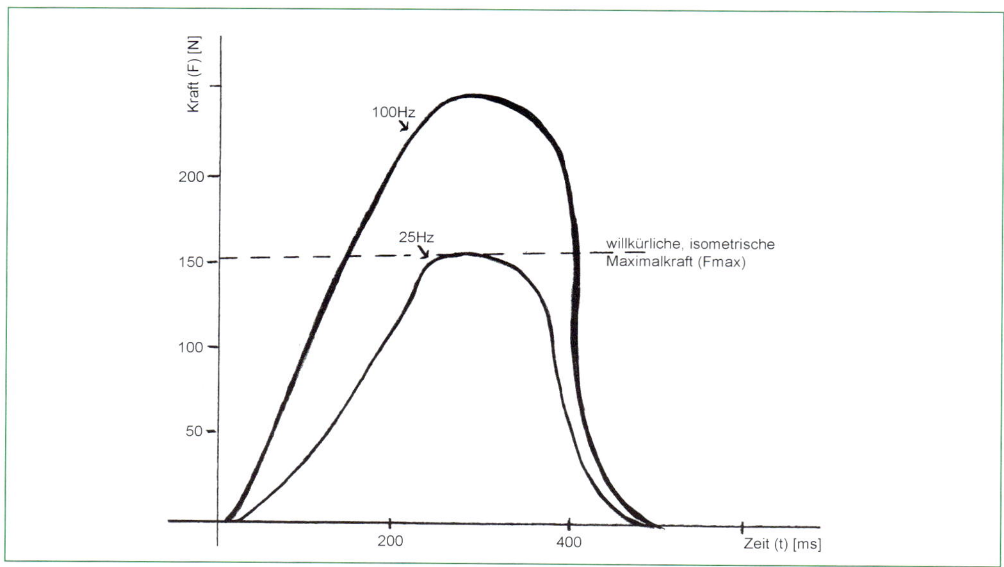

Abb. 22: Kraft-Zeit-Kurven bei elektrischer Stimulation mit unterschiedlichen Frequenzen (modifiziert nach Bührle, 1983, S. 91)

2.2.5 Energiebereitstellung

Bei der Muskelkontraktion kommt dem ATP eine wichtige Komponente zu. Da dieses Enzym jedoch nur begrenzt zur Verfügung steht, muss es ständig resynthetisiert werden.

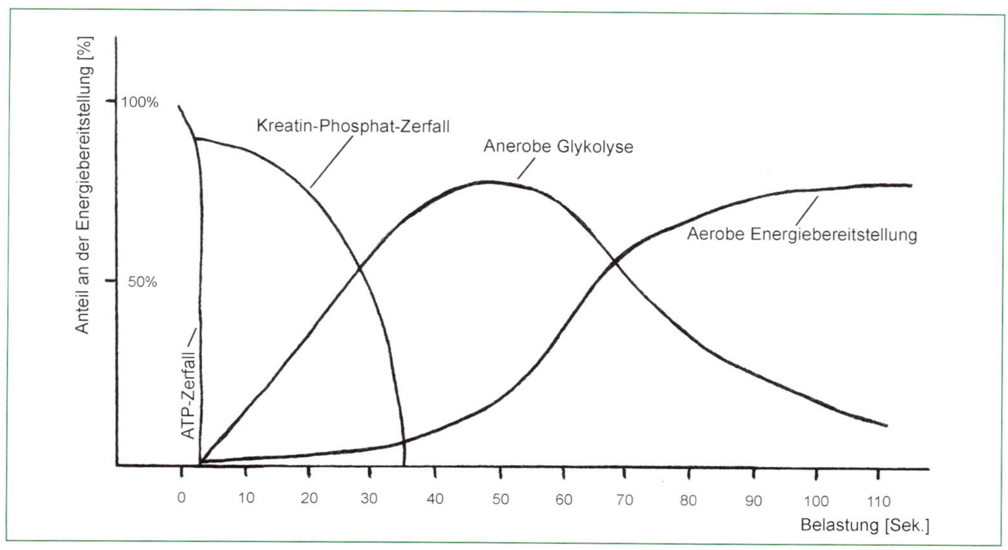

Abb. 23: Anteil der Energiebereitstellung (modifiziert nach Keul, Doll & Keppler, 1969, S. 38)

2.2.5.1 Muskelinterne ATP – Speicher und Kreatinphosphat

Dem ATP wird im Muskel häufig eine Weichmacherfunktion zugeschrieben, da es die nötige Energie liefert um das Aktomyosin wieder in die Proteine Aktin und Myosin aufzutrennen. Je intensiver sich die Muskelarbeit gestaltet, sprich je mehr Querbrückenbildungen benötigt werden, desto mehr ATP wird verbraucht. Die muskelinternen ATP-Speicher sind sehr gering und deshalb bei intensiven Beanspruchungen innerhalb von Bruchteilen einer Sekunde erschöpft (Stegemann, 1991, S. 34).

Weitere Muskelaktivität wird durch das in der Muskelzelle gespeicherte Kreatinphosphat ermöglicht:

KP + ADP ⇛ Kreatin + ATP (Kreatinkinase)
Belastungsdauer (KP, ATP): 5–7 Sekunden beim Erwachsenen

Bei dieser Reaktion spaltet sich das Kreatinphosphat in Kreatin und ein Phosphat auf. Das dadurch frei gewordene Phosphat wird an ADP (Adenosindiphosphat) gebunden und so wieder zu ATP (Adenosintriphosphat) resynthetisiert (Van den Berg, 1999, S. 199). McArdle, Katch und Katch (2007, S. 166) beschreiben, dass jedes Kilogramm Muskelmasse in etwa drei bis acht mmol an ATP und vier bis fünf Mal so viel an Kreatinphospat speichert. Beide Energiebereitstellungsprozesse liefern sehr schnell Energie, da sie keinen langen chemischen Reaktionen unterliegen, nahe an den kontraktilen Elementen stattfinden und unabhängig vom Sauerstofftransport sind. Diese Speicher sind jedoch sehr rasch erschöpft.

2.2.5.2 Anaerobe Glykolyse

Grundsätzlich werden unter dem Begriff Glykolyse Reaktionen zusammengefasst, bei denen aus Glukose Brenztraubensäure und ATP hergestellt werden (Van den Berg, 1999, S. 199).

Anaerob-laktazider Prozess (anaerobe Glykolyse)
Glucose (Glykogen) ⇛ Laktat + ATP

Kurzfristig kann die Muskelzelle einen Sauerstoffmangel kompensieren, da über die anaerobe Glykolyse ATP resynthetisiert wird. Dabei kommt es zu einer vermehrten Anhäufung von Pyruvat, welches nicht mehr zur Gänze über den Zitronensäurezyklus abgebaut werden kann. Es entsteht als Stoffwechselendprodukt das Laktat, welches zu einem Großteil über Leber, Niere und im Herz bzw. der weniger beanspruchten Muskulatur abgebaut wird (Robergs & Amann, 2003, S. 11 ff.). Van den Berg (1999, S. 203 f.) führt als Nachteil bzw. als Schutzmechanismus für den Organismus an, dass die Anhäufung von Milchsäure bei der anaeroben Glykolyse den pH-Wert in der Zelle senkt und so die enzymatische Aktivität im Muskel hemmt. Besonders bei sehr intensiven Belastungen über 60 bis 180 Sekunden (z. B. 400-m-Lauf oder 100 m Schwimmen) kommt es zu einem sehr hohen Ansteigen des Laktatspiegels auf bis zu 30 mmol/l (McArdle, Katch & Katch, 2007, S. 166).

2.2.5.3 Aerobe Glykolyse

Bei der aeroben Glykolyse wird die entstehende Brenztraubensäure in das Mitochondrium eingeschleust, wo es zu CO_2 und Wasser oxigeniert:

Aerober Prozess (aerobe Glykolyse)
Glukose $\Rightarrow$ ATP + CO_2 + H_2O

Der große Vorteil der aeroben Glykolyse besteht darin, dass über das Mitochondrium die Atmungskette beteiligt ist. Mit dem Sauerstoff werden die energiegeladenen Elektronen zum Mitochondrium transportiert, hier wird ATP resynthetisiert. Stoffwechselnebenprodukte wie Kohlendioxid und Wasser werden gleichzeitig über die Atmungskette wieder abtransportiert. Durch die komplexe Reaktion im Mitochondrium entstehen auf aerobem Weg aus 1 mol Glukose 36 mol ATP, während bei der vorhin beschriebenen anaeroben Glykolyse lediglich 2 mol ATP produziert werden (Stegemann, 1991, S. 38 ff.).

2.2.5.4 Aerobe Lipolyse

Bei diesem Prozess sind es vor allem freie Fettsäuren (vornehmlich Triglyzeride), die zur Energiebereitstellung herangezogen werden. Generell sind Fette sehr gute Energielieferanten, so ist der Energiegehalt etwa doppelt so hoch wie der der Kohlenhydrate. Da der menschliche Organismus gut ausgeprägte Fettdepots besitzt, ist dieser Energieträger kaum auszuschöpfen (Van den Berg, 1999, S. 207 f.). Stegemann (1991, S. 43 ff.) erwähnt in diesem Zusammenhang jedoch, dass Fettsäuren sehr reaktionsträge sind und erst aktiviert werden müssen, um metabolisiert werden zu können. Vor allem bei Dauerleistungen spielt die Fettsäureoxidation eine wichtige Rolle. An dieser Stelle sei als Beispiel ein Marathonlauf erwähnt. Hier kann ein gut ausdauertrainierter Athlet auch nach einer Distanz von 30 km noch auf die viel effektivere aerobe Lipolyse zur Energiebereitstellung zurückgreifen, während weniger gut trainierte Ausdauersportler bereits die Glykolyse und somit Kohlenhydrate als Energiequelle verwenden müssen.

2.2.6 Biomechanische Grundlagen der Kraft

2.2.6.1 Hebelverhältnisse und Muskellänge

Hebelverhältnisse und Muskellängen verändern sich während einer Bewegung ständig und sind nur unter Berücksichtigung ausgewählter Bedingungen als konstant anzusehen. In einer Untersuchung wollte Müller (1983, S. 152 ff.) herausfinden, wie sich Maximalkraft und Explosivkraft in Abhängigkeit verschiedener Ellbogenwinkeln verändert. Dazu wurden beide Kräfte isometrisch in verschiedenen Winkelpositionen gemessen.

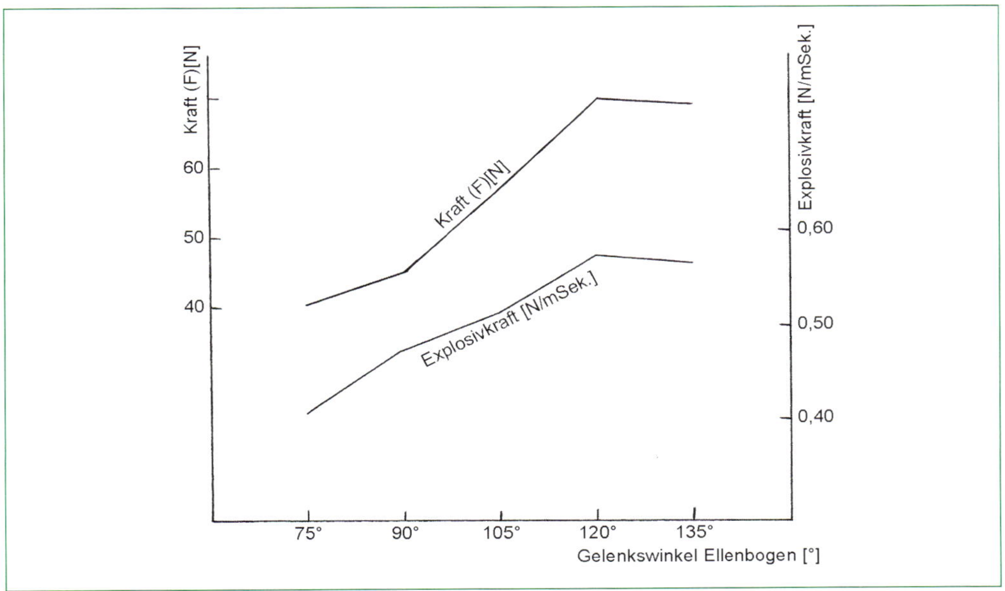

Abb. 24: Maximalkraft und Explosivkraft bei verschiedenen Ellbogenwinkeln (modifiziert nach Müller, 1983, S. 153)

Wie man aus Abbildung 24 erkennen kann, werden die höchsten Werte bei Explosiv- und Maximalkraft bei 120° Ellbogenwinkel erzeugt. In diesem Bereich dürften sich sowohl Muskellänge, Arbeitswinkel als auch der Hebel in einer für dieses Gelenk günstigen Konstitution befinden.

Hollmann und Hettinger (2000, S. 168f.) bestätigen, dass die Größe der zur Verfügung stehenden Kraft am Ende eines knöchernen Hebels von den Gesetzen der Mechanik abhängt und wesentlich durch zwei Faktoren determiniert ist: Die Länge, in der der Muskel arbeitet bzw. der Arbeitswinkel.

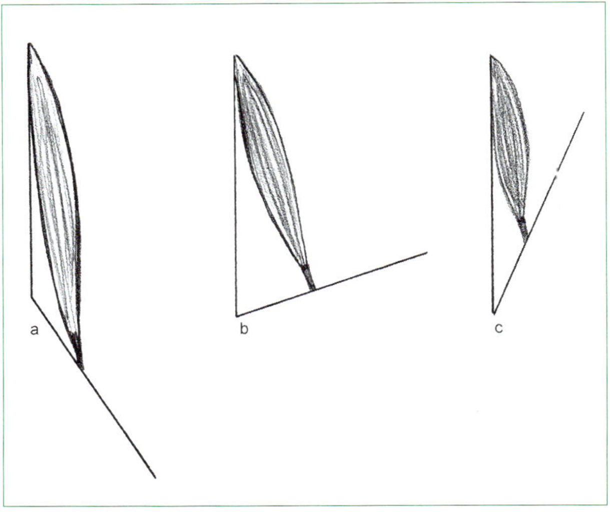

Abb. 25: Einfluss von Gelenkswinkel und Faserlänge auf die Kraft (modifiziert nach De Vries, 1968)

Die beiden Autoren führen folgendes Beispiel an: Befindet sich ein Gelenk in voller Extension, dann ist zwar die Länge des Muskels am größten, jedoch der Zugwinkel ist relativ gering (s. Abb. 25a). Hingegen bei voller Flexion ist der Muskel selbst relativ kurz und arbeitet zusätzlich in einem ungünstigen Winkel (s. Abb. 25c). Das Optimum in Abbildung 25b ist über jedes Gelenk bzw. bei jedem Muskel unterschiedlich und ergibt sich aus der Kombination zwischen optimaler Muskellänge und optimalem Arbeitswinkel.

2.2.6.2 Modell der Muskelschlingen

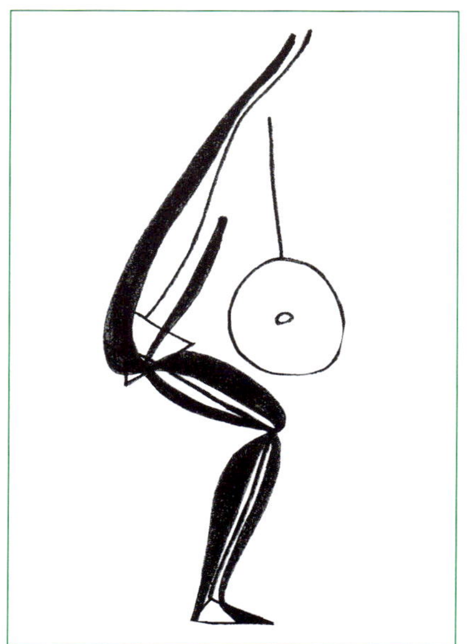

Abb. 26: Muskelschlingen (modifiziert nach Tittel, 2003, S. 245)

Im natürlichen Bewegungsablauf wird die Kraft nicht nur durch einen isolierten Muskel aufgebracht. Tittel (2003, S. 223 ff.) beschreibt das Modell der Muskelschlingen sehr ausführlich und gibt dabei einen Verweis darauf, dass nur das harmonische Zusammenspiel von Agonist und Antagonist bzw. Synergist eine ökonomische und ästhetische Bewegung gewährleisten. Jedem Muskel wird auf Grund seines Ursprunges und Ansatzes eine gewisse Funktion zugeordnet. Da aber einzelne Muskeln immer Teil einer übergeordneten Muskelschlinge sind, arbeitet jeder dieser Muskeln in der jeweiligen Muskelgruppenverbindung und ist bei komplexen Bewegungen häufig Änderungen unterworfen.

Wie aus Abbildung 26 ersichtlich, wird beim Heben von Lasten aus der tiefen Kniebeuge die in schwarz dargestellte Streckerschlinge sehr stark beansprucht. Wobei im Bereich der Hüfte und des Knies sehr viel dynamische Arbeit zu leisten ist. Von der Wirbelsäule bis zu den Armen ist die Aktivität eher statisch. Synergist und Antagonist unterstützen die Bewegung bzw. dienen als Stabilisator der Gelenke.

2.2.6.3 Beweglichkeit

Nach Schnabel und Thieß (1993, S. 147 f.) ist die Beweglichkeit definiert als „motorische Fähigkeit; Voraussetzung zum Erreichen hinreichend großer Amplituden in der Exkursion der Gelenke bei der Ausführung von Bewegungen oder bestimmter Haltungen."

Einflussfaktoren für die Beweglichkeit sind (Wick, 2005, S. 77):

- Aufbau der Gelenkspartner (z. B. Kopf und Pfanne)
- Anordnung, Spannung und Dehnbarkeit der Band- und Kapselstruktur
- Dehnbarkeit antagonistischer Muskeln
- Kontraktionskraft der agonistischen Muskeln bzw. Größe der äußeren Belastung
- Konturen des umgebenden Gewebes (z. B. Fettgewebe)

Die Bedeutung einer angepassten Beweglichkeit fasst Weineck (2004, S. 489 ff.) zusammen:

- Bei koordinativ, anspruchsvollen Bewegungsabfolgen (wie z. B. beim Gehen) kommt es auf ein koordiniertes Zusammenspiel von Muskelanspannung und -entspannung an. Ohne ausreichend Dehn- und Entspannungsfähigkeit sind die Voraussetzungen für einen adäquaten, räumlich-zeitlichen Ablauf nicht gewährleistet.
- „Eine optimal entwickelte Beweglichkeit führt zu einer hohen Elastizität, Dehnbarkeit und Entspannungsfähigkeit der beteiligten Muskeln, Sehnen und Bänder und leistet damit einen wichtigen Beitrag für eine gute Belastungsverträglichkeit und Verletzungprophylaxe“ (Weineck, 2004, S. 490).
- Weiterhin wird einer individuell angepassten Beweglichkeit eine prophylaktische Wirkung gegen muskuläre Dysbalancen zugeschrieben, da Muskelverkürzungen durch Dehnen korrigierbar sind.

2.2.6.4 Beanspruchung vs. Belastung und Belastbarkeit

Schnabel und Thieß (1993, S. 112) definieren die Beanspruchung wie folgt: „Inanspruchnahme der individuellen Leistungsvoraussetzungen zur Verrichtung einer Tätigkeit.“ Wie sehr der Körper beansprucht wird, hängt also von den individuellen Konstitutionen der Person ab. Eine Last zu heben ist für den einen zum Beispiel eine Beanspruchung von 80%, für den besser Trainierten beispielsweise nur 50%.

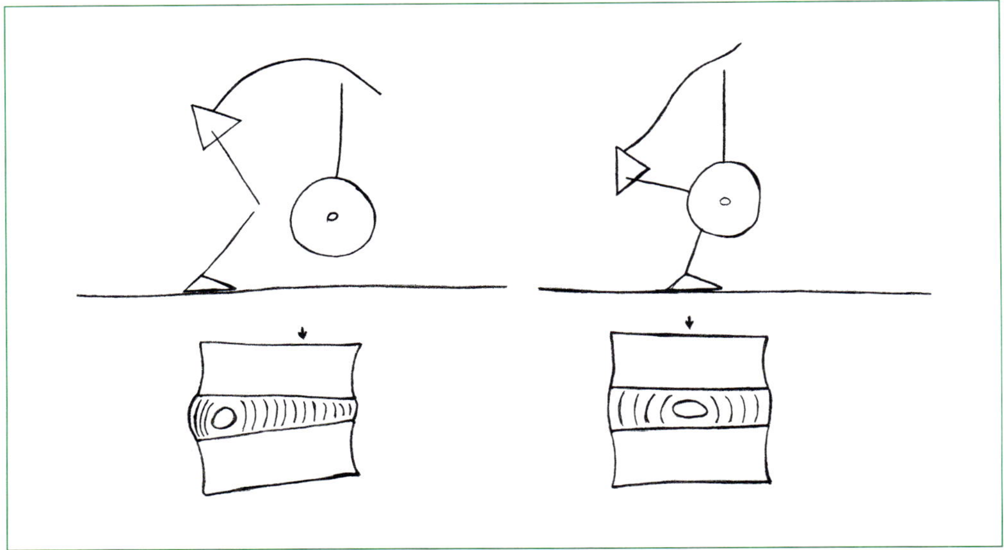

Abb. 27: Belastung der Bandscheibe (modifiziert nach Junghans & Schmorl, 1968, S. 22)

Die Belastung wird beschrieben als:
„Art und Größe der Belastungsanforderung, die durch Belastungskenngrößen objektiviert bzw. eingeschätzt werden kann" (Schnabel & Thieß, 1993, S. 124). Im Gegensatz zum vorigen Beispiel ist die Belastung als konstant anzusehen. Ein Gewicht von 50 kg zu heben, stellt unabhängig von den Voraussetzungen die gleiche Last für den menschlichen Organismus dar.

Die Definition für die Belastbarkeit lautet:
„Individuell unterschiedlich ausgeprägte Fähigkeit des Menschen zur positiven Verarbeitung von Belastungen, im Sport von Trainings- und Wettkampfbelastungen" (Schnabel & Thieß, 1993, S. 122). Wie sehr die Belastung wirklich zur Last wird, hängt also wieder von der individuellen Belastbarkeit ab.

Wie diese drei Faktoren zusammenhängen, sollte an folgendem Beispiel nochmals verdeutlicht werden. Die Geometrie der Wirbelsäule mit den unterschiedlichsten Pufferungsmechanismen (Muskelstruktur, Bandscheiben, Bänder, Gelenke, ...) erlaubt eine Kompensation von unterschiedlichsten Belastungen. Kapandji (1985, S. 12) gibt hier zu bedenken, dass die Wirbelsäule mit ihren drei beweglichen Krümmungen gegenüber einer geraden Wirbelsäule eine um das zehnfach höhere Widerstandsfähigkeit gegenüber axialen Druckbelastungen aufweist.

Axiale Belastungen können durch die genannte Krümmung sehr gut bewältigt werden. Kräfte, die hier auftreten, werden bei hervorragender Stabilisierung der WS in den Beckenbereich weitergeleitet. Hickey und Hukins (1980, S. 110 ff.) verweisen darauf, dass eine Bandscheibe eine extrem hohe axiale Druckbeständigkeit von 300 kg/cm^2 aufweist, hingegen die knöchernen Strukturen bei 30 kg/cm^2 ihre Festigkeit verlieren. Bei einer zu hohen axialen Belastung würde es also als erstes zu Einbrüchen in den Wirbeldeckplatten kommen. In der Realität würde dies bedeuten, dass es bei Belastungen ab ungefähr 1 t beim Mann und 500 kg bei Frauen zu Brüchen kommen könnte. Durch entsprechendes Training ist es jedoch möglich, dieses Niveau erheblich nach oben zu verschieben.

Beim Heben von Lasten, bzw. Vorbeugen ist immer darauf zu achten, dass die Last möglichst körpernahe angehoben wird. Des Weiteren garantiert eine natürliche, aufrechte Körperhaltung eine Verteilung der Druckbelastung auf eine größtmögliche Fläche der einzelnen Wirbelkörper. Bei einem Einbruch in der Wirbelsäule (z. B. Rundrückenhaltung) während des Hebens entstehen enorme Scherkräfte auf eine kleine Fläche, gegen die die Bandscheibe mit ihren Faserringen nicht gut resistent ist. Hier gilt es die Wirbelsäule durch ein starkes Muskelkorsett in seiner natürlichen Doppel-S-Stellung halten zu können (Gottlob, 2007, S. 186 ff.). Nachemson (1959) fand in einer Untersuchung mit intradiskaler Druckmessung heraus, dass abhängig von der Körperposition (liegen, sitzen, stehen, gehen, ...) Druckbelastungen zwischen 15 kg und 150 kg auftreten. Werden Zusatzgewichte verwendet, können die wirkenden Kräfte um ein Vielfaches höher sein.

2.3 Sensorik

2.3.1 Sensoren, Sinnessysteme, Verarbeitung Sinneserregungen

Über Rezeptoren werden Reize aus der Umwelt wahrgenommen (Van den Berg, 2000, S. 417). Dabei wird zwischen folgenden sensorischen Systemen unterschieden:

Tab. 5: Sensorische Systeme (Van den Berg, 2000, S. 417)

Modalität	Reiz	Rezeptortyp	Rezeptor
Sehen	Licht	Photorezeptor	Stäbchen, Zapfen
Hören	Geräusch	Mechanorezeptor	Haarzellen (Schnecke)
Gleichgewicht	Kopfbewegung	Mechanorezeptor	Haarzellen (Bogengänge)
Somatische Sensibilität	mechanisch thermisch Schmerz chemisch	Mechanorezeptor Thermorezeptor Nozizeptor freie Nervenendigungen	Merkelzellen, Meißner Tastkörperchen, ...
Riechen	chemisch	Chemorezeptor	Riechzellen
Schmecken	chemisch	Chemorezeptor	Geschmacksknospen

Loosch (1999, S. 103ff.) definiert in diesem Zusammenhang die absolute Wahrnehmungs- und Unterscheidungsschwelle:

- „Die absolute Wahrnehmungsschwelle ist die untere Grenze eines physikalischen Reizes, der gerade noch einen Sinneseindruck auslöst." Ein Reiz muss also stark genug sein, um vom Nervensystem weitergeleitet zu werden.
- „Die Unterschiedsschwelle ist die gerade noch wahrnehmbare Differenz zwischen zwei Reizen gleicher physikalischer Dimensionen (Loosch, 1999, S. 103)." Es muss also ein bestimmter Unterschied zwischen zwei Reizen vorliegen, damit diese getrennt voneinander wahrgenommen werden.

Dabei ist wichtig, dass beide Schwellen durch Training, Aktivität und Aufmerksamkeit verbessert werden können. Loosch (1999, S. 104) spricht dabei vom „Gefühl", welches für die Feinkoordination bei Bewegungen unbedingt erforderlich ist. Für ein „gutes Gefühl" sollten folgende drei Kriterien im erforderlichen Maß ausgeprägt sein:

- Sehr gut ausgeprägte absolute Wahrnehmungsschwelle (Reize mit niedriger Intensität werden wahrgenommen).
- Sehr gut ausgeprägte Differenzierungsschwelle (ähnliche Reize mit ähnlicher Intensität können unterschieden werden).
- Sehr gute Integration aller Sinneseindrücke im ZNS.

Als weitere Eigenschaft nennt Van den Berg (2000, S. 416) die Einwirkungsdauer von Reizen und stellt klar, dass die Dauer der Reizeinwirkung meist nicht ident ist mit der

Zeit in der Reize wahrgenommen werden. Der Autor spricht in diesem Zusammenhang von Adaptation. Ist der Reiz, der auf einen Körper einwirkt, ungefährlich, so passen sich die Rezeptoren schnell an (z. B. das Tragen von Kleidung wird nach kurzer Zeit nicht mehr wahrgenommen). Stellt der Reiz hingegen eine Gefahr dar und wird als bedrohlich oder gefährlich identifiziert, so erfolgt die Adaptation nur langsam. Dieser Mechanismus stellt einen Schutz für den menschlichen Organismus dar, da er immer bereit ist „Neuigkeiten" in der Reizverarbeitung bzw. -änderungen wahrzunehmen und darauf adäquat zu reagieren.
Trifft ein Reiz auf einen Rezeptor, so wird dieser über synaptische Kontakte (primäre, sensorische Neurone) zum Rückenmark geleitet. Hier erfolgt eine Verschaltung auf sekundäre Neuronen. Über diese sensorischen Bahnen werden die Informationen in höhere Hirnareale weitergeleitet. Auch sensorische Informationen kreuzen zu einem Großteil zur kontralateralen Seite und enden in Projektionskernen des Thalamus (3. thalamisches Neuron). Das sensorische thalamische Neuron projiziert schließlich in die entsprechenden kortikalen Projektionsareale (s. Abb. 28).
Wichtig ist, dass die Übertragung niemals nur „linear" von einem Neuron zum nächsten erfolgt. Das neuronale Netzwerk bildet eine Vielzahl an Verzweigungen (Divergenz), die zur Übertragungssicherheit (Redundanz) beitragen. Durch die Divergenz wird ein Reiz in mehrere Kanäle eingespeist, so wird z. B. Information aus einem Gelenkssensor in mehrere Zielgebiete (somatosensorisches Projektionsareal, Kleinhirn, Formatio reticularis) übermittelt. Unter Konvergenz wird die Projektion verschiedener Nervenfasern auf ein zentrales Neuron zusammengefasst. Gemeinsam tragen

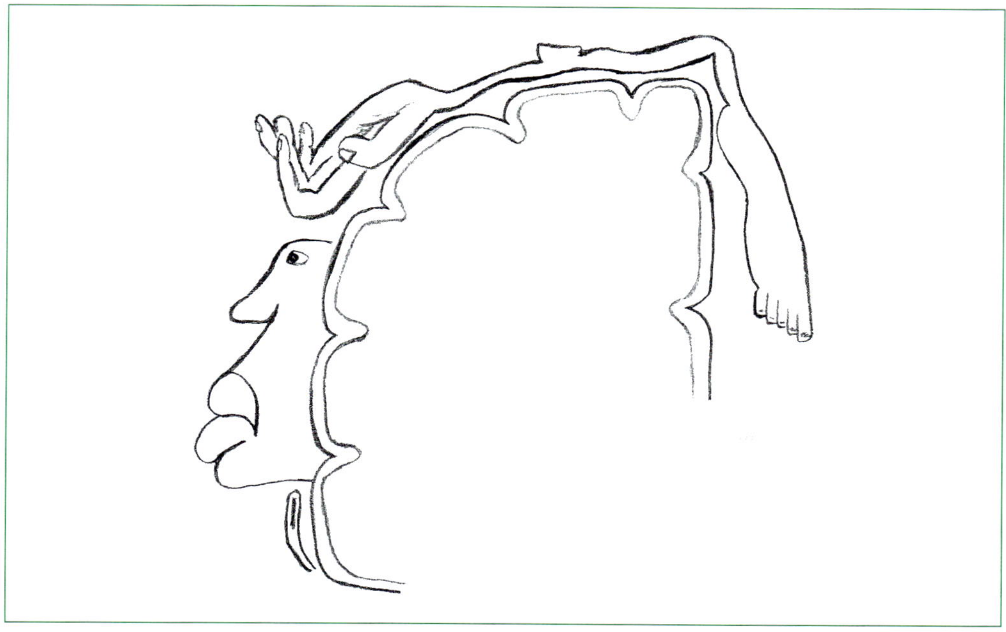

Abb. 28: Sensorische Areale (modifiziert nach Schünke, Schulte, Schumacher, 2006, S. 329)

Divergenz und Konvergenz zur „Datenübertragungssicherheit“ bei und bilden einen Grundbaustein neuronaler Netzwerke (Schmidt & Schaible, 2006, S. 190 ff.).

2.3.2 Kinästhesie

Unter Kinästhesie werden Wahrnehmungen aus der Körperoberfläche zusammengefasst. Diese Sinneseindrücke helfen z. B. beim Erkennen von Gegenständen oder der Orientierung im Dunklen. Wie hoch diese Fähigkeit trainierbar ist, zeigt sich bei blinden Personen, die einen Teil der Außenwelt über die Kinästhesie wahrnehmen (z. B. lesen von Texten mittels Blindenschriftzeichen). Die Rezeptoren sind dabei unterschiedlich dicht aneinandergeordnet. Die größte Dichte ist an der Fingerkuppe vorzufinden. Hier benötigt ein Reiz nur eine geringe Intensität (Reizschwelle), um wahrgenommen zu werden (Schmidt & Schaible, 2006, S. 203).

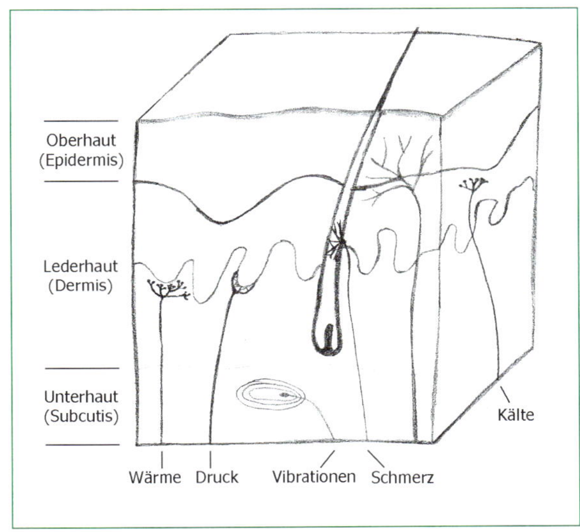

Abb. 29: Rezeptoren der Haut (modifiziert nach Schünke, Schulte & Schumacher, 2006, S. 328)

Kinästhetische Reize werden über spezifische Rezeptoren aufgenommen:

- Meißner-Tastkörperchen: Feine Tastempfindungen, besonders dicht in Händen und Füßen
- Freie Nervenendigungen: Kälteempfindung, Schmerz, Juckreiz
- Golgi-Mazzonische Körperchen: Druck
- Vater-Pacini-Körperchen: niederfrequente Vibrationen
- Krausche Endkolben: Temperatur
- Ruffini-Körperchen: Wärme
- Axon-Merkelzell-Komplex
- Haarfollikel: Bewegungen der Hauthaare (Loosch, 1999, S. 107)

2.3.3 Propriozeption

Bei der Propriozeption wird nach Van den Berg (2000, S. 427 ff.) zwischen 4 Rezeptortypen unterschieden:

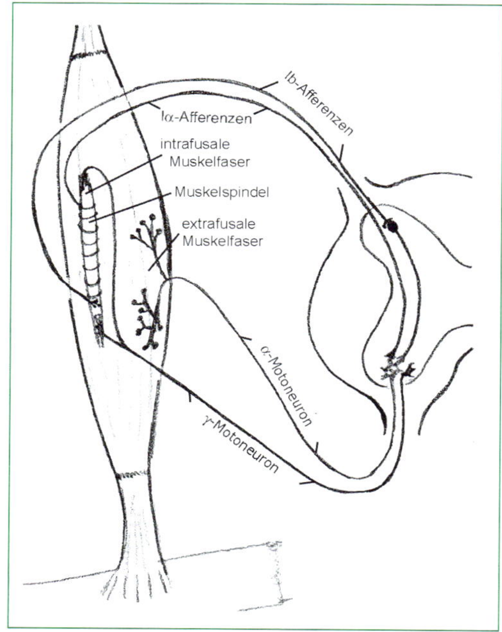

Abb. 30: Muskelspindeln (mod. nach Schünke, Schulte & Schumacher, 2006, S. 328)

- Rezeptoren in der Haut
- Rezeptoren in Kapseln, Gelenken und Bändern
- Rezeptoren in Sehnen (Golgi-Sehnenorgane)
- Rezeptoren im Muskel (Muskelspindeln)

Bei den Rezeptoren in der Muskulatur wird unterschieden zwischen extrafusalen Muskelfasern (zur Krafterzeugung) und die dazwischen liegenden intrafusalen Fasern (Muskelspindeln). Afferente Informationen gelangen als primäre Iα-Afferenzen der Muskelspindeln zum Rückenmark, wo sie verschalten werden. Bei diesen sensiblen Rezeptoren wird differenziert in Kernhaufenfasern (sensibel für die Geschwindigkeit der Kontraktion) und Kernkettenfasern (sensibel für den Grad der Dehnung). Des Weiteren besitzen die intrafusalen Fasern auch motorische Axone, welche die Spannung regeln (Van den Berg, 2000, S. 428 f.).

Weitere Rezeptoren sind wie erwähnt in den Sehnen vorzufinden. Bei den Golgi-Sehnenorganen handelt es sich um freie Nervenendigungen, die mit den Kollagenbündeln der Sehne am Muskel-Sehnen-Übergang verflochten sind. Sehr sensibel reagiert dieser Rezeptor auf Spannung der Sehne bei einer Muskelkontraktion. So reichen geringste Kontraktionen einzelner Fasern aus, um ein Aktionspotential über die Ib-Afferenz zu generieren (Van den Berg, 2000, S. 428).

Die Rezeptoren der Haut wurden bereits unter Kinästhesie dargestellt. In den Gelenken, Kapseln und Bändern sind vor-

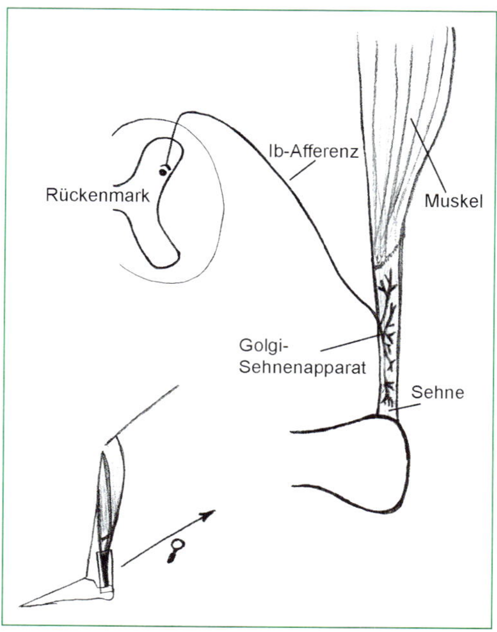

Abb. 31: Golgi-Sehnenrezeptor (modifiziert nach Van den Berg, 2000, S. 428)

wiegend Mechanorezeptoren wie Ruffini-, Vater-Pacinikörperchen und Golgi-Sehnenorgane zu finden. Über diese Sensoren wird nicht so sehr die Gelenksstellung registriert, dies ist Aufgabe der Muskelspindeln und Sehnenorgane. Die Mechanorezeptoren dienen viel mehr zum Schutz vor Gefährdungen oder Zerstörungen der Gelenksstrukturen (Loosch, 1999, S. 106).

Loosch (1999, S. 106) fasst die Aufgaben der Propriozeption wie folgt zusammen:

- „Bereitstellung von Information über Kräfte, Spannungen, Kontraktionsgeschwindigkeiten, Gelenksstellungen u. Ä."
- „Voreinstellung von Spannungsendzuständen über die Muskelspindeln der Muskulatur zur Realisierung zentralnervaler motorischer Programme."
- „Begrenzung der Kraftentwicklung des Muskels durch reflektorische Entspannung."
- „Begrenzung der Kontraktionsgeschwindigkeit und damit Schutz des Bewegungsapparates vor Überlastung."
- „Aktive Entspannung in den Arbeitspausen der Muskulatur."

2.3.4 Sehen

Der optische Apparat ist der am häufigst genutzte Rezeptor. Einerseits kommt dem Sehen wie bereits im ersten Kapitel dargestellt eine besondere Bedeutung zu, wenn andere Rezeptoren bzw. Leitungsbahnen degenerative Veränderungen zeigen. Andererseits wird das Auge vor allem am Beginn des Bewegungslernens sehr aktiv eingesetzt. Bedeutende Eigenschaften des Sehens sind nach Loosch (1999, S. 108 f.):

Sehschärfe

Die Fähigkeit weit entfernte oder nahe Gegenstände zu fokussieren wird durch Veränderung der Linsenkrümmung über die parasympathisch innervierte Zilliarmuskulatur erreicht. Dabei benötigen weit entfernte Objekte eine flach gewölbte Linse, nahe Gegenstände eine starke Wölbung (Schmidt & Schaible, 2006, S. 247 ff.).
Loosch (1999, S. 108) trennt des Weiteren in statische und dynamische Sehschärfe und stellt klar, dass eine gut ausgeprägte Sehschärfe erhebliche Vorteile bei der Kontrolle von Bewegungen bietet.

Räumliches Sehen

Ein entfernter Gegenstand wird auf der Netzhaut an einer bestimmten Stelle abgebildet (= Fixationsebene). Befinden sich nun Gegenstände vor und hinter dieser Fixationsebene, so werden diese auch seitlich auf der Netzhaut abgebildet. Daraus kann die Tiefe im Raum errechnet werden. Des Weiteren ist die Tiefenwahrnehmung von folgenden Mechanismen geprägt:

- Wird ein Gegenstand von einem anderen verdeckt, so muss sich der nicht verdeckte näher befinden.

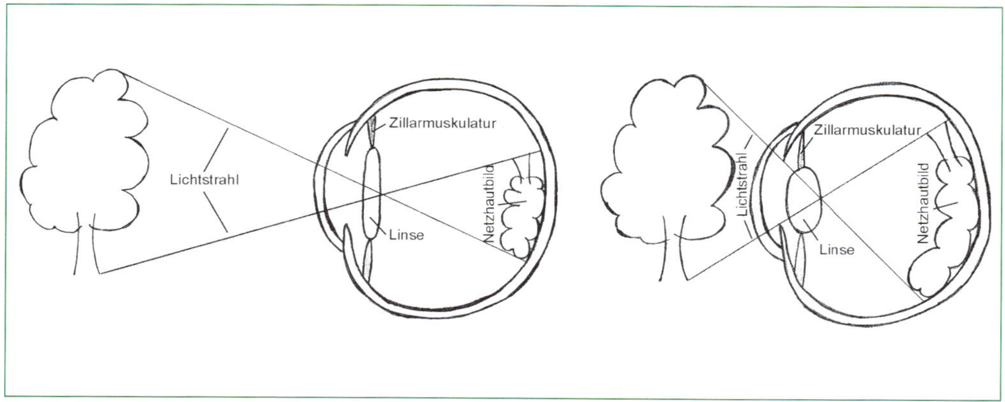

Abb. 32: Dynamik der Linse (modifiziert nach Schünke, Schulte & Schumacher, 2006, S. 127)

- Auf Grund der Größe von Objekten kann die Entfernung abgeschätzt werden.
- Des Weiteren lässt die Verteilung von Licht und Schatten Rückschlüsse zu. So werden z. B. starke Farben als näher wahrgenommen.
- Parallele Linien bzw. gleich große Gegenstände laufen in der Ferne zusammen bzw. erscheinen als kleiner. Daraus kann die Entfernung abgeschätzt werden.
- Bei Bewegungen (Kopf oder Körper) erfahren nahe Gegenstände eine raschere und stärkere Verschiebung als weit entfernte.

Wichtig ist, dass diese Mechanismen sehr auf Erfahrungen beruhen und dadurch leicht zu Täuschungen führen (Schmidt & Schaible, 2006, S. 278 ff.).

Peripheres Sehen

Darunter versteht man die Aufnahme optischer Reize an Randbereichen der Retina. Hier ist zwar die Dichte an Sensoren geringer, dennoch kommt dem peripheren Sehen dann Bedeutung zu, wenn es darum geht Gegenstände (z. B. Bodenbeschaffenheit, annähernde Autos, ...) zu antizipieren (Loosch, 1999, S. 109).

Farbsehen/Hell-Dunkel-Sehen

Dies wird vor allem durch drei Eigenschaften charakterisiert. Über die Zapfen werden Farbtöne wahrgenommen. Das Auge kann physiologisch ca. 200 Farben unterscheiden. Die Sättigung gibt hingegen an, wie viel „Grau“ der Farbe beigemengt wurde. Hier unterscheidet das menschliche Auge zwischen ca. 20 Abstufungen. Die feinste Abstufung kann über die Stäbchenzellen, welche hell-dunkel empfindlich sind, mit ca. 500 Stufen getroffen werden. Gemeinsam sind über diese drei Eigenschaften ca. zwei Millionen Unterscheidungen von Farben möglich (Schmidt & Schaible, 2006, S. 281).

2.3.5 Hören

Das Gehör hat hohe Priorität in der Bewegungskontrolle und -steuerung. Durch die bilaterale Anordnung ermöglicht es eine Orientierung im Raum, sowie das Identifizieren von Geräuschen. Des Weiteren kann die Qualität einer zyklischen Bewegung, welche durch einen rhythmischen Ablauf gekennzeichnet ist, bestimmt werden (Loosch, 1999, S. 110).

Dazu werden Schallwellen von der Ohrmuschel (Auricula) aufgefangen und über den äußeren Gehörgang zum Trommelfell (Membrana tympanica) geleitet. Im Innenohr führen Hammer (Malleus), Amboss (Incus) und Steigbügel (Stapes) eine Impedanzanpassung durch. Dadurch werden die Schallwellen ins flüssigkeitsgefüllte Innenohr weitergeleitet, wo sie Haarzellen reizen und afferente Aktionspotentiale auslösen. Diese werden über die Hörbahn in den Hirnstamm bis zum auditorischen Kortex im Temporallappen weitergeleitet (Schmidt & Schaible, 2006, S. 287).

Schallwellen sind physikalische Änderungen (Schwingungen) des Luftdrucks und werden in Hertz (Hz) angegeben. Hohe Töne besitzen dabei eine hohe Frequenz, niedrige Töne eine geringe Frequenz. Die Lautstärke wird bestimmt durch die Intensität des Luftdrucks und wird in Dezibel (dB) angegeben (Van den Berg, 2000, S. 431 f.).

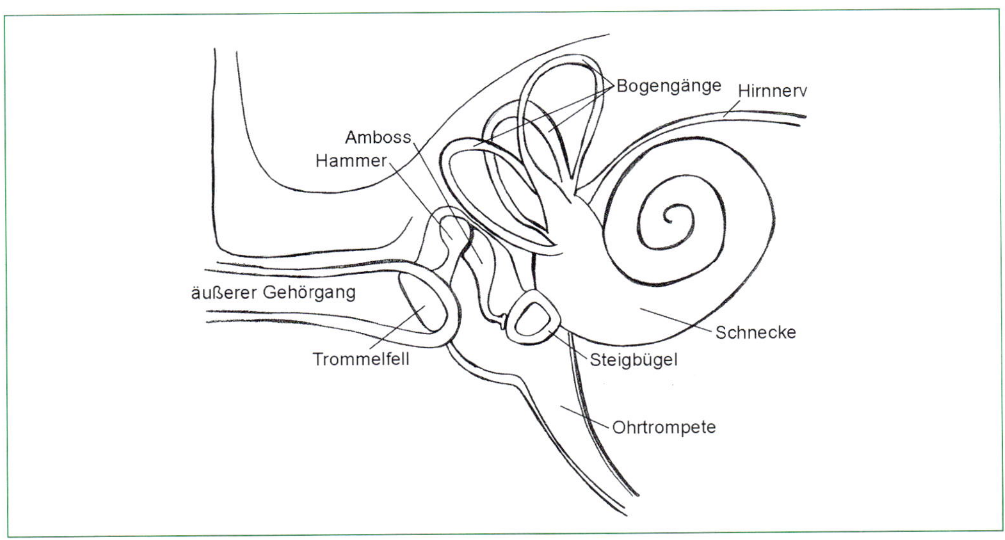

Abb. 33: Hören (modifiziert nach Schünke, Schulte & Schumacher, 2006, S. 151)

2.3.6 Gleichgewicht

Der Vestibularapparat mit Sitz im Innenohr besteht aus drei mit Flüssigkeit gefüllten Bogengängen sowie den Maculaorganen Utriculus und Sacculus (Säckchen am Ende der Bogengänge mit Statolithenrezeptoren). Erfährt der menschliche Körper eine Translations-, Gravitations- oder Drehbeschleunigung, so wird die flüssige Masse in

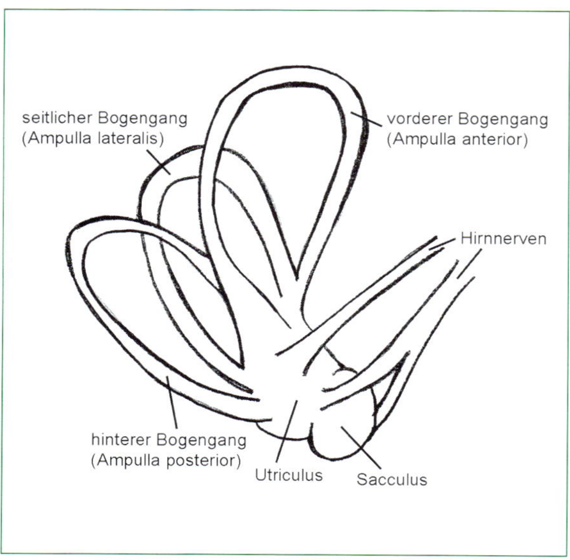

Abb. 34: Vestibularapparat (modifiziert nach Schünke, Schulte & Schumacher, 2006, S. 153)

den dreidimensional angeordneten Bogengängen verschoben. Durch diese Änderung werden Haarzellen in den Säckchen gereizt und lösen Aktionspotentiale aus. Diese werden an Hirnstamm und Kleinhirn weitergeleitet, wo wiederum spezifische Reflexe (Haltungsreflexe von Kopf, Rumpf, Extremitäten), sowie reflektorische Augenbewegungen ausgelöst werden. Dieses komplexe Zusammenspiel ermöglicht die Aufrechterhaltung der Gleichgewichtsfunktionen. Besonders augenscheinlich wird dies, bei Störung des Vestibularorgans durch Gang- und Standunsicherheit (Schmidt & Schaible, 2006, S. 312 ff.).

2.3.7 Nozizeption

Die Nozizeption dient zum Schutz des menschlichen Organismus, indem schädigende (noxische) Reize einerseits wahrgenommen werden, andererseits erfolgt vom Organismus eine adäquate Reaktion darauf. Nozizeptoren sind in der Hautoberfläche, in Knochen, Muskeln, Sehnen und Gelenken zu finden. Durch mechanische (z. B. Druck), thermische (z. B. Hitze) oder chemische Einflüsse werden Aktionspotentiale ausgelöst. Schmerzleitungssysteme projizieren in verschiedene Hirnareale (wichtigstes: Hypothalamus), wo es zur Schmerzverarbeitung kommt (Van den Berg, 2003, S. 3 ff.). Dabei unterscheidet man zwei Systeme. Die langsam, dumpf leitenden C-Fasern (unmyelinisiert – v = <2,5 m/Sek.) und die rasch leitenden Aδ-Fasern (v = 2,5 bis 30 m/Sek.) (Schmidt & Schaible, 2006, S. 230 ff.). In diesem Zusammenhang ist wichtig, dass die langsamen Bahnen über Opiatrezeptoren verfügen und mit Schmerzmittel (Morphine) beeinflussbar sind. Des Weiteren beschreiben Melzack und Wall (1965, S. 971 ff.) in der Gate-Control-Theorie, dass sensible Reize die gleiche neuronale Verschaltung aufweisen wie die Schmerzempfindungen und dadurch hemmend wirken. Diese Theorie, kann dann beobachtet werden, wenn man sich z. B. mit dem Hammer auf den Daumen schlägt und diese Stelle reibt, so führt dies zu einer Linderung der Schmerzen. Die schnellen Fasern hingegen lösen im Körper Reflexe (Schutzreflexe) aus bzw. führen zu einer Tonuserhöhung über efferente Fasern. Aδ-Fasern sind durch Schmerzmittel nur sehr bedingt beeinflussbar (Loosch, 1999, S. 112).

Die Schmerzwahrnehmung ist subjektiv und variiert interindividuell in großer Bandbreite (Van den Berg, 2003, S. 39 ff.). Wichtig ist, dass „Schmerz dem Körper signalisiert, dass er in den Gewebereparations-Modus übergehen soll“ (Wall, 1979, S. 253 ff.).

Die Wichtigkeit der Sensorik sollten folgende Merksätze von Loosch (1999, S. 114 f.) charakterisieren:

- „Bewegungen sind oft nur so gut wie die Sinneseindrücke, die sie steuern!“
  In der Methodik sollte daher der Sensorik ein ähnliches Augenmerk geschenkt werden wie der Motorik.
- „Propriozeption und Kinästhesie sind besonders zu fördern!“
  Dies geschieht z. B. durch Wahrnehmung von Druck auf das Gewebe, Spannungsänderungen der Muskulatur, Winkelstellungen in den Gelenken, einwirkende Kräfte, unterschiedliche Geschwindigkeiten und Beschleunigungen, usw.
- „Man sieht nur das, was man weiß!“
  Oder auch: „Man nimmt nur das wahr, was man glaubt wahrnehmen zu sollen oder zu können.“ Der Lernende sollte also vom Lehrenden bewusst auf Sinneseindrücke von Bewegungen aufmerksam gemacht werden.
- „Alle unsere Sinnesleistungen haben beträchtliche Reserven!“
  Diese Reserven gilt es zu nutzen, indem man einzelne Rezeptorsysteme ausschaltet (z. B. abgedunkelte Brille, Gehörschutz, ...).
- „Die Integration aller Sinnesmodalitäten im sportlichen Üben bringt Vorteile!“
  Durch Eingliederung aller Rezeptoren wird das Zusammenspiel gefördert und geschult.

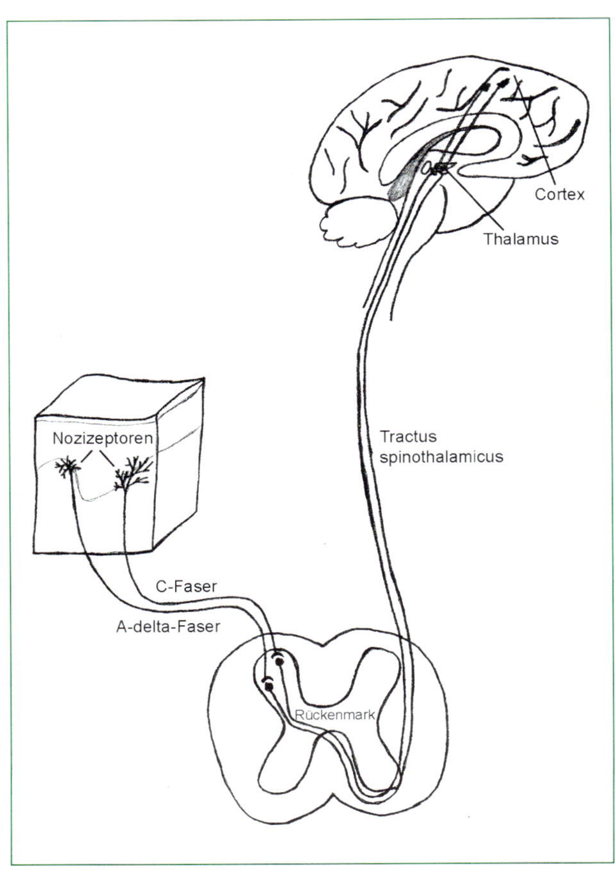

Abb. 35: Nozizeptives System (modifiziert nach Van den Berg, 2003, S. 7)

2.4 Reflexe

Reflexe sind stereotype Antworten auf sensorische Reize (Schmidt & Schaible, 2006, S. 107). Diese haben gegenüber willkürlichen Bewegungen einige Vorteile, aber auch Nachteile, die Loosch (1999, S. 163) wie folgt zusammenfasst:

Vorteile: „Sie sind sehr schnell (bis zu 30–50 mSek.)."
„Sie laufen instinktiv ab, ohne dass darüber nachgedacht werden muss und entlasten das Bewusstsein."
„Sie sichern den Organismus vor Überlastung und Verletzung."

Nachteile: „Sie sind oft verletzungsinduzierend (Abstützen im Kampfsport, Kopf-auf-die-Brust-nehmen im Turnen, Überlagerung technischer Abläufe mit Angst- bzw. Schutzreflexen)."
„Unbedingte Reflexe entziehen sich weitgehend einem bewussten Zugriff und damit einer direkten Steuerung und Kontrolle."
„Ihre Nutzung oder ihre Abgewöhnung (bei negativer Wirkung auf die Bewegung) erfordert häufig ein langdauerndes und standardisiertes Training."

Loosch (1999, S. 163 ff.) teilt Reflexe wie folgt ein:
- Im Kontext zum Lernen: Unbedingte – bedingte Reflexe
- Nach dem neurophysiologischen Reflexweg: Monosynaptische – polysynaptische Reflexe
- Nach der Aufgabe: Statische Reflexe und Lagereflexe – Schutzreflexe – Fluchtreflexe

2.4.1 Unbedingte – bedingte Reflexe

Unbedingte Reflexe

Darunter versteht Loosch (1999, S. 164) eine angeborene Reaktion auf bestimmte Reize. Diese Antworten laufen sehr rasch ab und sind jederzeit auslösbar. Sie sind für Menschen sehr wichtig, da sie das Überleben sichern (z. B. Husten- oder Würgreflex). Unbedingte Reflexe sind in bestimmten Abschnitten des Lebens unterschiedlich stark ausgeprägt (z. B. Greifreflex oder Labyrinthstellreflex beim Neugeborenen) (Meinel & Schnabel, 2006, S. 241 ff.).

Bedingte Reflexe

Dabei handelt es sich um eine Kopplung von Reflexen an Reize. Das wohl bekannteste Beispiel hierzu ist der Pawlowsche Hund, bei dem die Verabreichung von Futter an einen Glockenton gekoppelt wurde. Nach einiger Zeit wurde allein auf den Glockentonreiz die Speichelproduktion angeregt.

Ein weiteres Beispiel ist aus dem zweiten Weltkrieg bei Bombenalarm bekannt: Ausgangssituation war eine Sirene als Bombenalarm (neutraler Reiz), die bei nicht konditionierten Personen eine Steigerung der Aufmerksamkeit (unspezifische Reaktion) bewirkte. Der zweite Reiz war das Fallen der Bomben (unbedingter Reiz), was bei den Menschen Angst und Schrecken verbreitete (unbedingte Fluchtreaktion).
Im Lernprozess wurde der Bombenalarm (neutraler Reiz) an das Fallen der Bomben gekoppelt (unbedingter Reiz) mit dem Ergebnis, dass das bloße Ertönen eines Bombenalarms (bedingter Reiz) zu Angst und Schrecken führte (bedingte Reaktion). Bei diesem Vorgang spricht man auch von klassischer Konditionierung, bei der ein ehemals neutraler Reiz an eine bestimmte Reaktion gekoppelt wird. Danach kann die Reaktion (im Bsp. Angst und Schrecken) bei konditionierten Personen auch dann ausgelöst werden, wenn es sich z. B. in Friedenszeiten um einen nicht lebensbedrohlichen Probealarm handelt (Edelmann, 2000, S. 63 ff.).

2.4.2 Monosynaptische – polysynaptische Reflexe

Monosynaptische Eigenreflexe

Der bekannteste monosynaptische Eigenreflex ist der Patellar-Sehnenreflex. Wird dabei der M. quadriceps femoris durch den Schlag mit dem Reflexhammer gedehnt, erfolgt eine Rückmeldung über die Golgi-Sehnenorgane der Patellarsehne sowie über die intrafusalen Muskelspindeln. Über die Hinterwurzel ziehen diese Afferenzen direkt (monosynaptisch) zum Vorderhorn, wo sie erregend auf das α-Motoneuron derselben Muskelgruppe wirken. Dies führt zu einer reflektorischen Kontraktion innerhalb kürzester Zeit (ca. 30 mSek.). Die Funktion dieses Dehnungsreflexes liegt in der Korrektur von ungewollten Längenänderungen der Muskulatur (Silbernagl & Despopoulos, 2007, S. 318). Dem Dehnungsreflex kommen viele Aufgaben in der Motorik zu. Vor allem dient er als „Antischwerkraftreflex“ der Aufrechterhaltung der Körperposition (Schmidt & Schaible, 2006, S. 111).
Ein weiterer wichtiger Reflex ist bei der willkürlichen Muskelaktivierung vorzufinden. Dabei werden sowohl α- (extrafusale Muskelfasern) als auch γ-Motoneuronen (intrafusale Muskelfasern) gleichzeitig aktiviert (= α–γ Koaktivierung). Dies hat den Zweck, dass intra- und extrafusale Muskellängen auf den gewollten Sollwert eingestellt werden. Bleibt nun die extrafusale Muskelfaser hinter dem Zielwert zurück (z. B. weil sie durch eine zusätzliche oder nicht erwartete Kraft einwirkt) so wird dies über Muskelspindelafferenzen wahrgenommen und auf Rückenmarksebene ein Differenzsignal generiert. Dies führt dazu, dass zusätzliche motorische Einheiten innerviert werden, um die Last zu bewältigen (Schmidt & Schaible, 2006, S. 113 f.).

Polysynaptische Fremdreflexe

Bei polysynaptischen Reflexen sind Reizort und Erfolgsorgan getrennt, der Reflex läuft über mehrere Zwischenstellen (polysynaptisch). Abhängig von Reizdauer und -intensi-

tät, sowie der Strecke bis zum Erfolgsorgan sind die Reflexzeiten im Vergleich zu Eigenreflexen länger (zwischen 100 bis 200 mSek.). Zusätzlich wird zwischen Schutz- (Flucht-, Kornealreflex, Husten, Niesen, Tränenfluss, ...), Nutritions- (Schlucken, Saugen, ...), Lokomotions- und vegetativen Reflexen unterschieden (Silbernagl & Despopoulos, 2007, S. 322).
Einen besonderen Stellenwert haben polysynaptische Reflexe in der Aufrechterhaltung des Gleichgewichts (posturale Kontrolle). Droht ein Körper z. B. das Gleichgewicht zu verlieren (Körperschwerpunkt außerhalb der Unterstützungsfläche), so wird dies über die Sensorik registriert. In erlernten Sequenzen werden darauf reflektorisch einzelne Muskelgruppen aktiviert um einen Sturz zu verhindern. Eine solche Feedback-Regulation kann z. B. beim Anfahren von Bussen aus der Haltestelle beobachtet werden. Auch Feedforward-Regulationen sind möglich, indem erwartete Bewegungskonsequenzen bereits vorweg genommen werden (= triggered reaction). So behält z. B. der Kellner die Position des Tabletts bei, auch wenn er mit der Hand ein Glas vom Tablett nimmt. Entfernt hingegen eine andere Person dieses Glas, ohne dass dies vom Kellner antizipierbar ist, so tritt der Feedback-Regelkreis (= normale Reaktionszeit) in den Vordergrund. Wichtig ist, dass diese Steuerungsprozesse durch Erfahrungen und Training beeinflussbar sind (Schmidt & Schaible, 2006, S. 126 ff.).
Einen hohen Stellenwert in der Aufrechterhaltung der vertikalen Körperposition hat die Kopfhaltung. Der Vestibularapparat, das visuelle System, sowie zahlreiche Sensoren im Bereich des Halses registrieren die Stellung des Kopfes und lösen daraufhin Stell- und Haltereflexe aus. Über diese Systeme wird der Tonus der gesamten Rumpf- und Extremitätenmuskulatur mitgeregelt (Schmidt & Schaible, 2006, S. 126 f.). Besonders augenscheinlich wird die Bedeutung der Kopfhaltung im Turnsport. Hier entsteht durch Einziehen des Kopfes in Richtung Sternum eine Einrollbewegung (z. B. Hauptfunktionsphase Felge vorlings). Hingegen führt eine Überstreckung des Kopfes zu vermehrter Spannung und Streckung (z. B. Vorbereitungsphase Felge vorlings) (Knirsch, 2003, S. 196 ff.).

Zum Umgang mit Reflexen hat Loosch (1999, S. 170) folgende Merksätze formuliert:

- „Reflexe sind wichtige Bestandteile jeder Bewegung!“
- „Die Nutzung von Reflexen erfordert oft geduldiges Üben!“
  Wie beim „Pawlowschen Hund“ erfordert die Konditionierung von Reflexen oft lang andauernde Lehr- und Lernprozesse.
- „Funktionsumwandlungen bei kritischen Reflexen anstreben!“
  Birgt ein Reflex eine Verletzungsgefahr in sich (z. B. Abstützen bei Stürzen), so sollte dieser durch zielgerichtetes Üben abgewöhnt oder umgewandelt werden (z. B. Abschlagen am Boden – Judo).
- „Reflexe sind oft in Kausalketten eingebunden, an deren Anfang man ansetzen muss!“
  Wie am Beispiel aus dem Turnsport dargestellt, wird eine isolierte Streckung im Bereich der Wirbelsäule wenig erfolgversprechend sein, solange die Kopfhaltung zur Brust orientiert ist, da die Haltung der Wirbelsäule in die Reflexkette des Kopfes eingebunden ist.

2.5 Gedächtnis

Das Gedächtnis ist die faszinierende Fähigkeit des Menschens „Informationen aufzunehmen, langfristig abzuspeichern und zu erinnern" (Brand & Markowitsch, 2009, S. 69). Noch treffender formulierte dies schon Hering (1870): „Gedächtnis verbindet die zahllosen Einzelphänomene zu einem Ganzen, und wie unser Leib in unzählige Atome zerstieben müsste, wenn nicht die Attraktion der Materie ihn zusammenhielte, so zerfiele ohne die bindende Macht des Gedächtnisses unser Bewusstsein in so viele Splitter, als es Augenblicke zählt."

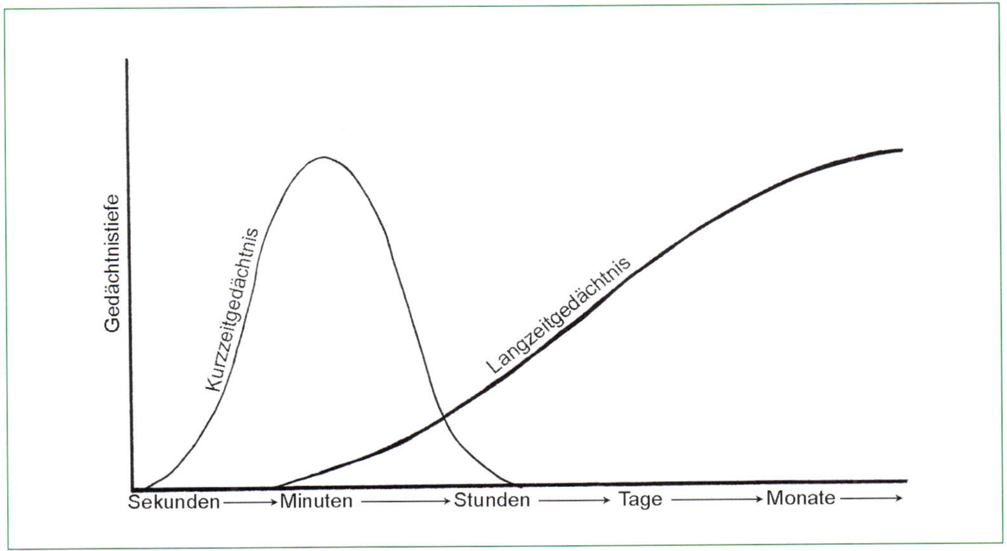

Abb. 36: Einteilung in Kurz- und Langzeitgedächtnis (mod. nach Brand & Markowitsch, 2007, S. 70)

Atkinson und Shiffrin (1968, S. 89 ff.) unterscheiden bei den Gedächtnisformen zwischen Kurz- und Langzeitgedächtnis. Informationen, die für ca. 40 Sek. bis zu wenigen Minuten abrufbar sind, werden nach obiger Abbildung im Kurzzeitgedächtnis gespeichert. Als Beispiel werden das Merken einer Telefonnummer, von Wort- oder Zahlenketten angeführt. Charakteristisch ist hierfür, dass diese Informationen nach kurzer Zeit wieder in Vergessenheit geraten. Bleibt die Information über Tage, Monate bis hin zu Jahren abrufbar, so spricht man vom Langzeitgedächtnis. Beispiele hierfür sind Erlebnisse aus der Jugend bis hin zu Fähigkeiten wie Rad fahren udgl.
Tulving (2005, S. 3 ff.; 2002, S. 1 ff.) und Markowitsch (2005) unterteilen das Langzeitgedächtnis in fünf weitere Unterkategorien:

Episodisches Gedächtnis: Hierin sind Erinnerungen aus der persönlichen Autobiographie mit emotionalen Bezug gespeichert (z. B. der erste Kuss der Freundin).

Semantisches Gedächtnis: Bezieht sich auf Faktenwissen, welches im Laufe des Lebens (vornehmlich während der Ausbildung) erworben wurde (z. B. Formeln, die Hauptstadt von Österreich, usw.).

Perzeptuelles Gedächtnis: Ermöglicht das Erkennen von vertrauten Melodien, Objekten und Gestalten ohne diese genau benennen zu können (z. B. Gesichter, Landschaften, Hymnen, usw.).

Priming: Ist das Wiedererkennen von unbewusst wahrgenommenen Gedächtnisinhalten. Ein Beispiel hierfür wäre, wenn man ein Lied während der 9-Uhr-Pause hört, so genügt es, wenn der Arbeitskollege während der Mittagspause wenige Töne der Melodie pfeift, um es wieder zu erkennen.

Prozedurales Gedächtnis: Hierin zusammengefasst sind Arbeitsabläufe, routinemäßige Tätigkeiten und motorische Fähigkeiten, die weitgehend unbewusst ablaufen (z. B. Rad fahren, Gleichgewichtsfähigkeit, usw.).

Es gelangt nicht jede Information bzw. jeder Reiz, der über die Sinnesorgane wahrgenommen wird, in das Langzeitgedächtnis. Die besondere Leistung des Gehirns ist es, wichtige Informationen zu erkennen, zu filtern und gegebenenfalls in den Langzeitspeicher zu übertragen. Andere, unwichtige Informationen werden zwar wie erwähnt wahrgenommen, jedoch nach einer kurzen Zeitspanne vergessen. Nach einer kurzen Konsolidierungsphase, welche zwischen Stunden bis wenige Tage dauern kann, sollten die Informationen im Langzeitgedächtnis gespeichert und abrufbar sein. Dabei unterscheidet man zwischen frei abrufbaren Informationen und Inhalten, welche nach Präsentation einer Hilfestellung erinnerbar sind. Ein Beispiel hierzu wäre, wenn man einerseits die Hauptstadt Österreichs frei mit Wien benennen kann oder andererseits einen Hinweis wie den Anfangsbuchstaben benötigt bzw. aus mehreren Antwortmöglichkeiten wählt, um auf die richtige Antwort zu kommen (Brand & Markowitsch, 2009, S. 72 f.). Dabei ist wichtig, dass die Abrufbarkeit nach der Konsolidierungsphase „von der Komplexität des zu erinnernden Inhalts, dem Alter der Erinnerung und von der Häufigkeit des vorherigen Abrufens der Information“ abhängig ist (Mackay & James, 2000, S. 298 ff.).

3 Ausgewählte Theorien Motorischen Lernens

3.1 Stufentheorien

Stufentheorien gliedern den Lernverlauf in unterschiedliche Phasen (zumeist Dreiphasengliederungen). Nachstehend werden zusammenfassend die meist erwähnten Phasengliederungen diskutiert. Die folgende Tabelle sollte einen Überblick über die einzelnen Lernphasen nach Meinel und Schnabel (2006, S. 160 ff.), Martin, Carl und Lehnertz (2001, S. 50 ff.) und Loosch (1999, S. 190 ff.) geben:

Tab. 6: Stufentheorien im Vergleich

Lern-phasen	Meinel und Schnabel (2006, S. 160 ff.)	Martin, Carl & Lehnertz (2001, S. 50 ff.)	Loosch (1999, S. 190 ff.)
1. Stufe	„Entwicklung der Grobkoordination“	„Das Technikerwerbs-training“	„Phase der Aneignung und Vollzugsorientierung“
2. Stufe	„Entwicklung der Feinkoordination“	„Das Technikanwendungs-training“	„Phase der Vollkommnung und Individualisierung“
3. Stufe	„Stabilisierung der Fein-koordination, verstärkte Entwicklung der variablen Verfügbarkeit“	„Das technische Ergänzungstraining“	„Phase der Perfektionierung und Leistungsorientierung“

3.1.1 Drei-Phasen-Modell nach Meinel und Schnabel

Meinel und Schnabel (2006, S. 160 f.) weisen darauf hin, dass die Trennung in drei Phasen eher an von außen beobachtbaren Aspekten der Bewegung orientiert ist. Neurophysiologische Anpassungen werden dabei nur wenig berücksichtigt. Des Weiteren verweisen die Autoren darauf, dass die einzelnen Lernabschnitte keine starren Konstrukte darstellen, sondern die Verläufe und Übergänge oft fließend sind.

1. Stufe: „Entwicklung der Grobkoordination“ (Meinel & Schnabel, 2006, S. 161 ff.)

Die erste Phase im Lernverlauf startet mit der Durchführung einer bisher noch nicht bekannten Bewegungsaufgabe und endet damit, dass der Lernende die Bewegung unter bestimmten, günstigen Rahmenbedingungen durchführen kann. Charakterisiert wird diese Phase durch folgende Punkte:

- Kein adäquater Krafteinsatz: Kräfte werden unkoordiniert eingesetzt, Bewegungen wirken oft verkrampft durch mangelnde Anspannung und Entspannung

- Fehlender Bewegungsrhythmus und -fluss: Hier kommt es häufig zu einem Stocken v. a. in Übergängen zwischen einzelnen Bewegungen (z. B. Turnen: Radwende – Rückwärtssalto)
- Unzweckmäßiger Bewegungsumfang bzw. Bewegungstempo: Ausholbewegungen werden zu groß oder zu klein durchgeführt, das Tempo ist oft überhastet oder zu langsam.
- Grundsätzlich ist diese Phase gekennzeichnet durch wenig Präzision und Konstanz.

Gründe hierfür sind ein inadäquates Feedback und eine unzureichende Verarbeitung von Wahrnehmungen. Zusätzlich sind Lücken im Bewegungsprogramm des Lernenden vorhanden, die dem Gelingen der Bewegungsausführung entgegensprechen. Das Bewegungslernen ist hauptsächlich durch extrinsische Rückmeldungen gesteuert (optisch/akustisch), intrinsische Rückmeldungen (kinästhetisch/vestibulär/taktil) gewinnen erst im weiteren Lernverlauf an Bedeutung (Meinel & Schnabel, 2006, S. 161 ff.).

2. Stufe: „Entwicklung der Feinkoordination“ (Meinel & Schnabel, 2006, S. 170 ff.)

Hier gelingt die Bewegungsausführung konstant unter günstigen, bekannten Bedingungen. Ändert sich jedoch die Ausgangssituation (Wettkampf, Regen, ...) kommt es erneut zu „Fehlern“ in der Bewegung. Die Phase ist gekennzeichnet durch:

- Zweckmäßiger Krafteinsatz: Phasen der Entspannung erhöhen die Leistung (z. B. beim Lauf)
- Adäquater Rhythmus, Bewegungsfluss und -umfang: Reaktive Erscheinungen werden genutzt, Teilimpulse besser koordiniert, Übergänge erfolgen fließend
- In diesem Stadium sind hohe Präzision und Konstanz unter den genannten Rahmenbedingungen charakteristisch.

Wahrnehmungen über die einzelnen Rezeptoren werden zunehmend besser verarbeitet. Somit kommt es zu einer stetigen Verbesserung der Bewegungsvorstellung. Fremdkorrektur und Bewegungsbeschreibungen tragen zwar zum Verständnis bei, jedoch sind Selbstwahrnehmungen über das Bewegungsergebnis immens wichtige Bestandteile für die Optimierung der Handlungsprogramme. Die Antizipation von Bewegungen gewinnt zunehmend an Bedeutung, diese ist jedoch durch Störeinflüsse (z. B. Gegner, Witterung, ...) beeinträchtigt (Meinel & Schnabel, 2006, S. 170 ff.).

3. Stufe: „Stabilisierung der Feinkoordination, verstärkte Entwicklung der variablen Verfügbarkeit“ (Meinel & Schnabel, 2006, S. 183 ff.)

Dieses Stadium wird dadurch beschrieben, dass Bewegungen unter erschwerten, unüblichen Rahmenbedingungen gelingen und jederzeit durchführbar sind:

- Bewegungen haben hohe Konstanz und Genauigkeit: Fokus liegt auf Hauptkriterien der Bewegung, Automatismen laufen ab, dadurch sind Kapazitäten frei für konditionelle Fähigkeiten bzw. ästhetische Gesichtspunkte.

- Bewegung ist gekennzeichnet durch hohe Stabilität, bei gleichzeitig variabler Verfügbarkeit. Damit geht einher, dass Störeinflüsse einerseits früh erkannt werden (gute Antizipation), andererseits durch gelernte „Regeln" auf diese veränderten, neuen Rahmenbedingungen adäquat durch Bereitstellung eines Sollwert-Programms reagiert wird.

3.1.2 Drei-Phasen-Modell nach Martin, Carl und Lehnertz

Diese Theorie geht davon aus, dass Bewegung zunächst in der ersten Stufe des Bewegungslernens möglichst oft unter standardisierten Bedingungen wiederholt werden sollten, sodass sich eine neuronale Verschaltung in Form eines Engramms ergibt (= Technikerwerbstraining).
In der zweiten Phase, dem Technikanwendungstraining, widersprechen sich die Autoren teilweise selbst. Einerseits verweisen sie auf die Vielfalt der Bewegungen im Sport und darauf, dass diese auf unvorhersehbarer Weise variieren. Andererseits gehen sie davon aus, dass eine erfolgreiche Aufgabenbewältigung „auf einer erfahrungsbedingten Antizipationsfähigkeit und auf dem gegenüber äußeren und inneren Störungen stabilen Durchsetzungsvermögen automatisierter Fertigkeiten" beruht (Martin, Carl & Lehnertz, 2001, S. 52). In dieser Phase betonen die Autoren, dass „die variable Verfügbarkeit von Fertigkeiten in erster Linie von der Qualität und Stabilität der eingeschliffenen Programme bestimmt wird" (Martin, Carl & Lehnertz, 2001, S. 53).
Erst in der dritten Stufe des Bewegungslernens (technisches Ergänzungstraining) kommen ergänzende Maßnahmen zum Einsatz, die „die Virtuosität, Stabilität, Koordination der sportartspezifischen Techniken ausformen" (Martin, Carl & Lehnertz, 2001, S. 54). Hierzu verweisen die Autoren darauf, dass zahlreiche Möglichkeiten für ein variantenreiches Training in der Praxis existieren, jedoch fehlt die systematische, zielgerichtete Umsetzung (Martin, Carl & Lehnertz, 2001, S. 50 ff.).

3.1.3 Drei-Phasen-Modell nach Loosch

Loosch (1999, S. 190 f.) verweist darauf, dass die angeführten Theorien in der Praxis weit verbreitet sind, kritisiert jedoch gleichzeitig, dass die Phaseneinteilung häufig an Außenaspekten festgemacht wird. Diese Einteilung lässt sich jedoch aus neurophysiologischer Sicht unzureichend erklären. Des Weiteren stellt er klar, dass moderne Konzepte des Bewegungslernens (z. B. GMP-Theorie) davon ausgehen, dass variables Üben viel früher im Lernprozess eingesetzt werden muss. Der Autor versucht ein eigenes „Drei-Phasen-Modell" zu kreieren, welches sich im Allgemeinen an die erwähnte Gliederung von Meinel und Schnabel (2006, S. 160 f.) orientiert:

1. Stufe der Aneignung und Vollzugsorientierung
Im Gegensatz zu Meinel und Schnabel (2006, S. 160 f.) sieht Loosch (1999, S. 191) in dieser Phase abwechslungsreiches und variables Üben als sehr wichtig an, um einer-

seits die Motivation aufrecht zu erhalten, andererseits der individuellen Entwicklung genügend Raum zu geben.

2. Stufe der Vervollkommnung und Individualisierung
Kennzeichnend für diese Phase ist häufig eine Stagnation in der Lernkurve. Um diese zu verhindern sollte gezielt an Schwachstellen gearbeitet werden, um einen individuellen, optimalen Bewegungsablauf zu formen.

3. Stufe der Perfektionierung und Leistungsorientierung
In dieser Phase arbeitet der Athlet weiter an der Perfektionierung und Optimierung des Bewegungsgefühls. Wie im Modell von Martin, Carl, Lehnertz (2001, S. 54) sollte die Technik eine hohe Stabilität bei situativ, variabler Verfügbarkeit aufweisen (Loosch, 1999, S. 190 ff.).

3.2 Kybernetisch orientierte Modelle

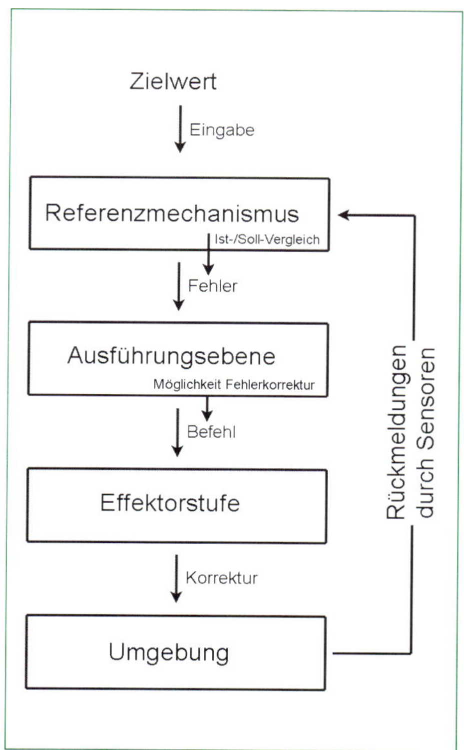

Abb. 37: Closed-loop-Regelkreis (modifiziert nach Schmidt & Lee, 2005, S. 126)

Kybernetische Modelle befassen sich mit Regel- und Steuerprozessen. Schmidt und Lee (2005, S. 126) führen hierzu ein Beispiel aus der Technik an, indem sie das „closed-loop-Modell" als geschlossenen Regelkreis anhand eines Heizsystems erklären. Dabei wird vom Konsumenten ein bestimmtes Ziel (System goal) angestrebt, in diesem Fall eine gewisse Zimmertemperatur, welche in das System (Reference mechanism) eingegeben wird (= Sollwert). Als nächster Schritt wird über einen Fühler die aktuelle Raumtemperatur aus der Umgebung (Environment) gemessen. Diese Information stellt den Ist-Zustand dar und wird über Rückmeldungen (Feedback) an den Referenzmechanismus gemeldet. Dieser führt einen Ist-/Sollwert-Vergleich durch und meldet bei Abweichungen einen Fehler an die Ausführungsebene (Executive level), welche unterschiedliche Möglichkeiten hat, um den Fehler über die Effektorstufe (Effector level) zu reduzieren.
Ein solches „closed-loop-Modell" ist nach Meinel und Schnabel (2006, S. 42 ff.) auch beim Menschen vorzufinden.

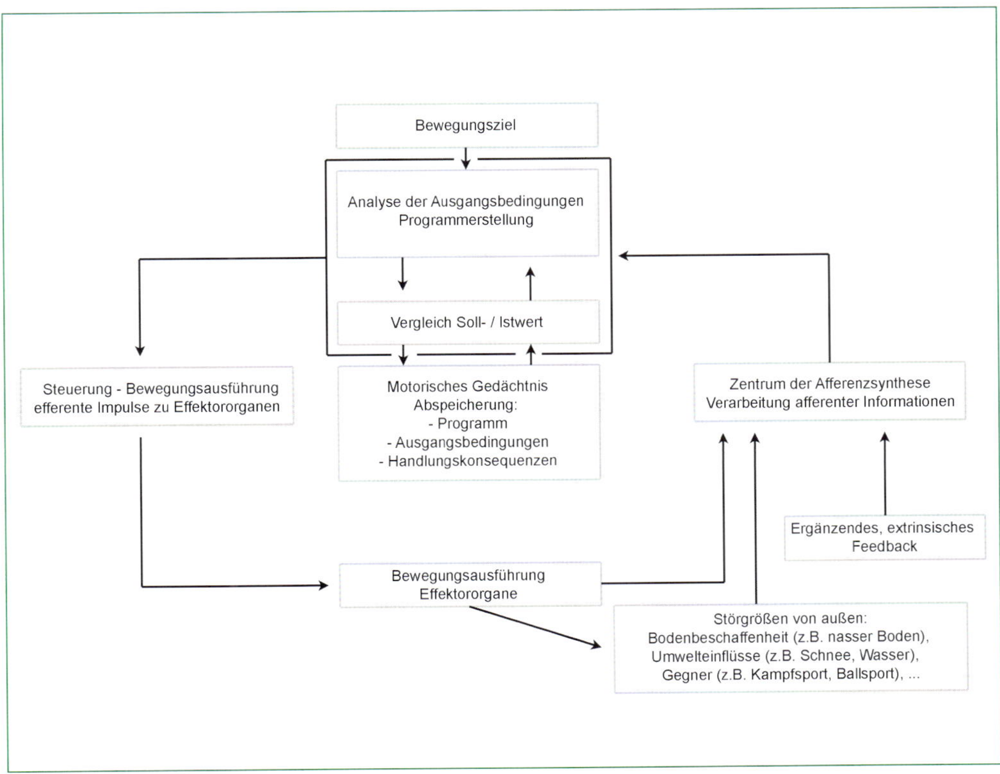

Abb. 38: Closed-loop-Regelkreis (modifiziert nach Meinel & Schnabel, 2006, S. 42)

Dabei wird zunächst das Handlungsziel festgelegt und an programmierende, bewegungssteuernde Zentren weitergegeben. Auch hier erfolgt über Sensoren (Afferenzen-Reafferenzen) die Eingabe aktueller Parameter an das Zentrum der Afferenzsynthese (= Ist-Zustand). Diese Ausgangssituation wird an programmierende Zentren weitergeleitet, die die Möglichkeit haben bei Fehlern adäquat zu reagieren. Über Steuerungs- und Regelmechanismen werden daraufhin Impulse zu den Bewegungs-/Effektororganen gesendet. Auch hier ist wieder der geschlossene Regelkreis erkennbar mit dem Unterschied, dass die Konsequenzen der Bewegungsausführung im motorischen Gedächtnis gespeichert werden und somit ein Repertoire an möglichen Bewegungshandlungen zur Verfügung steht.
Solche „closed-loop“-Mechanismen laufen in unserem Körper ständig ab. Schmidt und Lee (2005, S. 150) führen als Beispiele die Temperatur- oder Atemregulation im Körper an. Aber auch in der Motorik sind kybernetische Modelle vorzufinden.
Besonders eindrücklich wird dies bei Reflexen demonstriert. Dewhurst (1967, S. 167 ff.) führten hierzu ein Experiment durch, in dem ein Proband aufgefordert wurde, eine Last isometrisch in einer bestimmten Position zu halten. Der beanspruchte Arm war für den Probanden nicht sichtbar, jedoch konnte er über einen Monitor die Winkelposition des

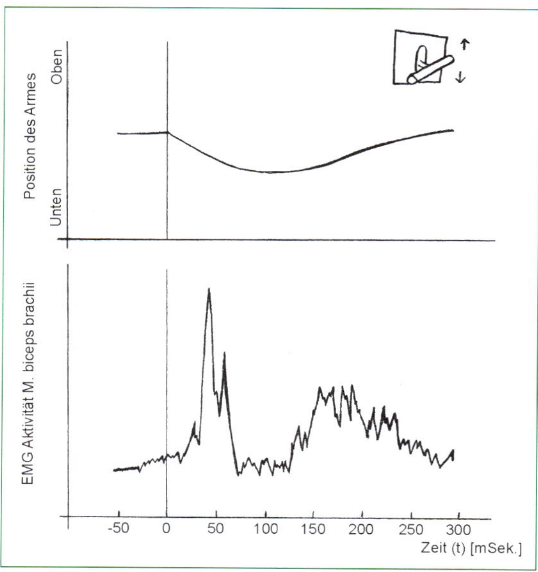

Abb. 39: Experiment nach Dewhurst, 1967 (modifiziert nach Schmidt & Lee, 2005, S. 151)

Armes verfolgen. Ohne dass der Proband dies wusste, wurde das Gewicht erhöht, was zu einer Extension im Ellenbogengelenk führte. Interessant war die Beobachtung, dass bereits nach ca. 30 mSek. eine Aktivität des M. biceps brachii erkennbar und bei ca. 80 mSek. das Gewicht abgebremst war. Erwartet wurde von den Versuchsleitern eine Reaktionszeit von 150 bis 200 mSek., was der Feedbackschleife wie von Meinel und Schnabel (2005, S. 126) beschrieben, entsprechen würde. Da die Reaktionszeit viel kürzer ausfiel, müssen andere Regelkreise aktiv werden.

Schmidt und Lee (2005, S. 158) führen hierzu folgende vier Reflex- und Reaktionssysteme an:

Tab. 7: Antwortmechanismen auf Umweltreize (Schmidt & Lee, 2005, S. 158)

Rückmeldungs-mechanismus	Zeit (in mSek.)	Beteiligte Strukturen	Modifizierbar durch Feedback/ Instruktion	Beeinflusst durch Entscheidungs-möglichkeiten
Monosynaptische Reflexe (autogenetisch)	30-50	Muskelspindeln, Gamma-Schleife, gleicher Muskel	Nein	Nein
Long-loop-Reflexe (autogenetisch)	50-80	Muskelspindeln, Großhirnrinde oder Kleinhirn, gleicher Muskel	Ja	Nein
Triggered Reactions (nicht autogenetisch)	80-120	Diverse Rezeptoren, höhere Zentren und dazugehörige Muskeln	Ja	Ja
Reaktionszeit (nicht autogenetisch)	120-180	Diverse Rezeptoren, höhere Zentren, alle Muskeln	Ja	Ja

Da diese Reflexe bereits diskutiert wurden, sei an dieser Stelle lediglich der Verweis auf die Wichtigkeit in der Bewegungssteuerung gegeben.

3.3 Programmorientierte Modelle

Diese Modelle gehen davon aus, dass „Programme" existieren, die Bewegungen weitgehend unbeeinflusst von Feedback (= Open-loop Mechanismus) steuern. Als Beispiel wird hierzu eine ampelgesteuerte Kreuzung erwähnt, bei welcher ein fix installiertes Programm den Verkehr regelt. Dabei ist der Verlauf der Grün-/Rotzeiten absolut nicht gleich im Verlauf des Tages, dieser folgt jedoch einem festgelegten Schema, das nach Evaluation des Verkehrsaufkommens erstellt wurde.

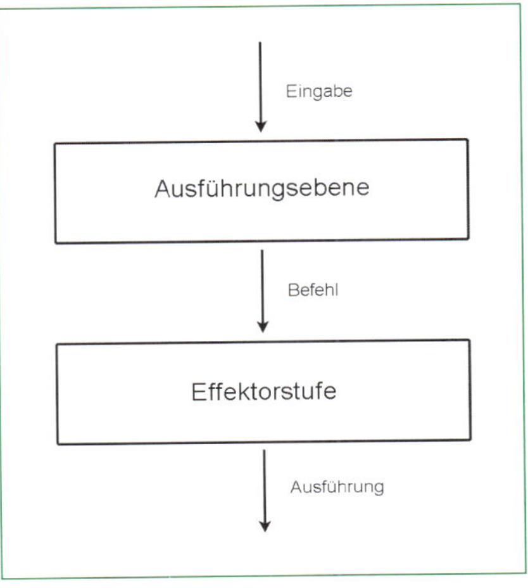

Abb. 40: Open-loop-Modell (modifiziert nach Schmidt & Lee, 2005, S. 164)

Während beim Closed-loop Modell „Fehler" über Mechanismen sofort korrigierbar sind, gibt es beim Open-loop zwar auch Feedback, dieses dient jedoch der Steuerung und Programmierung erneuter Bewegungsausführungen. Ist ein Open-loop Programm erst einmal initiiert, kann es, wenn etwas falsch läuft oder sich die Umgebung ändert, nicht mehr korrigiert werden (Schmidt & Lee, 2005, S. 164 ff.).

Es gibt evidenzbasierte Untersuchungen, dass solche Programme in der Motoriksteuerung vorhanden sind. Hierzu durchtrennte man z. B. bei Mäusen, Katzen oder Affen die sensorischen Bahnen im Hinterhorn. Taub und Berman (1968, S. 173 ff.)

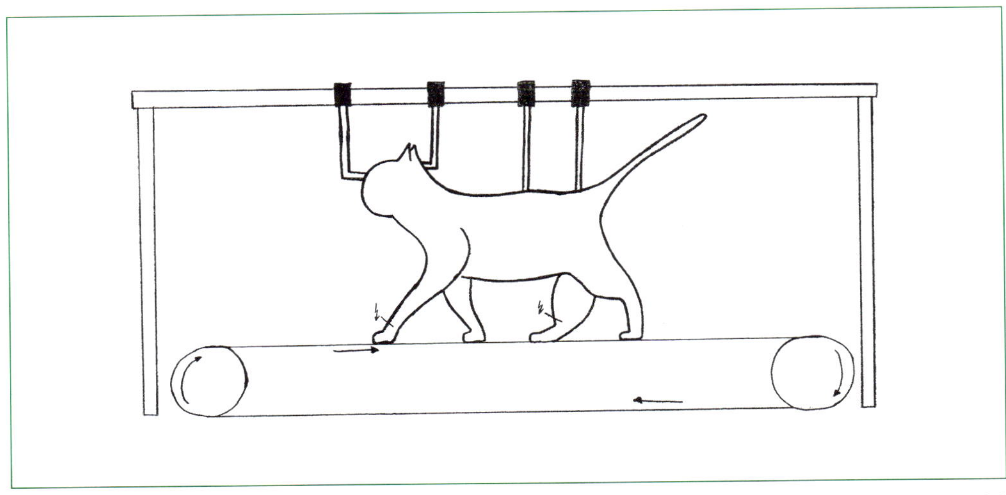

Abb. 41: Deafferentierungsstudie nach Shik, Orlovskii und Severin, 1968 (modifiziert nach Schmidt & Lee, 2005, S. 170)

untersuchten, wie sich eine Deafferenzierung unterschiedlicher Körperareale bei Affen auswirkt mit dem Ergebnis, dass sich herkömmliche Aktivitäten wie Klettern, Schwingen, Essen nur in geringem Maße unterschieden. Lediglich bei feinmotorischen Aktivitäten waren Defizite zu erkennen, was für die Wichtigkeit der γ-Schleife und der Muskelspindeln spricht. Beim Menschen ist die Durchführung solcher Studien aus ethischen Gründen nicht möglich, dennoch wurde versucht mittels Anästhetikum oder Abschnürung der Blutzufuhr die Afferenzen mehr oder weniger erfolgreich zu unterdrücken (Schmidt & Lee, 2005, S. 167). Eine andere Versuchsgruppe stellen Patienten mit sensorischer Neuropathie dar. Diese Personen berichten zwar über Probleme bei feinmotorischen Bewegungen wie Essen oder Anziehen, führen aber sonst ein weitgehend „normales“ Leben (Rothwell u. a., 1982). Nach diesen Experimenten ist davon auszugehen, dass Bewegungen zentral gespeichert sind und von Feedback wenig beeinflusst werden.
Shik, Orlovskii und Severin (1968, S. 143ff.) haben ein weiteres Experiment hierzu durchgeführt, indem sie einer Katze das Rückenmark im Mittelhirn durchtrennten und somit die untere Extremität komplett von höheren, supraspinalen Zentren abtrennten (siehe Abb. 41). Lediglich das Kleinhirn war intakt und hatte Verbindung zur Extremität.

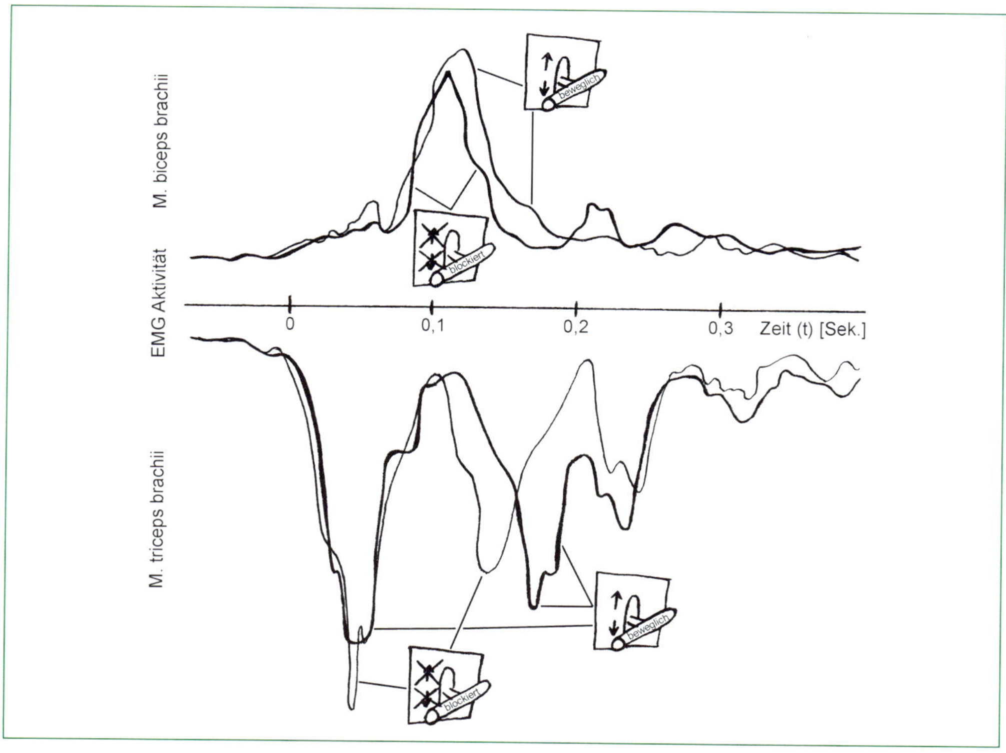

Abb. 42: Agonist-Antagonist Aktivität nach Wadman u. a., 1979 (modifiziert nach Schmidt & Lee, 2005, S. 175)

Daraufhin wurde die Katze auf ein Laufband gestellt und über elektrische oder chemische Reize zu einem fast normalen Gang auf dem Laufband gebracht. Diese Bewegung wurde für einige Zeit beibehalten, selbst wenn der elektrische oder chemische Reiz nicht mehr erfolgte. Auch auf eine Geschwindigkeitserhöhung reagierte die Katze mit einem Trabmuster, trotz fehlender Sensorik. Bei einer erneuten Versuchsanordnung wollten Shik und Orlovskii (1976, S. 465 ff.) herausfinden, wie die Katze reagiert, wenn lediglich das Laufband eingeschalten wurde ohne elektrischen oder chemischen Stimulus. Auch in dieser Situation behielt die Katze ein „normales" Gangmuster bei und folgte einer Geschwindigkeitserhöhung. Die Forscher schlossen aus diesem Experiment, dass das Laufband den Input liefert, um die Katze in ein Gangmuster zu bringen. Dieses Muster wird weitgehend von der Geschwindigkeit des Laufbandes kontrolliert. Des Weiteren mutmaßen die Autoren, dass wenn die Geschwindigkeit so weit erhöht wird, dass das Gangmuster nicht mehr effizient ist, über Afferenzen ein neues Trabmuster generiert wird. Die Wichtigkeit des Rückenmarks in der Motoriksteuerung wird hier noch einmal klar. Smith u. a. (1986, S. 362 ff.) haben hierzu der Katze mit durchtrenntem Rückenmark ein Tape auf die Pfoten geklebt. Als Ergebnis hat die Katze das normale Gangmuster beibehalten und zusätzlich während der Schwungphase versucht das Tape abzuschütteln. Die Katze hat also auf Rückenmarksebene einerseits das Pflaster wahrgenommen, andererseits Bewegungsmuster initiiert, um beim Gang nicht zu stürzen und gleichzeitig das störende Tape zu beseitigen.

In nebenstehender Studie (Abb. 42) von Wadman, Denier van der Gon, Geuze und Mol (1979, S. 3 ff.) hatten die Probanden die Aufgabe einen Hebel durch eine Streckbewegung in 30 cm Entfernung so rasch wie möglich zu platzieren. Dabei wird die Bewegung durch den Agonist (M. triceps brachii) initiiert, der Antagonist (M. biceps brachii) bremst die Bewegung. Grundsätzlich ist dies ein simples Beispiel, in dem die Motorikregulation bei komplexen Bewegungen, welche häufigen Änderungen unterworfen sind (z. B. Stabhochsprung), versucht wurde zu erklären.

In einem weiterführenden Experiment haben Wadman, Denier van der Gon, Geuze und Mol (1979, S. 3 ff.) ihren Hebelversuch weiterentwickelt. Die Versuchsanordnung wurde dabei belassen, lediglich eine technische Änderung wurde vorgenommen, indem der Hebel auf unvorhersehbare Weise einmal blockiert, ein anderes Mal wieder freigegeben wurde.

Wie in nebenstehender Abbildung sichtbar, variiert die Muskelaktivität im EMG der ersten 100 mSek. nicht wesentlich. Würde also die Bewegung durch Feedback oder Reflexe gesteuert, müsste diese Veränderung auch im EMG sichtbar werden. Da die Aktivität nahezu identisch ist, gehen die Autoren davon aus, dass rasche Bewegungen durch Open-loop-Mechanismen gesteuert werden.

Dem halten Schmidt und Lee (2005, S. 174 ff.) entgegen, dass das Ein-/Ausschalten der Motorik durch Programme sehr viele Probleme mit sich bringt. Ein Problem ist die Koordination der vielen Freiheitsgrade unserer Gelenke nach Bernstein. Jedes Gelenk kann demnach unabhängig voneinander in seinen Möglichkeiten bewegt werden. Wie diese große Anzahl kontrolliert wird, wird vielfach damit beantwortet, dass für jede Bewegung ein Programm zur Verfügung steht. Diese viel zu einfache Vorgehensweise stößt sehr rasch an Grenzen.

Zusammenfassung:
- Feedback ist langsam – rasch ablaufende Bewegungen < 100–150 mSek. können nicht bewusst korrigiert werden.
- Es scheint, als ob Bewegungen (v. a. sehr komplexe) im Vorhinein geplant werden.
- Deafferentierungsstudien zeigten, dass Bewegungen auch ohne Rückmeldungen möglich sind.

3.4 Motorische Programme und Sensorik (Mixed Approach)

Dieser Bereich behandelt die Bedeutung des Feedbacks vor, während und nach einer Bewegung. Schmidt und Lee (2005, S. 183 ff.) führen hierzu folgendes Beispiel an:

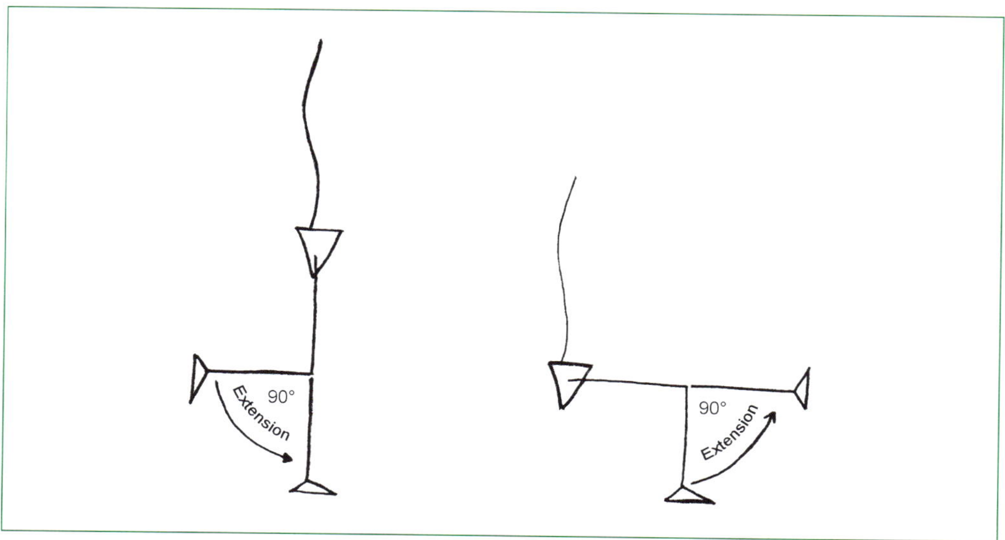

Abb. 43: Streckung im Kniegelenk (modifiziert nach Schmidt & Lee, 2005, S. 184)

In Abbildung 43 hat die Versuchsperson die Aufgabe eine 90°-Extension im Kniegelenk durchzuführen, unterschiedlich ist dabei die Ausgangsstellung. Damit der Proband die geforderte Bewegung durchführen kann, muss er über Rezeptoren registrieren, wo sein Bein gerade steht. Das gleiche motorische Programm würde jeweils in der anderen Situation zu einem anderen Ergebnis führen, da Hebelverhältnisse und Schwerkraft unterschiedlich sind. Das System muss also wissen, wie die Ausgangsbedingungen sind, um das Bewegungsziel (90°-Extension) erreichen zu können.
Während einer Bewegung erhält der menschliche Organismus ständig Rückmeldungen über afferente Leitungsbahnen. Am Beispiel des Klavierspielers kann dies nachvollzogen werden. Solange die gespielten Töne mit den Noten übereinstimmen und ein

harmonisches Klangbild ergeben, wird Feedback weitgehend unterdrückt. Es tritt erst in den Vordergrund, wenn etwas falsch läuft und Korrekturmechanismen erforderlich werden. Genauso erfolgt über die γ-Schleife der Muskelspindeln eine ständige Überwachung der Bewegung, um eine Korrektur bei Differenzen zwischen Soll- und Istwert einzuleiten (Schmidt & Lee, 2005, S. 186f).
Rückmeldungen nach der Bewegungsausführung sollten u. a. folgende Punkte beinhalten:

- Wurde das Bewegungsziel erreicht bzw. nicht bewältigt?
- Geschmeidigkeit, Kraftanstrengung bzw. Form.

Diese Informationen sind wichtig für weitere Bewegungsausführungen (nach der open-Loop-Theorie), um „Fehler“ zu reduzieren. Solche „Fehler“ in der Bewegung passieren häufig und können vor bzw. während der Bewegung vorkommen. Das bereitgestellte Programm vor dem Bewegungsvollzug wird als Was-Entscheidung bezeichnet (z. B. hohe Flanke im Fußball). Wird das falsche Programm gewählt (z. B. Kopfball anstatt Volley-Schuss) braucht die Versuchsperson sehr viel Zeit (120–200 mSek.) um diese Was-Entscheidung zu ändern. Tritt hingegen ein Fehler während der Bewegung (Wie-Entscheidung) auf, kann eine Korrektur viel rascher erfolgen (30–50 mSek.). Dies wird dadurch gewährleistet, da nicht das gesamte Programm geändert werden muss, sondern lediglich einzelne Parameter daraus. Als Beispiel wird das Trinken aus einem Milchkarton angeführt, von dem man denkt er ist bis zum Rand gefüllt. In Wirklichkeit ist er jedoch fast leer. Durch das höher eingeschätzte Gewicht wird der Milchkarton anfänglich zu rasch bewegt. Innerhalb kürzester Zeit erfolgt jedoch eine Korrektur und das Gefäß kann „korrekt“ in Richtung Mund bewegt werden. Es ist also klar, dass Bewegungen einerseits wie bei der Open-loop Theorie durch Programme gesteuert werden, andererseits ist Feedback unbedingt wichtig, um die Bewegungen zu steuern. Der Vorteil von Theorien über motorische Programme liegt darin, dass zahlreiche Experimente und Untersuchungen damit erklärt werden können. Es gibt aber zwei erhebliche Nachteile bzw. Probleme mit dieser Theorie:

- Das Speicherproblem
- Das Neuigkeitsproblem

Beim Speicherproblem stellt sich die Frage: Wie viele Programme benötigt ein Mensch um seinen Alltag bewältigen zu können, wenn jede Bewegungsmöglichkeit ein neues Programm implizieren würde? Mac Neilage (1970, S. 182 ff.) hat hierzu versucht die englische Sprache zu evaluieren und kam zu dem Schluss, dass in etwa 100 000 Programme nötig wären, um sich zu verständigen. Dies würde keine unüberwindbare Hürde für das Langzeitgedächtnis darstellen. Vergleicht man jedoch die Vielfalt an Bewegungsmöglichkeiten des menschlichen Organismus würde dieser eine unermessliche Anzahl an Programmen benötigen. Dieses Speicherproblem ist von Computern bekannt. Für den Menschen ist dies eine unelegante Lösung, welche in der Evolutionsgeschichte große Nachteile gehabt hätte. Für jede Bewegung ein komplexes Programm bereitzustellen bedeutet ein enormes Speicherproblem (Schmidt & Lee, 2005, S. 191 f.).

Das Neuigkeitsproblem beschäftigt sich damit, warum Bewegungen vollzogen werden können, die völlig neu sind und für die noch kein Programm vorhanden sein kann. Diese Frage lässt sich mit dieser Theorie nur unzureichend erklären. Des Weiteren spricht gegen die Theorie, dass Bewegungen nicht absolut gleich wiederholt werden können. Versucht ein Tennisspieler z. B. 50 Aufschläge in das gleiche Ziel zu treffen, wird er bereits nach den ersten Versuchen merken, dass dies unmöglich ist. Falls die Theorie der motorischen Programme richtig sein sollte, müssten sich auch diese Phänomene damit erklären lassen (Schmidt & Lee, 2005, S. 192).

3.5 Generalisierte motorische Programme (GMP-Theorie)

Diese Theorie geht davon aus, dass für eine Klasse von Bewegungen, ein generalisiertes motorisches Programm zur Verfügung steht.

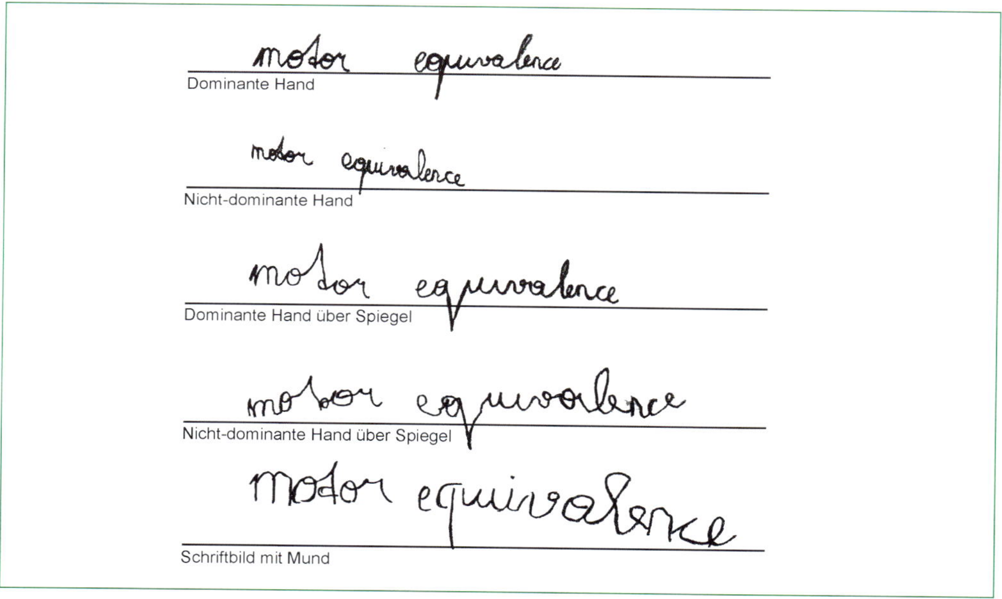

Abb. 44: GMP-Theorie – Handschrift (modifiziert nach Schmidt & Lee, 2005, S. 194)

Als Beispiel führen die Autoren die Handschrift an. Hierzu wurde zufällig ein Proband ausgewählt. Ihm wurde als Aufgabe zugeteilt das Wort „motor equivalence" mit der rechten und der linken Hand jeweils normal und über einen Spiegel zu schreiben. Der Proband erklärte sich zusätzlich bereit, eine Schriftprobe mit dem Mund zu verfassen. Am Schriftbild ist zu erkennen, dass bestimmte Buchstaben, egal ob mit der linken oder rechten Hand geschrieben, eine ganz eigene Charakteristik aufweisen. In der Bewegungsausführung sind zwar Unterschiede vorzufinden (Schreibgeschwindigkeit,

Muskeleinsatz, ...), diese Differenzen stören das Gesamtbild der Schrift jedoch nur in geringem Maße. Ausgewählte Spezifika der einzelnen Buchstaben bleiben erhalten (Schmidt & Lee, 2005, S. 193 ff.).
Die GMP-Theorie geht nach der Impuls-Timing Hypothese davon aus, dass motorische Programme dazu da sind, um Ein-/Ausschaltzeitpunkt und die Stärke des Krafteinsatzes einzelner Muskeln zu koordinieren. Der Impuls wird dabei bestimmt aus der Höhe der Kraft und der Einwirkungszeit. Also mathematisch gesehen ist der Impuls das Produkt aus Kraft mal Zeit und wird als Integral dargestellt. Bei der Impuls-Timing Hypothese gibt es einige invariante Parameter, die nicht veränderbar sind, sollte die makroskopische Struktur der Bewegung erhalten bleiben. Bereits eine geringe Abweichung in den einzelnen Kenngrößen führt zu einer anderen Bewegung (Schmidt & Lee, 2005, S. 194 f.).

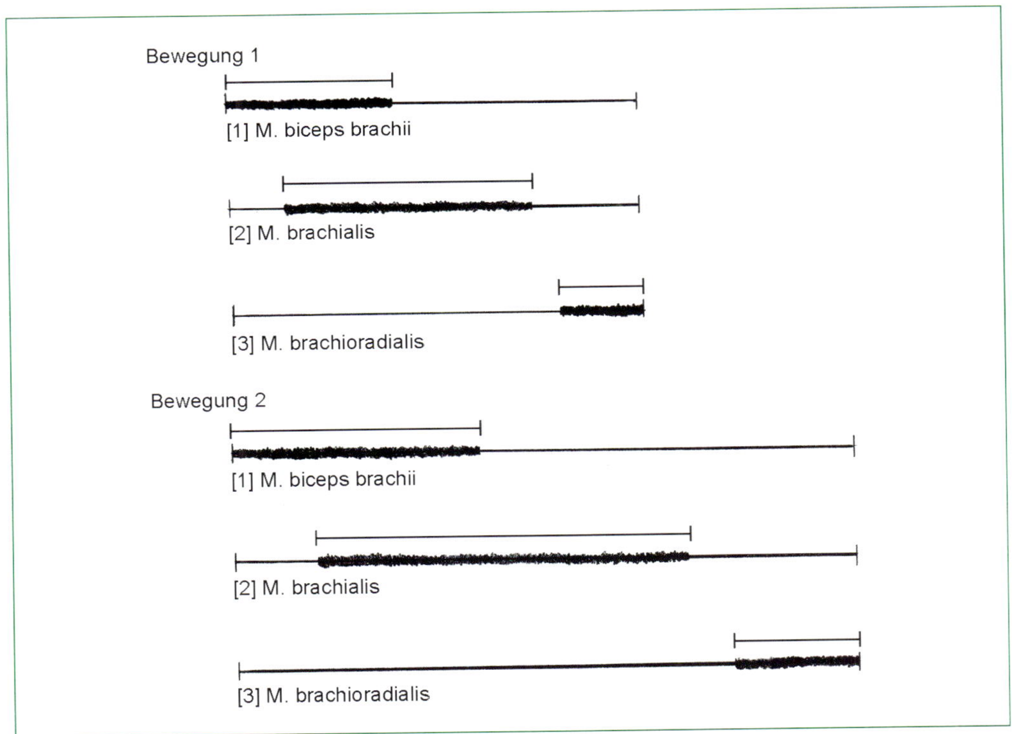

Abb. 45: Invariante Parameter - GMP-Theorie (modifiziert nach Schmidt & Lee, 2005, S. 196)

Wie in Abbildung 45 erkennbar, sind die beiden Bewegungen zwar unterschiedlich lang, die invarianten Parameter bleiben in Relation zueinander konstant. Diese Parameter sind nach Schmidt und Lee (2005, S. 195 ff.):

- Die Reihenfolge der Krafteinsätze muss an ein fixes Muster gebunden sein und darf nicht variieren. Muskel 1, 2 und 3 müssen bei beiden Bewegungen in derselben Abfolge kontrahieren.

- Des Weiteren muss die relative Zeit des Krafteinsatzes konstant bleiben. Bewegung 2 hat z. B. eine längere Gesamtbewegungsdauer, die relative Zeitstruktur der einzelnen Muskeln bleibt erhalten.
- Die dritte Kenngröße stellt die relative Kraft dar. Dies bedeutet, wenn in Bewegung 1 der Muskel 1 z. B. 5 N hebt und Muskel 2 z. B. 10 N, dann muss dieses 1 : 2-Verhältnis auch in der Bewegung 2 erhalten bleiben.

Bewegungen können also gedehnt oder gestaucht werden, ohne die makroskopische Struktur zu verlieren. Schmidt und Lee (2005, S. 197) führen hierzu als Beispiel einen Plattenspieler an, bei dem die Reihenfolge (z. B. der Gitarren-Riffs), die relative Zeit der Einsätze und die Kraft (Lautstärke) erhalten bleiben muss, um die Melodie selbst bei schnellerem oder langsamerem Abspielen erkennen zu können.
Hierzu liegen einige Studien vor, die demonstrieren, wie generalisierte motorische Programme funktionieren. Eine wurde bereits eingangs mit der Handschrift vorgestellt. Diese sollte demonstrieren, dass die Reihenfolge der Muskelkontraktionen erhalten bleiben muss, damit sich das Schriftbild nicht verändert. Dabei spielt es jedoch keine Rolle, ob die Bewegungen mit den unterschiedlichen Muskelgruppen der beiden Hände oder des Mundes durchgeführt werden.

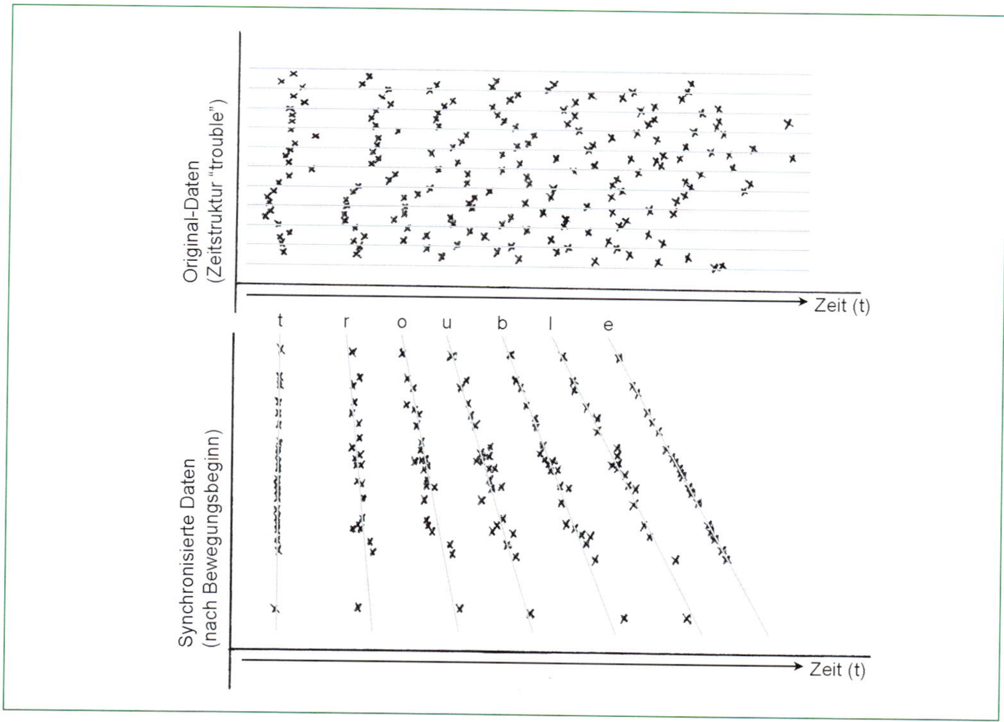

Abb. 46: Zeitstruktur beim Schreiben des Wortes „trouble“ nach Terzuolo und Viviani, 1979 (modifiziert nach Schmidt & Lee, 2005, S. 200)

Eine weitere Studie von Terzuolo und Viviani (1979, S. 113 ff.), in der die Probanden die Aufgabe hatten das Wort „trouble“ auf einer Schreibmaschine zu schreiben, wird durch Abbildung 46 charakterisiert. In Abbildung 46 oben sind die Originaldaten zu finden. Bei Abbildung 46 unten wurden diese nach der Dauer geordnet und mit dem Bewegungsbeginn synchronisiert. Dabei ist klar zu erkennen, dass das Programm für das Wort „trouble“ in beliebiger Art und Weise gedehnt oder gestaucht werden kann, ohne dass sich Beginn und Ende in der relativen Dauer unterscheiden.

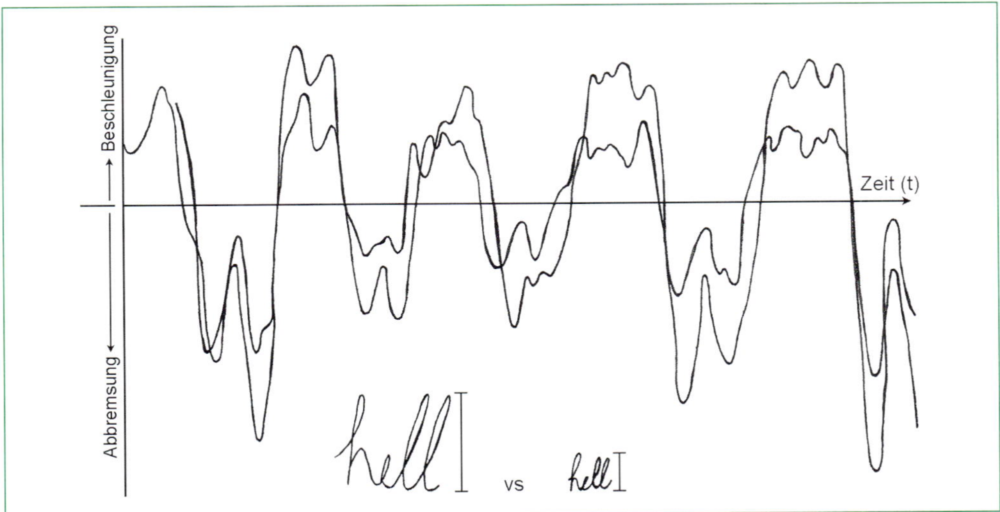

Abb. 47: Beschleunigungsstruktur beim Schreiben des Wortes „hell“ nach Hollerbach, 1978 (modifiziert nach Schmidt & Lee, 2005, S. 201)

Ein weiteres Beispiel für die Konstanz der invarianten Parameter nach der Impuls-Timing-Hypothese publizierte Hollerbach (1978). Dabei wurde der Proband aufgefordert zweimal das Wort „hell“ zu schreiben (einmal normale/einmal doppelte Schriftgröße). Gemessen wurden die Beschleunigungen während des Schreibens mit einer Feder. Die relative Zeitstruktur bleibt beim Schreiben des Wortes „hell“ erhalten. Vereinzelte Unterschiede sind in den Beschleunigungen zu finden. Daraus wird gefolgert, dass sich die Kraft relativ ändert (in der Relation zwischen beiden Schreibweisen wird die Beschleunigung gestaucht), die Zeitstruktur bleibt jedoch aufrecht.
Zur GMP-Theorie konnte Roth (1988, S. 261 ff.) nachweisen, dass eine Änderung eines Programms (z. B. Grundschlag oder Lob im Tennis) in etwa 600 mSek. Zeit in Anspruch nimmt. Wird hingegen ein Programm gedehnt oder gestaucht (z. B. unterschiedliche Länge eines Grundlinienschlages), so dauert diese Änderung lediglich 200 mSek. oder kürzer.
Kritik an der GMP-Theorie äußern Schmidt und Lee (2005, S. 204) selbst, indem sie klarstellen, dass beim Schreibmaschinenexperiment „trouble“ durchaus Abweichungen zu finden waren. So war lediglich die relative Gesamtdauer konstant, bei den

dazwischen liegenden Buchstaben herrschte eine große Variabilität vor. Dennoch sind einige Evidenzen vorhanden, die darauf hindeuten, dass generalisierte motorische Programme unser Handeln bestimmen.

Motorisches Lernen im Sinne der GMP-Theorie geht auf Adams (1971, S. 111 ff.) zurück und wurde von Schmidt (1975, S. 225 ff.) zur Schematheorie weiterentwickelt. Diese beruht auf der Annahme, dass der menschliche Organismus über zwei Arten von Speichern verfügt. Einen Wiedergabe-Speicher (Recall-Schema), welcher für die Bewegungsausführung (Programm) verantwortlich ist und einen Wiedererkennungs-Speicher (Recoginition-Schema), der für die Überwachung der Bewegung (Feedback) sorgt. Sehr schnell ablaufende Bewegungen werden dabei vom Wiedergabe-Speicher initiiert, Feedback spielt wie bereits dargestellt erst nach Beendigung der Bewegung eine wichtige Rolle, um mögliche Fehler bei erneuter Bewegungsausführung zu korrigieren. Langsam ablaufenden Bewegungen werden auch mittels Recall-Schema eingeleitet, es erfolgt jedoch eine ständige Überwachung durch den Wiedererkennungs-Speicher, um bei Abweichungen eine sofortige Korrektur über den Wiedergabe-Speicher einleiten zu können.

Schmidt und Lee (2005, S. 414) gehen nun davon aus, dass folgende vier Parameter bei jeder Bewegungsausführung gemeinsam abgespeichert werden:

- Ausgangsbedingungen (Körperposition, Movendumattribute, ...)
- Gewählte Parameter des GMPs
- Ergebnis der Bewegung
- Sensorisches Feedback (Gefühl, Rhythmus, ...)

Abbildungen 48 und 49 stellen dar, wie generalisierte motorische Programme (Recall-Schema) entstehen. Wird z. B. ein Basketball auf den Korb geworfen, wird auf der

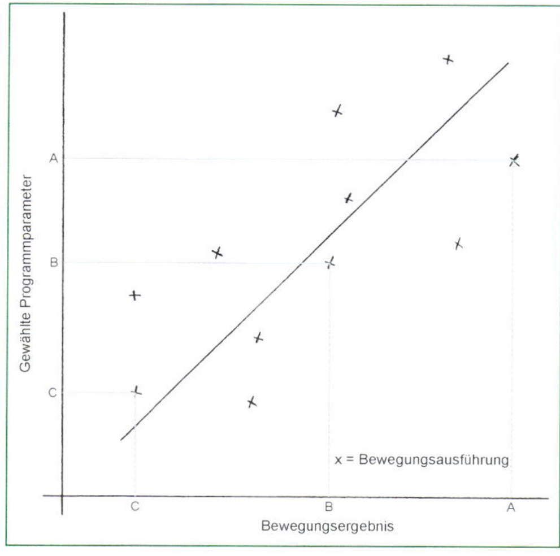

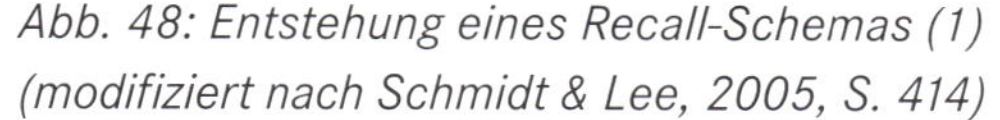
Abb. 48: Entstehung eines Recall-Schemas (1) (modifiziert nach Schmidt & Lee, 2005, S. 414)

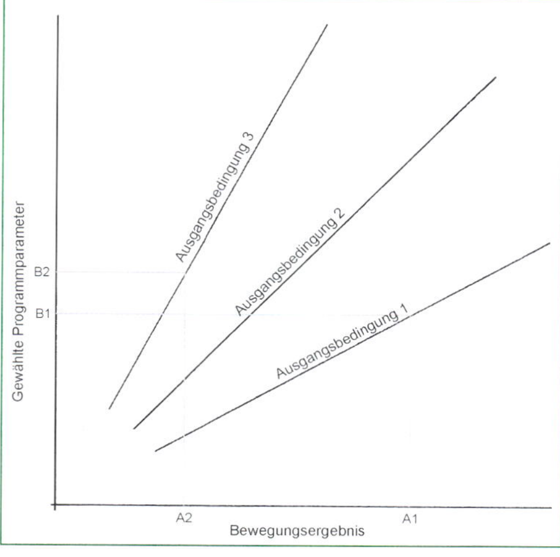

Abb. 49: Entstehung eines Recall-Schemas (2) (modifiziert nach Schmidt & Lee, 2005, S. 414)

horizontalen Achse das Bewegungsergebnis (Korbtreffer, Fluglinie des Balls, ...) dargestellt. Die vertikale Achse stellt die gewählten Programmparameter dar. Durch das Auftragen beider Parameter entsteht ein Punkt im Diagramm. Bei mehrmaliger Bewegungsausführung bildet sich schließlich eine Punktwolke. Die Beziehung zwischen den einzelnen Parametern lässt sich in einer Regressionsgeraden darstellen, diese wird auch als Regel im motorischen Lernen bezeichnet.

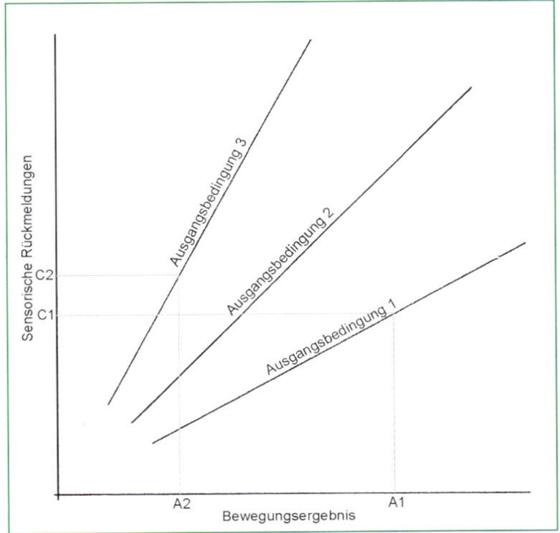

Abb. 50: Entstehung eines Recontion-Schemas (modifiziert nach Schmidt & Lee, 2005, S. 415)

Eine weitere wichtige Einflussgröße sind die Ausgangsbedingungen (Standposition, Gewicht des Movendums, ...). Diese werden über Sensoren wahrgenommen und in separaten Regressionsgeraden dargestellt (z. B. Initial condition 2). Will nun eine Versuchsperson z. B. einen Ball im Korb platzieren, so ist der gewünschte Outcome durch (A) dargestellt. Mit der Beziehung zwischen Ausgangsbedingungen und Vorerfahrungen durch gelernte Regeln wird nun ein Programm initiiert und die aktuellen Parameter für die Bewegung eingegeben (B).

Beim Recognition-Schema werden wie beim Recall-Schema die zu erwartenden sensorischen Konsequenzen vor der Bewegungsausführung mit dem realen Rückmeldungen der Rezeptoren bei unterschiedlichen Ausgangsbedingungen verglichen und gemeinsam in Form von Regressionsgeraden (Regeln) gespeichert.

Je dichter nun die Punktwolke ist und je mehr Regressionsgeraden in Form von Regeln zur Verfügung stehen, desto größer ist demnach auch die Wahrscheinlichkeit, dass (auch neue) Bewegungen erfolgreich bewältigt werden (Schmidt & Lee, 2005, S. 413 ff.).

Bestätigt wird diese Theorie des motorischen Lernens darin, dass wenn neue Bewegungen gelernt werden, zuerst eine größere Variabilität in der Bewegung vorherrscht (Variability of Practice). Erst nach mehrmaligem Bewegungsvollzug wird die Bewegung präziser und die Wahrscheinlichkeit steigt, dass z. B. der Basketball im Korb landet (Shapiro & Schmidt, 1982, S. 113 ff.).

Des Weiteren können durch die erlernten Regeln noch nie vorher durchgeführte Bewegungen auch bewältigt werden. Vor allem in offenen Sportarten sollte als oberstes Ziel das Erlernen von Regeln angestrebt werden, um wie z. B. im Fußball auch aus ungewohnten Situationen ein Tor zu erzielen (Nicholson & Schmidt, 1991).

Schmidt und Lee (2005, S. 418) bestätigen, dass diese Schema-Theorie große Stärken aber auch Schwächen aufweist. So kann bis heute nicht geklärt werden, wie diese Schemata entstehen, wie sensorische Konsequenzen mit motorischen Programmen verschalten und genutzt werden, wie die erste Bewegung vollzogen wird, usw.

3.6 Gestaltpsychologie

Lefrancois (2006, S. 173) verweist darauf, dass die Gestalt mehr ist als die Summe einzelner Teile. Köhler (1925, S. 150 ff.) verdeutlicht dies in Experimenten, in denen Affen verschiedenste Aufgaben gegeben wurden. Dabei gab es intelligente Affen, die um an Bananen zu gelangen sehr clevere Lösungsansätze entwarfen. Sie mussten z. B. Kisten verschieben oder stapeln, Stäbe verlängern um an das Ziel der Futterbeschaffung zu erreichen. „Dumme" Affen zeigten dieses Verhalten hingegen nicht, sie wiederholten immer wieder die gemachten Fehler. Dabei wird davon ausgegangen, dass intelligente Affen ähnlich wie Menschen durch Einsicht d. h. durch „die Wahrnehmung von Beziehungen zwischen Elementen einer Problemsituation" (Lefrancois, 2006, S. 171) lernen. Koffka (1935, S. 45 ff.) behauptet dabei, dass jeder menschliche Organismus dazu tendiert, Objekten durch die Prägnanz eine gute Form zu geben. Was dies bedeutet, dazu gibt er vier Prinzipien an die Hand, die diesen Sachverhalt genauer darstellen.

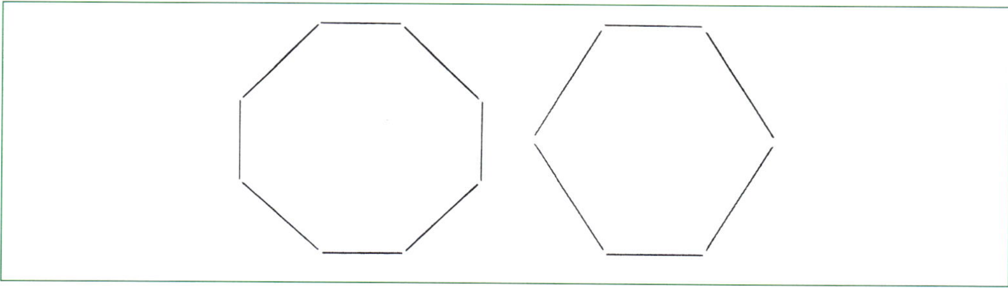

Abb. 51: Prinzip der Geschlossenheit (modifiziert nach Lefrancois, 2006, S. 174)

Prinzip der Geschlossenheit: In Abbildung 51 tendiert der Mensch dazu die Objekte als geschlossen wahrzunehmen. Andere Phänomene sind in der Musik oder in der Rechtschreibung zu beobachten. Selbst wenn in einer Melodie einige Noten oder in einem Wort Buchstaben fehlen, wird dies als Ganzes wahrgenommen.

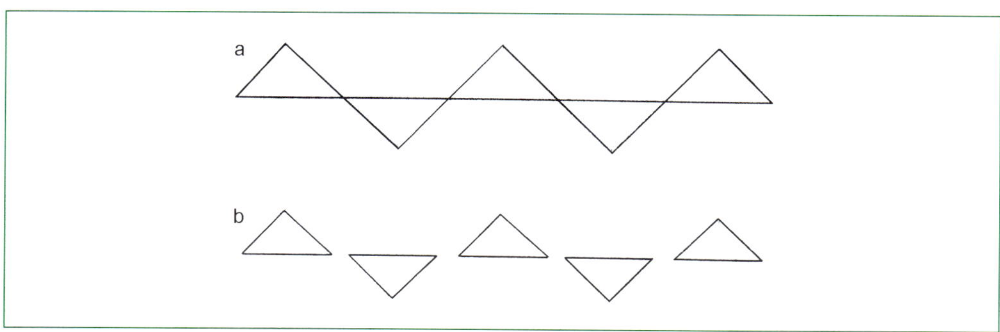

Abb. 52: Prinzip der Kontinuität (modifiziert nach Lefrancois, 2006, S. 175)

Prinzip der Kontinuität: In Abbildung 52 a erscheint eine gezackte Linie, die durch eine Gerade durchschnitten wird. In Abbildung 52 b hingegen werden nur Dreiecke wahrgenommen, ohne eine durchgehende, kontinuierliche Form.

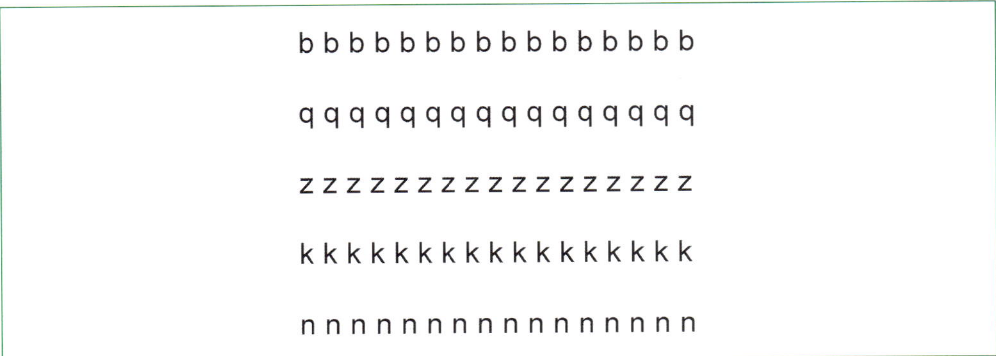

Abb. 53: Prinzip der Ähnlichkeit (modifiziert nach Lefrancois, 2006, S. 175)

Prinzip der Ähnlichkeit: Hier geht es darum, dass ähnliche Objekte als eine Einheit wahrgenommen werden. In Abbildung 53 werden 10 nebeneinander stehende Buchstaben wahrgenommen, anstatt 10 Spalten mit dem Wortlaut „bqzkn“.

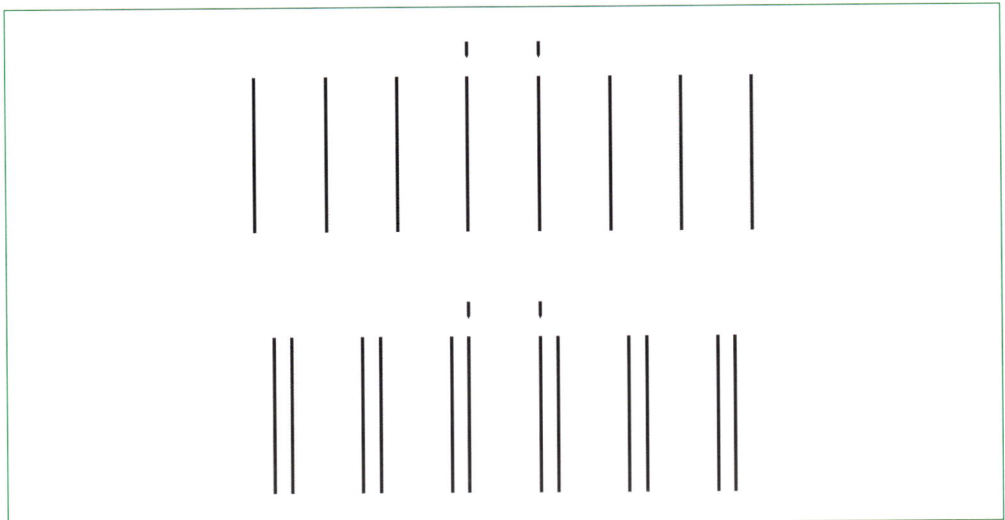

Abb. 54: Prinzip der Nähe (modifiziert nach Lefrancois, 2006, S. 175)

Prinzip der Nähe: Dieses Prinzip besagt, dass Dinge in Räumen gruppiert wahrgenommen werden. In oben stehender Zeile werden acht Linie wahrgenommen, in unten stehender Reihe hingegen sechs Linienpaare.

Für die Erkennung von Gestalt sind im Gehirn ganz bestimmte Areale spezifisch ausgeprägt um z. B. Gesichter, Bewegungen oder Farben zu erkennen. Eine Schädigung dieses Areals hat eine Beeinträchtigung in der Wahrnehmung zur Folge (Spitzer, 2002, S. 211). Bei der Erkennung von Gesichtern handelt es sich um einen sehr speziellen Vorgang. Es scheint so, als ob Prototypen dafür im sensorischen Areal vorhanden sind und lediglich Abweichungen von den jeweiligen Prototypen gespeichert werden. Dies ist auch viel ökonomischer, da lediglich die Unterscheidungen zu den Prototypen neu zu speichern sind (Valentine, 1991, S. 161 ff.). Dieser Prozess kann anhand eines simplen Beispiels nachvollzogen werden. So kennt jeder das Bild eines Durchschnitteuropäers, eines Japaners oder eines Chinesen. Erst wenn man sich eine Weile in der jeweiligen Region aufhält und sich näher mit der Bevölkerung auseinandersetzt, können auch Unterschiede in den einzelnen Gesichtern festgestellt werden (Spitzer, 2002, S. 213). Es handelt sich hierbei um ein Phänomen, welches detaillierter von Pascalis u. a. (2002, S. 1322) in einem Experiment untersucht wurde. Dabei wurde ein Portraitfoto von Margret Thatcher um 180° rotiert und des Weiteren sowohl Augen als auch Mund um weitere 180° verdreht. Als Ergebnis konnte ermittelt werden, dass wenn man das Portraitfoto in herkömmlicher Darstellung betrachtet, man den Fehler mit den rotierten Augen und dem Mund auf den ersten Blick erkennt. Bei dem auf dem Kopf stehenden Abbild ist dies nicht so, hier bleibt der Fehler verborgen. Unsere Wahrnehmung ist dahingehend trainiert, dass sie dem Gesicht die beste Gestalt verleiht. Bei Kleinkindern ist dieses Phänomen im Übrigen noch nicht vorhanden. Sprich die Wahrnehmung des Menschen wird mit zunehmendem Alter und Erfahrung stark auf generalisierte Prototypen fokussiert.

Diese Erkenntnisse stehen auch in Zusammenhang mit motorischem Lernen. Lefrancois (2006, S. 175 ff.) beschreibt dazu, dass Wahrnehmung und Denken einander sehr stark beeinflussen. Sensorische Inhalte haben wie dargestellt die Tendenz immer die bestmögliche Struktur anzunehmen. Dabei entsprechen die Erinnerungen von diesen Wahrnehmungen nicht immer dem tatsächlich Gelernten oder Wahrgenommenen. Als Konsequenz für motorisches Lernen ziehen die Gestaltpsychologen daraus, dass nicht jeder Stimulus zu einer gleichen Reaktion führt, es gilt viel mehr herauszufinden, wie die physikalische Umwelt gestaltet werden muss, damit Bewegungen die beste Prägnanz und somit die bestmögliche Struktur annehmen können (Koffka, 1935, S. 67). Marashi u. a. (2003, S. 281 ff.) und Gandelmann (1992) haben hierzu Experimente mit Ratten durchgeführt, wobei eine Gruppe in einem freien Raum mit einer Vielzahl von Gestaltungsmöglichkeiten (enriched environment) gehalten wurde. Die zweite Kontrollgruppe hingegen wurde in einem Laborkäfig (impoverished) eingeschlossen. Als Ergebnis zeigte sich, dass die Experimentalgruppe vielfältige Handlungsstrategien zur Problemlösung entworfen hatte und zudem entdeckungsfreudiger war als die Kontrollgruppe. Dies konnte auch diagnostisch nachgewiesen werden, indem die freien Ratten einen größeren Cortex aufwiesen und über mehr dentrischische Kontakte bzw. Synapsen im Occipital- und Temporallappen verfügten. Bei den Ratten der Kontrollgruppe zeigten sich diese erwünschten Reaktionen nicht. Es ist also äußerst wichtig, dass das Umfeld abwechslungsreich aufgebaut ist, mit einer Reihe von Gestaltungsmöglichkeiten für den Lernenden. Nur so kann es zu Anpassungen im Sinne des motorischen Lernens kommen.

3.7 Ecological Approach

Im ökologischen Ansatz nach Gibson (1986, S. 33) geht man davon aus, dass Wahrnehmung und Handlung sich gegenseitig beeinflussen. Hierbei spielen Erfahrungen eine entscheidende Rolle, so verändert sich die Wahrnehmung entscheidend, wenn Alltagsgegenstände anders als gewohnt eingesetzt werden (z. B. Tischtennis spielen mit Hausschuhen) (Kelso, 1997, S. 189). Im Sport spielt der Wechsel von Wahrnehmung, Bewegungsvollzug und den Konsequenzen daraus eine entscheidende Rolle. Beschreibt ein Ball z. B. beim Völkerballspiel eine geradlinige Flugbahn (hohe Geschwindigkeit), so wird der Gegenspieler eher versuchen dem Ball auszuweichen. Fliegt der Ball hingegen in einer gebogenen Fluglinie (geringe Geschwindigkeit), so kann der Ball eher gefangen und somit ein Vorteil für die eigene Mannschaft herausgeholt werden. Nach Turvey (1991, S. 81) geht man davon aus, dass die Spieler mit zunehmender Erfahrung lernen auf Reize entsprechend zu reagieren. Eine entscheidende Rolle spielt nach dieser Theorie der optische Apparat, der Bewegungen ständig überwacht. Hierzu beschreibt Williams, Davids und Williams (1999, S. 210 ff.) die optische Variable Tau. Diese ist Ausdruck für die Zeit, die bis zum Kontakt mit z. B. einem Ball verbleibt, um ihn zu fangen oder ihm auszuweichen (Time-to-contact-hypothese). Dabei unterscheidet man zwei Arten von Tau. Bewegt sich z. B. ein Skispringer auf den Schanzenabsprung zu, so wird der Zeitpunkt bis zum Kontakt mit dem Absprungbalken aus der Größenveränderung abgeschätzt. Erfahrung hilft dem Springer dabei, den genauen Zeitpunkt zu ermitteln, um den Absprung korrekt zu timen und die besten Voraussetzungen für die kommende Flugphase zu schaffen. Anders ist die Situation, wenn sich wie oben beschrieben der Ball auf einen Spieler zubewegt. Hier wird der Zeitpunkt bis zum Kontakt einerseits aus der Größenveränderung, andererseits aus der Winkelveränderung des Objektes abgeschätzt. Entscheidend ist, dass sich beide Systeme gegenseitig beeinflussen und voneinander abhängig sind (Williams, Davids & Williams, 1999, S. 212 ff.). Kritik an diesem Modell wird darin gesucht, dass dadurch Alltagssituationen wenig erklärt werden können. So würde man z. B. ein Auto nicht rechtzeitig abbremsen können, wenn man auf den Vordermann auffährt, da dieses Modell die Fahrzeugfront unberücksichtigt lässt (Williams, Davids & Williams, 1999, S. 238 ff.). Dennoch zeigen die erwähnten Beispiele, dass Wahrnehmung eine entscheidende Rolle spielt und unser Verhalten immens beeinflusst. Für motorisches Lernen gilt es sensorische Qualitäten zu fordern und zu fördern, um auf Reize adäquat reagieren zu können.

3.8 Bewegungsphysiologischer Ansatz nach Bernstein

Bernsteins Konzept (1967) geht davon aus, dass das Problem der großen Anzahl an Freiheitsgraden des menschlichen Körpers durch Koordination dieser gelöst werden kann. Motorisches Lernen findet in diesem Konzept in drei Etappen statt. Zunächst

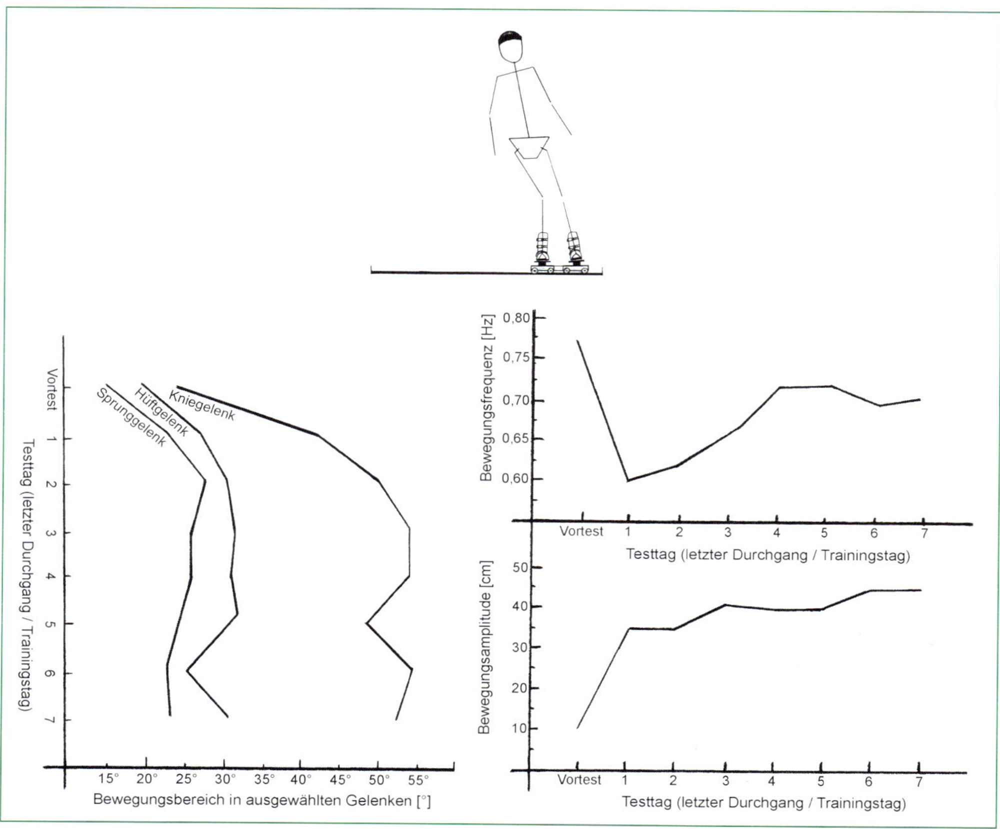

Abb. 55: Veränderung von Bewegungsfrequenz, -amplitude und ROM bei einer Schischwung-Imitationsübung (modifiziert nach Schmidt & Lee, 2005, S. 424)

werden in der ersten Phase überflüssige Freiheitsgrade eingeschränkt (freezing). Wird z. B. ein Ball mit dem nicht dominanten Arm geworfen, so wird der Ball hauptsächlich über das zentral gelegene Schultergelenk beschleunigt, periphere Gelenke wie Ellenbogen und Handgelenk werden dabei relativ starr gehalten (Southard & Higgins, 1987, S. 387 ff.). Sobald die Versuchsperson die ersten Freiheitsgrade beherrscht, werden in der zweiten Phase nach und nach Freiheitsgrade freigegeben.
In einem Experiment von Vereijken, van Emmerik, Whiting und Newell (1992, S. 133 ff.) kann dies ganz gut nachvollzogen werden. Hierzu wurde die Versuchsperson aufgefordert, auf einem Skisimulator mehrere Skischwünge zu imitieren. Wie im Diagramm klar zu erkennen, war beim Eingangstest nur eine geringe Amplitude bei hoher Frequenz vorzufinden. Der Bewegungsbereich in den einzelnen Gelenken war zudem stark reduziert. Im Gegensatz dazu, wurde im Verlauf der Trainingstage sowohl Amplitude als auch der Range-of-Motion (ROM) in Hüfte, Knie und Sprunggelenk gesteigert. Das System hat also gelernt die Freiheitsgrade zu beherrschen und scheut

nun keine von außen wirkenden Kräfte mehr. Dies führt zur dritten Stufe in Bersteins Theorie, nämlich die Nutzung von reaktiven Erscheinungen wie die Gravitation, die Trägheit oder im Muskel-Sehnen-Komplex gespeicherte Kräfte. In dieser Phase werden wie bereits dargestellt Kräfte nicht muskulärer Genese genutzt, um komplexe Berechnungen und Datenverarbeitungen des Zentralnervensystem zu reduzieren und Energie zu sparen, damit Bewegungen schneller, kraftvoller und effizienter durchgeführt werden können (Schmidt & Lee, 2005, S. 423 ff.).
Bernstein (1988, S. 99 ff.) lässt in seine Theorien die Gedanken der Gestaltpsychologie mit einfließen und verweist in seinen Studien auf die Ganzheitlichkeit menschlicher Bewegungen. Dabei geht er davon aus, dass Bewegungen in Form eines Engramms in unserem Gedächtnis gespeichert sind. Dies ermöglicht, dass eine Veränderung auf mikroskopischer Ebene zum makroskopisch gewünschten Ergebnis führt. Als Beispiel erwähnt der Autor die von ihm durchgeführte Hammerstudie, in der es darum geht, einen Nagel mit einem Hammer zu treffen. Dabei sind die einzelnen Glieder der kinematischen Kette hochvariabel z. B. viele Freiheitsgrade der Gelenke, Reihenfolge der Muskelkontraktionen, gespeicherte Energie in den Sehnen usw. Die Koordination dieser Freiheitsgrade auf mikroskopischer Ebene führt zum entsprechenden makroskopischen Ergebnis, indem man den Nagel trifft oder ihn verfehlt. Dabei ist wichtig, dass zwischen Ursache und Wirkung keine lineare Beziehung besteht. Ganz im Gegenteil, so kann eine kleine Ursache (Veränderung eines mikroskopischen Parameters) eine große Wirkung erreichen und zum Gelingen bzw. Misslingen des Zieles führen. Spitzer (2002, S. 3) vergleicht das Lernen von Bewegung mit einem Kochrezept. Dabei gibt es ein Überangebot an Lebensmittel, jedoch nur die richtige Zusammensetzung dieser garantiert ein genussvolles Gericht. Genauso müssen beim Bewegungslernen einerseits Rahmenbedingungen geschaffen werden, die das Lernen ermöglichen, andererseits müssen die Nervenimpulse entsprechend koordiniert werden, damit eine ökonomische Bewegung stattfinden kann. Wer dabei glaubt, dass dieser Lernvorgang passiv möglich ist, wird schnell enttäuscht werden. Der Nürnberger Trichter bleibt eine Utopie und lernen kann nur aktiv auf Grund von strukturellen Veränderungen im Zentralnervensystem erfolgen (Spitzer, 2002, S. 4).

3.9 Synergetik

Unter Synergetik versteht Haken und Haken-Krell (1997, S. 67 ff.) die Lehre vom Zusammenwirken. Die Autoren sprechen hierbei von Selbstorganisation, das heißt, dass Systeme die Möglichkeit besitzen, Strukturen von sich aus zu bilden. Als Beispiel wird hierzu das Laserparadigma angeführt, bei dem zunächst eine Gasröhre mit Gasatomen gefüllt ist. Wird Energie in Form von elektrischem Strom zugeführt, so setzen sich die Gasatome in Bewegung und es entsteht ein diffuses Licht (Rauschen). Bei weiterer Erhöhung der Stromstärke, werden immer mehr Atome angeregt, bis schließlich aus dem chaotischen Licht (Rauschen) ein präziser Lichtstrahl als Laserlicht austritt (kohärentes Licht).

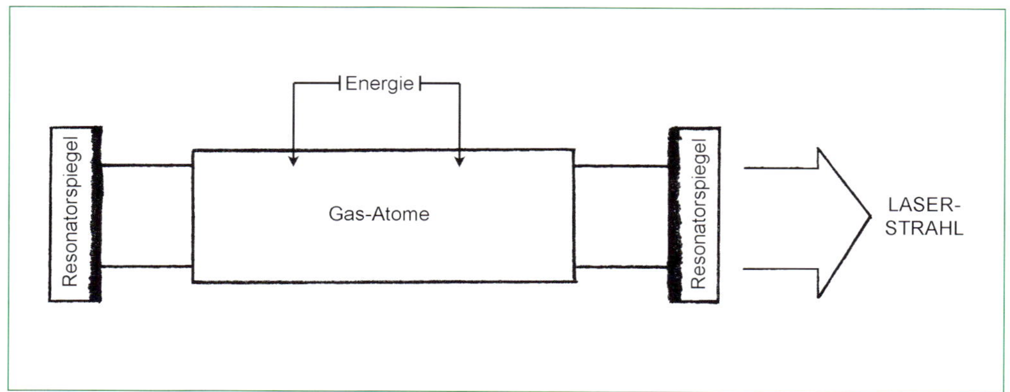

Abb. 56: Laserparadigma (modifiziert nach Haken & Haken-Krell, 1997, S. 72)

Um Selbstorganisation erst möglich zu machen, müssen einige Voraussetzungen gegeben sein. Haken und Haken-Krell (1997, S. 74 ff.) beschreiben hierzu das Rayleigh-Benard Experiment, dass diese Bedingungen verdeutlichen soll (s. Abb. 57).
Die Versuchsanordung sieht vor, dass sich Wasser in einem Gefäß befindet. Wasser besteht dabei aus Molekülen, die auf Grund chemischer Reaktionen und physikalischer Gesetze veränderbar sind. Als erste Voraussetzung wird also gefordert, dass die Systeme aus vielen Teilen (Subsystemen) bestehen und diese die Möglichkeit der nichtlinearen Interaktion aufweisen.
Des Weiteren muss ein Kontrollparameter vorliegen, über den die Interaktion gesteuert wird. In diesem Experiment ist dies die Temperaturdifferenz (= Kontrollparameter) zwi-

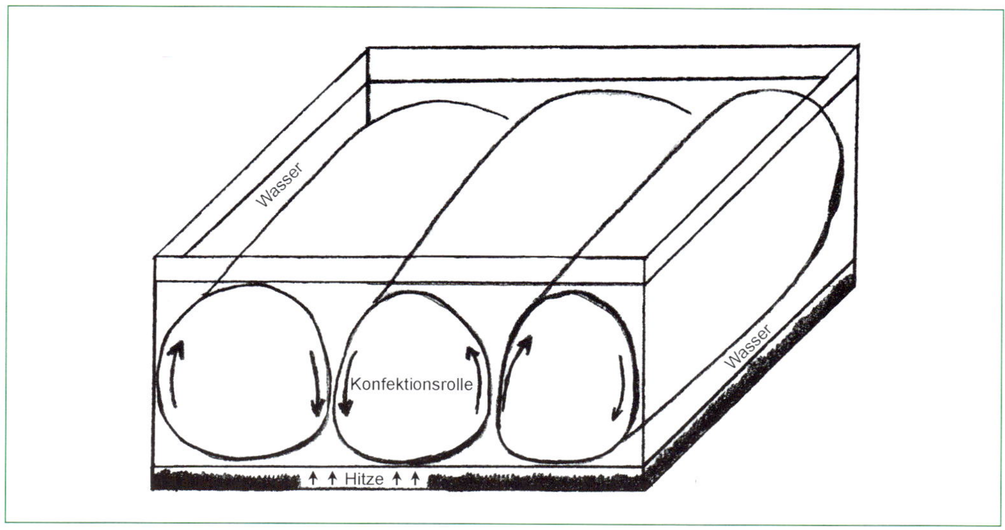

Abb. 57: Rayleigh-Benard Experiment (modifiziert nach Haken & Haken-Krell, 1997, S. 75)

schen dem Wasser und der Umwelt. Wird das Wasser nun von unten erhitzt, so versucht das System ab einem kritischen Temperaturunterschied, einen Ausgleich herbeizuführen. Dazu werden die Moleküle in eine Drehbewegung versetzt und es bilden sich Konfektionsrollen aus (= Ordnungsparameter). Der kritische Wert, an dem der Ordnungsparameter entsteht, wird als Rauschen bezeichnet. Hierbei ist keineswegs vorhersehbar, in welche Richtung sich die Konfektionsrollen bewegen. Wichtig ist, dass einzelne Moleküle sich gegenseitig stärken können, einzelne Rollenbewegungen können nebeneinander koexistieren oder einander bekämpfen und unterdrücken. Dies wird als Versklavung der Teilelemente bezeichnet. Ist der Ordnungsparameter (Moleküle in Bewegung) einmal ausgebildet, so kann die Drehrichtung nicht mehr verändert werden, die Geschwindigkeit der Drehung ist jedoch variabel. Wird das Wasser weiter erhitzt (Temperaturdifferenz größer), so versuchen die Konfektionsrollen einen stärkeren Wärmeausgleich herbeizuführen und drehen sich rascher (direkt proportionales Verhältnis). Sinkt die Temperatur hingegen unter den kritischen Wert, so kommen auch die Moleküle wieder zur Ruhe. Wichtig ist, dass sich der Ordnungsparameter immer wieder provozieren lässt, nicht vorhersehbar ist dabei die Richtung, in die sich die Rollen entwickeln.

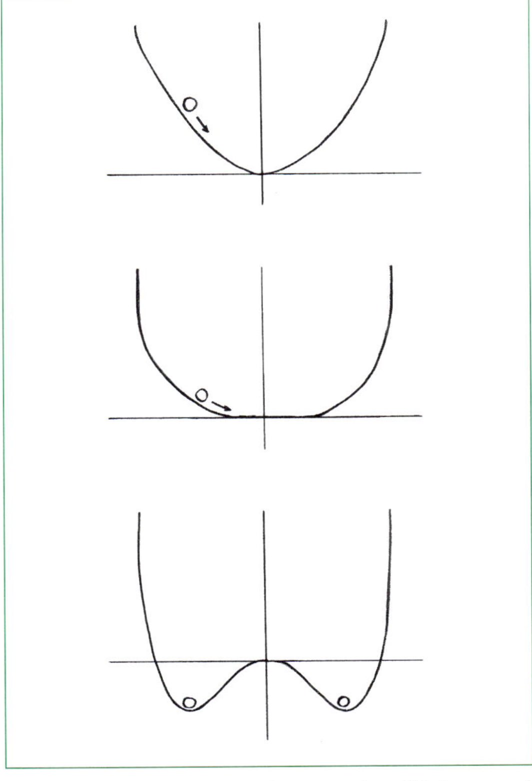

Abb. 58: Dynamik von Ordnern (modifiziert nach Haken & Haken-Krell, 1997, S. 87)

Haken und Haken-Krell (1997, S. 86) beschreiben die Dynamik der Ordner (Abb. 58) in Form von mechanischen Modellen: In der ersten Situation herrschen stabile Bedingungen, der Kontrollparameter $\alpha<0$. Dies lässt sich mit der Ruhesituation im Rayleigh-Benard Experiment vergleichen. Wird der Kontrollparameter erhöht $\alpha=0$ so beginnt das System instabil zu werden. Abbildung 58 b wird als kritische Fluktuation oder Rauschen bezeichnet. Im erwähnten Beispiel wäre dies die kritische Temperaturdifferenz zwischen Wasser und Umwelt. In Abbildung 58 c wird der Wert des Ordnungsparameters schließlich positiv $\alpha>0$ und das System kippt in eine Bistabilität, was bedeutet, dass sich zwei sehr stabile Systeme herausbilden. Dabei ist wie erwähnt nicht vorhersehbar, in welche Tallandschaft das System kippt (Rechts- bzw. Linksrotation der Konfektionsrollen).

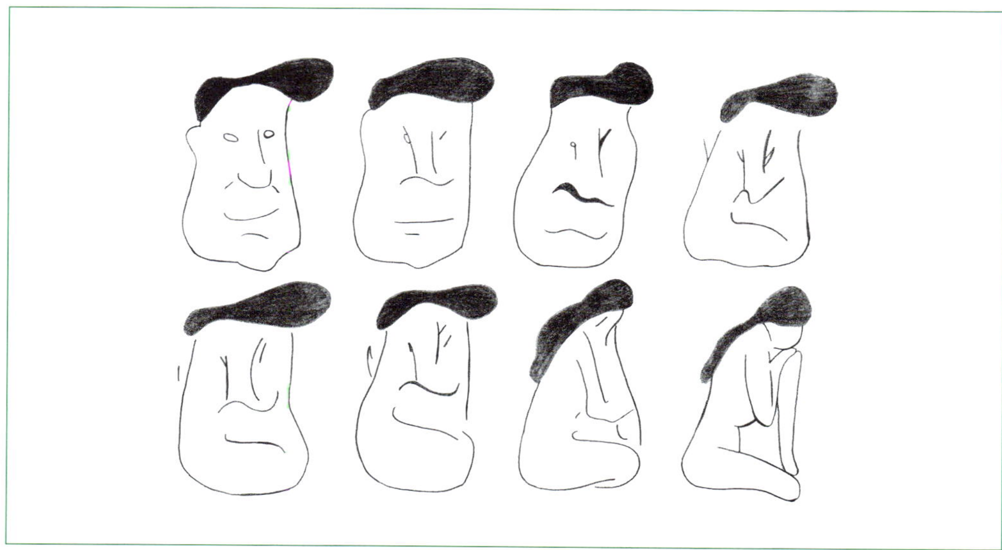

Abb. 59: Hysterese Effekt (modifiziert nach Haken & Haken-Krell, 1997, S. 91)

Das Phänomen der Hysterese (Übergänge) ist häufig in der Wahrnehmung bzw. in der Bewegungskoordination vorzufinden. In Abbildung 59 ist am Beginn der ersten Zeile ein Männergesicht zu erkennen, am Ende der unteren Zeile eine Frauengestalt. Dazwischen liegt ein flüssiger Übergang, wobei dieser Übergang, bei dem man eher den Mann bzw. die Frau erkennt sehr subjektiv ist und interindividuell stark variiert. Ähnliche Phänomene sind auch bei Bewegungen zu finden. Steigert man z. B. die Geschwindigkeit bei einem Laufband kontinuierlich vom Gehen bis zum Laufen, so ist der Über-

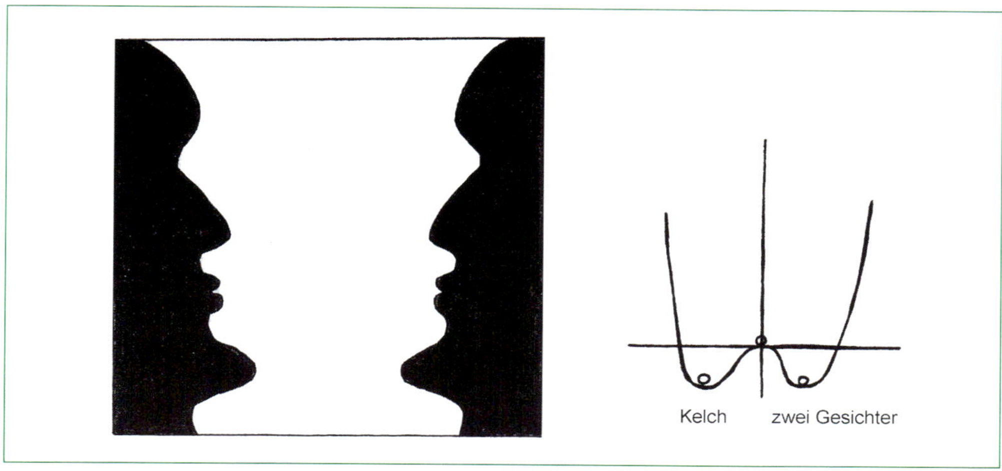

Abb. 60: Gebrochene Symmetrie (modifiziert nach Haken, 1990, S. 197)

gang nicht fließend. Die Geschwindigkeit, die für den einen noch Gehen ist, bedeutet für eine andere Person bereits Laufen (Haken & Haken-Krell, 1997, S. 91).
In einem weiteren Beispiel (Abb. 60) erkennt man einmal eine Vase, einmal zwei Gesichter. Betrachtet man die beiden Objekte, so wechseln die Gestalten nach einem nicht vorhersehbaren Zeitmuster. Für kurze Zeit sind diese Muster sehr stabil (Haken, 1990, S. 197).
Wie bereits dargestellt, hat der menschliche Organismus mit seinen Freiheitsgraden (Gelenke, Muskeln, Neuronen) sehr viele Möglichkeiten zu selbstorganisierenden Prozessen.
Hierzu haben Kelso (1981, S. 63) und Haken, Kelso und Bunz (1985, S. 347 ff.) einige Experimente durchgeführt, in denen sie die Koordination der Finger untersuchten. Hierbei wurden Versuchspersonen angewiesen ihre Finger parallel zueinander zu bewegen. Die Geschwindigkeit der Bewegung wurde mittels Metronom überwacht und gesteigert. Als Ergebnis trat zunächst bei Steigerung der Frequenz (= Kontrollparameter) eine ungeordnete Bewegung auf (= Rauschen/Fluktuationen). Bei weiterer Steigerung der Frequenz war ein sehr stabiles, antiparallel-symmetrisches Muster der Finger vorzufinden. Haken und Haken-Krell (1997, S. 104 ff.) stellen klar, dass sich sehr viele Phänomene im menschlichen Organismus durch Selbstorganisation erklären lassen. So können Bewegungen wie z. B. ein Schritt nie auf exakt dieselbe Art und Weise wiederholt werden. Als weiteres Beispiel nennen die Autoren einen Sprinter, dessen Reaktionszeiten am Start selbst nach Unmengen von Trainingseinheiten noch stark variieren. Würde die Theorie der motorischen Programme stimmen, müsste der Läufer lernen können, immer mit der gleichen Reaktionszeit zu starten. Die Autoren gehen noch weiter und denken, dass sich Fluktuationen in der Evolutionsgeschichte als vorteilhaft erwiesen haben: „So rasch wie möglich auf Signale aus der Umwelt zu reagieren, verschafft einen Überlebensvorteil. Man könnte daher erwarten, dass die Reaktion des Nervensystems auf einen Reiz ohne Verzögerung erfolgt. [...] In der Natur erweist sich die eingebaute Unberechenbarkeit aber möglicher-

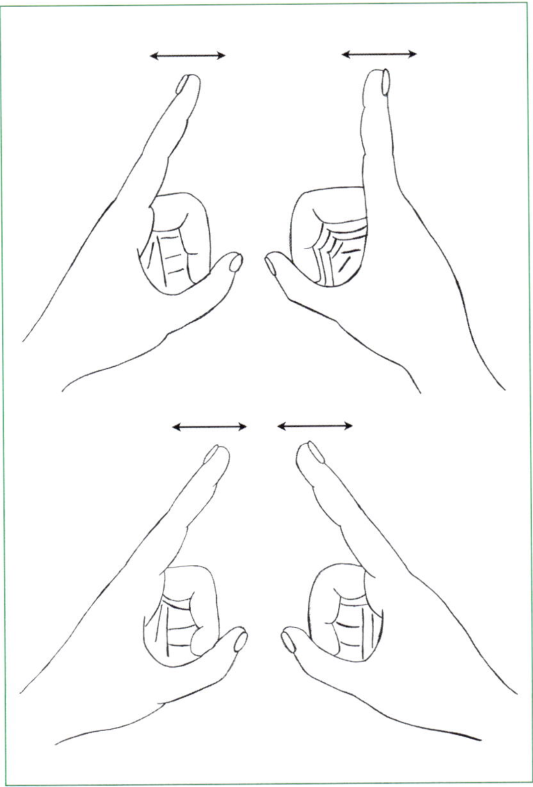

Abb. 61: Synergetik in Bewegungen (modifiziert nach Haken, 2006, S. 10)

weise als nützlich. Ein Beutetier, dessen Reaktionszeiten für Fressfeinde nur bedingt vorhersehbar sind, hat vielleicht bessere Überlebenschancen (Haken & Haken-Krell, 1997, S. 106 f,)."

Eine weitere Versuchsreihe zu diesem Thema liefert Loosch (1995, S. 417 ff.) mit dem Dartwurfexperiment. Darin konnte er herausfinden, dass obwohl die Bewegungsdurchführung beim Dart mit 80–120 mSek. recht kurz und somit keine Zeit für Rückkopplungsprozesse in Form von sensorischem Feedback ist, es doch zu Anpassungen in bestimmten Wurfparametern kommt. Professionelle Dartspieler treffen dabei mit einer hohen Konstanz das angestrebte Ziel (bulls eye). Auffällig ist, dass es zu individuellen Anpassungen zwischen der Abwurfgeschwindigkeit und dem -winkel kommt. Eine hohe Abwurfgeschwindigkeit ist mit einer flachen (geringer Winkel) und eine niedrige Geschwindigkeit mit einer steilen Flugbahn (steiler Abwurfwinkel) gekoppelt. Experten auf dem Gebiet des Dartsports haben also gelernt mikroskopische Parameter zu verändern (Abwurfgeschwindigkeit/-winkel) um das makroskopische Ziel (bulls eye) zu erreichen.

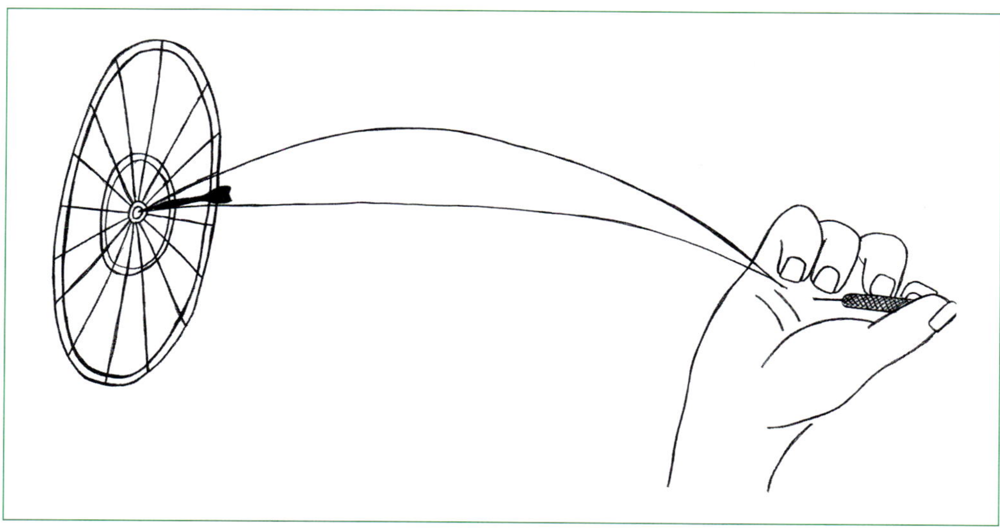

Abb. 62: Dartexperiment (modifiziert nach Loosch, 1999, S. 158)

Lernen würde sich demnach so gestalten, dass sich zunächst einzelne Attraktoren (Ordner) in der menschlichen Potentiallandschaft herausbilden. Mit zunehmendem Lernfortschritt entwickeln sich weitere Täler, wobei die ursprünglichen Landschaften erhalten bleiben und die neuen im Sinne der Versklavung beeinflussen können. Das Gehirn lernt also nicht einzelne Programme, sondern ändert einzelne, mikroskopische Parameter, um das gewünschte makroskopische Bewegungsziel im Sinne der Synergetik zu erreichen. Dabei entstehen immer Schwankungen und Fluktuationen, die das System in eine neue Qualität bringen können. Als Beispiel wird hierzu der Skilauf erwähnt, bei dem die Kinder zumeist den Schneepflug vor dem Parallelschwingen

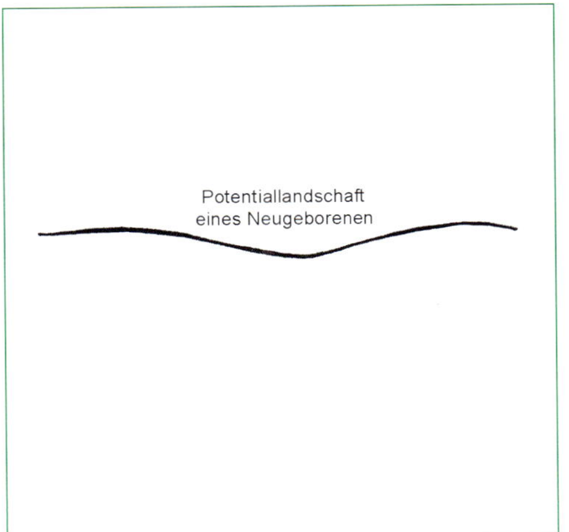

Abb. 63: Potentiallandschaft eines Neugeborenen (modifiziert nach Birklbauer, 2006, S. 461)

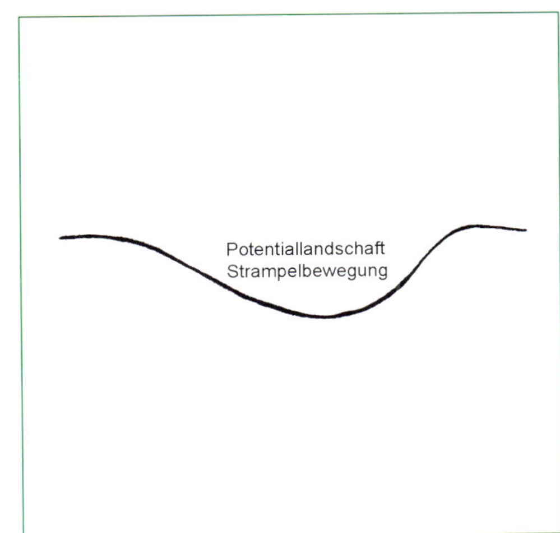

Abb. 64: Potentiallandschaft z. B. von Strampelbewegungen (modifiziert nach Birklbauer, 2006, S. 461)

lernen. Hier ist häufig beobachtbar, dass in Stresssituationen auf den ineffizienteren Schneepflug zurückgegriffen wird, anstatt mit einem gezielten Parallelschwung die Bewegung zu stoppen. Einmal erlernte Bewegungsmuster sind also in der menschlichen Potentiallandschaft noch immer präsent und in gewissen Situationen sogar stabiler als die neu erlernten Muster (Haken & Haken-Krell, 1997, S. 120 ff.). Spitzer (2002, S. 9) verdeutlicht, dass es „kein nicht lernen" gibt. Ganz im Gegenteil: „Gehirne sind Regelextraktionsmaschinen" (Spitzer, 2002, S. 75 ff.). Dabei bildet unser Gehirn sozusagen Gruppierungen für Kategorien von Gedächtnisinhalten. Spitzer (2002, S. 75 ff.) erwähnt in einem Beispiel, dass man sich zumeist nicht an das detaillierte Aussehen einer Tomate erinnert, die man irgendwann einmal im Leben verzehrt hat. Was jedoch in Erinnerung bleibt, sind die Assoziationen mit einer Tomate wie z. B. der Geschmack in einem leckeren Salat oder zu was man Tomaten weiterverarbeiten kann. Genauso ist das Wissen über jeden einzelnen Nervenimpuls, der eine Bewegung steuert, nicht nötig. Wichtig sind übergeordnete Fähigkeiten und Fertigkeiten (wie z. B. Gleichgewichtsfähigkeit), die im Leben erworben wurden, um eine ökonomische Bewegung zu ermöglichen.

Herrmann (2009, S. 154) führt in Bezug auf Kinder als Regel-Lern-Maschinen ein weiteres Beispiel aus der Sprachwissenschaft an. Auffällig ist hierbei, dass Kinder häufig Kunstwörter wie „drollen" kreieren. Fragt man sie dabei nach der Vergangenheitsform wird diese vermeintlich richtig mit „gedrollt" gebildet. Der Heranwachsende bildet also selbstorganisierend/-regulierend eigene Regeln und Kategorisierungen für die Sprache ohne die genaue Grammatik dahinter zu kennen. Augenscheinlich wird dies häufig bei unregelmäßigen Verben wie z. B. bei „essen" und „ge-esst". Das Kind extrahiert aus den gemachten Erfahrungen und Erlebnissen Regeln, die neuronal repräsentiert sind.

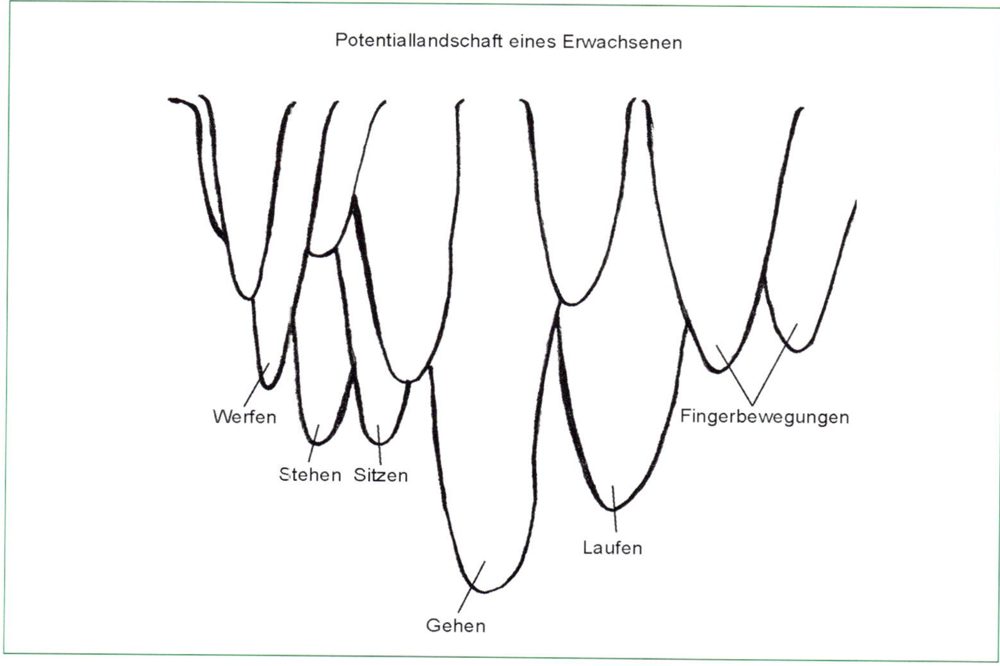

Abb. 65: Potentiallandschaft eines Erwachsenen (modifiziert nach Birklbauer, 2006, S. 462)

Ein weiterhin sehr gutes Beispiel hierfür sind Verkehrszeichen. Hier braucht man nicht explizit den Paragraphen aus dem Verkehrsrecht parat zu haben, um implizit erahnen zu können, welche Regel mit dieser Aufforderung im Straßenverkehr gemeint ist.

Die dargestellten Daten haben wesentliche Konsequenzen für das menschliche Handeln. Demnach sind Fluktuationen und Schwankungen wichtige Voraussetzungen für Systeme, die lernen. Des Weiteren können tiefe Krater in der Potentiallandschaft negative Auswirkungen haben. So ist ein eingeschliffenes, „falsches" Gangmuster eine große Belastung, da dieses Muster sehr stabil ist und der Mensch stark dazu neigt, in dieses „schädliche" Schema immer wieder zu kippen.

Dabei ist wichtig, dass das Lernen solcher Muster nicht von heute auf morgen stattfindet, ganz im Gegenteil. Eine Untersuchung von Spitzer (2002, S. 65) bestätigt, dass professionelle Streicher bis zu ihrem 20. Lebensjahr 10 000 Stunden mit ihrem Instrument zugebracht haben, mäßige Streicher hingegen ca. 4000 Einheiten. Die Stundenanzahl alleine ist jedoch kein Garant dafür, ein Profimusiker zu werden. Es spielen sowohl Lernumgebung bzw. Rahmenbedingungen eine übergeordnete Rolle. Ähnliche Untersuchungen liegen auch aus der Arbeitsmedizin vor, wo es sehr lange dauert, bis Arbeitsabläufe so beherrscht werden, dass die Arbeitseffizienz kaum mehr verbesserbar ist (z. B. Zigarrenherstellung ca. 7 Jahre und 10 000 000 Zigarren) (Spitzer, 2002, S. 68). Genauso sollte der Entwicklung eines „optimalen", ökonomischen Gangmusters entsprechend Zeit und Aufmerksamkeit geschenkt werden.

3.10 Lernphasen

Bevor einzelne Lernphasen detailliert betrachtet werden, sollte man zunächst die Frage klären, ob Intelligenz bzw. Bewegungsverhalten in den Genen verankert und vererbbar ist. Hierzu führten Cooper und Zubek (1958, S. 159 ff.) ein Experiment an Ratten durch, bei dem die Versuchstiere zunächst ein Labyrinth zu bewältigen hatten. Dabei stellten die Forscher fest, dass es intelligente Tiere gab, die sehr wenige Fehler bei der Durchquerung machten und dumme Ratten, die sehr viele Fehler produzierten. Der Großteil der Tiere lag nach der Normalverteilung irgendwo dazwischen. Nun nahmen die Untersucher die intelligentesten Tiere und kreuzten diese mit den intelligentesten Artgenossen. Dies wurde auch bei den „dummen“ Nagern durchgeführt. Der Vorgang der Reproduktion wurde zehnfach wiederholt, sodass die Forscher davon ausgingen, nach den Gesetzen der Genetik eine intelligente und eine „dumme“ Spezies produziert zu haben. Als Ergebnis dieses Experimentes fand man heraus, dass eine Veranlagung für bestimmte Fähigkeiten vererbt wird. Interessanterweise zeigte sich, dass wenn die dumme Spezies in einer interessanten und abwechslungsreichen Umgebung aufwächst, bessere Ergebnisse in der Problemlösung zeigt, als die intelligente Spezies, die unter Laborbedingungen im isolierten Käfig gehalten wurde. Es ist also nicht möglich bestimmte Fähigkeiten wie Intelligenz zu vererben, sondern lediglich die Veranlagung. Das Beispiel zeigt ganz gut, dass bestimmte Rahmen- bzw. Umweltbedingungen adäquat gesetzt werden müssen, damit Lernen stattfindet und veranlagte Fähigkeiten ausgeprägt werden.

Lernen beginnt aber nicht erst nach der Geburt, selbst der Fetus verarbeitet Reize aus der Umwelt. So konnte Spitzer (2002, S. 202) nachweisen, dass das Ungeborene ab der 20. Schwangerschaftswoche auf akustische Stimuli reagiert. Weiterhin wurde herausgefunden, dass taktile Empfindungen im sensorischen Homunkulus verarbeitet werden. De Snoo (1937, S. 88 ff.) bewies in einem Experiment, dass Säuglinge selektiv Nahrung aufnehmen. Dabei wurde jeweils blauer Farbstoff, einmal mit Zucker angereichert, einmal ohne, in die Amnionflüssigkeit der schwangeren Mutter injiziert. Als Ergebnis zeigte sich, dass von der mit Zucker angereicherten Flüssigkeit weniger Volumen über die Plazenta ausgeschieden wurde. Im Umkehrschluss bedeutet dies, dass der Fetus gezielt von der süßen Essenz mehr aufgenommen hat. Dies wurde zusätzlich durch eine gehäufte Saug- und Schluckaktivität bestätigt.

Eine interessante Beobachtung machte Lickliter (2000, S. 437 ff.) in einem Experiment mit dem Gelege von Vögeln. Der Autor öffnete darin die nicht vollständig ausgebrüteten Eier von Vögeln und beobachtete danach, wie sich einzelne sensorische Systeme entwickeln. Dabei stellte er fest, dass der optische Apparat auf Grund der früher eintreffenden Lichtwahrnehmungen viel besser ausgeprägt war als bei den reifen Artgenossen. Hingegen war der Hörsinn bei zu früh geborenen Vögeln viel schlechter entwickelt. Die Forscher schlossen daraus, dass durch die verfrühte Reizeinwirkung auf den optischen Apparat Neuronen, die für das akustische Organ ursprünglich vorgesehen waren, überlagert und durch den Sehsinn „besetzt“ werden.

Bezüglich der Motorik und Sensorik ist anzumerken, dass die Anlage für Bewegungen angeboren ist. Damit ein Kind laufen lernt, benötigt es Erfahrungen. In der Regel

macht das Kleinkind diese Erfahrungen selbst, indem es immer wieder probiert mittels Versuch und Irrtum bestimmte Bewegungen der Erwachsenen nachzuahmen. Dabei besitzen die Kinder eine unglaubliche Toleranz gegenüber Frustrationen. Fehler sind ein wichtiger Bestandteil für die Reifung des Kleinkindes und unbedingt notwendig, damit z. B. der aufrechte Gang ermöglicht wird. Die Aufgabe der Erziehenden ist dabei nicht die Kinder in Verhaltensmuster zu zwingen, sondern ihnen gezielt Rahmenbedingungen und Bewegungsräume anzubieten, in denen sie Erfahrungen sammeln können (Spitzer, 2002, S. 205 f.). In diesem Zusammenhang ist die Entdeckung der Spiegelneuronen durch Rizolatti von Bedeutung. Zunächst hat man hier in Experimenten versucht an Primaten die Hirnaktivität während gezielter Handlungen (z. B. Griff nach einer Nuss) zu analysieren. Dabei beobachteten die Forscher, dass bestimmte Neuronen auch dann feuerten, wenn der Primat zwar keine Bewegung ausführte, jedoch einem Artgenossen bei der gezielten Handlung zusah. Durch die Mitreaktion bestimmter „mirror neurons" können also Handlungspläne und -abläufe auf Grundlage gemachter Erfahrungen im Voraus gestaltet und die Folgen daraus abgeschätzt werden, was für das motorische Lernen äußerst wichtig ist (Mukamel, Ekstrom, Kaplan, Iacoboni & Fried, 2010, S. 750 ff.).
Es gibt kritische Perioden für Kinder, in denen die Entwicklung besonders gut funktioniert bzw. welche als Grundbaustein für die spätere Reifung zu sehen sind. In diesem Zusammenhang führten Clayton und Krebs (1994, S. 7410 ff.) ein hochinteressantes Vogelexperiment durch. Aus der Biologie ist bekannt, dass der Hippokampus von Tieren, die ihre Nahrung als Vorratsspeicher an unterschiedlichen Orten ablegen zwischen dem 30. und 50. Lebenstag stärker hypertrophiert, als bei Tieren, die dieses Verhalten nicht zeigen. Die beiden Autoren versorgten in ihrem Versuch Vögel ab dem 30. Lebenstag mit einer unbegrenzten Menge an gemahlenen Nüssen. So wurde zwar der Nahrungsbedarf der Tiere gedeckt, die zerkleinerten Zerealien konnten jedoch nicht versteckt werden mit der Folge, dass auch die Hippokampi der Vögel unverändert klein blieben. Es fehlte der Stimuli für eine Hypertrophie. Eine Vergrößerung des Hippokampus konnte selbst nach einer Nahrungsumstellung ab dem 50. Tag auf herkömmliche Nüsse nicht mehr erreicht werden. Es gibt also sogenannte kritische Perioden, in denen adäquate Reize gesetzt werden müssen, damit Reifung stattfindet. Bleiben diese Stimuli aus, kann die Reifung zu einem späteren Zeitpunkt nicht mehr aufgeholt werden und es bleibt ein Defizit in der herkömmlichen Entwicklung zurück. Pauen (2004, S. 521 ff.) bestätigt jedoch, dass diese Phasen bei Langsamentwicklern wie dem Menschen nicht streng klassifizierbar sind, sondern individuell stark variieren.
Zudem konnte nachgewiesen werden, dass ähnliche Vorgänge wie beim Vogelexperiment auch am Sehorgan des menschlichen Organismus beobachtbar sind. Pränatal hat das ungeborene Kind die Augen meist geschlossen bzw. ist das Umfeld eher eintönig. Als Folge wird die elementare Fähigkeit des Sehens nur wenig genutzt und synaptische Kontakte sind vergleichsweise wenig vorhanden. Nach der Geburt kommt es zur vermehrten Aktivierung des optischen Apparates durch das natürliche Explorationsverhalten des Neugeborenen. Der Sehnerv beginnt sich vermehrt zu myelinisieren und es werden Synapsen mit anderen Arealen, die z. B. für Aufmerksamkeit oder

die Augen-/Kopfsteuerung verantwortlich sind, gebildet. Dieser Vorgang erreicht seinen Höhepunkt um den 10. Lebensmonat. Zu diesem Zeitpunkt werden koordinative Fähigkeiten aus der Kombination Auge, Sehnerv, Augenmuskulatur, Blickkontrolle und Aufmerksamkeit am stärksten beansprucht und es herrscht die größte Synapsendichte im Cortex. Ab dann gilt das Sprichwort: „Use it or loose it" und alle überflüssigen synaptischen Kontakte werden zurückgekappt. (Pauen, 2004, S. 521 ff.).

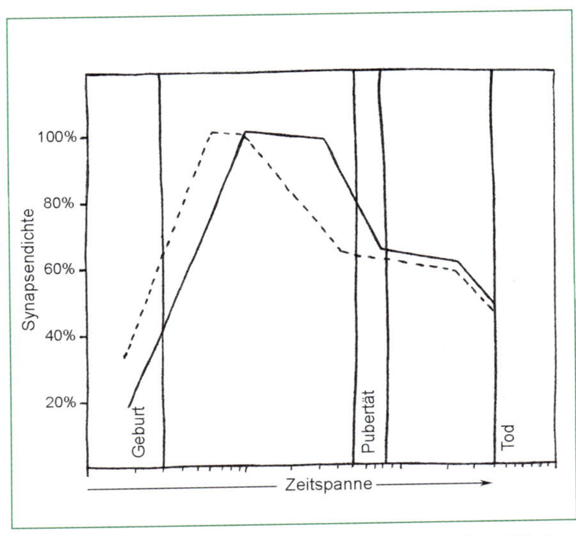

Abb. 66: Synapsendichte im Altersgang (modifiziert nach Huttenlocher & Dabholkar, 1997, S. 172)

Ein weiteres Beispiel ist während der Entwicklung des Menschens beobachtbar. Wird ein Kind z. B. mit einem Sehdefizit geboren, so wird bis etwa zum fünften Lebensjahr das gesunde Auge abgedeckt, damit sich synaptische Kontakte auch für das etwas schlechtere Auge ausbilden können. Würde das gesunde Auge normal belassen, so wäre dies für das Gehirn ein möglicher Stimulus um die Nervenfasern des schlechteren Auges zu vernachlässigen. Dies würde in weiterer Folge zu einer Beeinträchtigung des schlechteren Auges führen bis hin zu einer völligen funktionellen Blindheit (Spitzer, 2002, S. 208 f.).

Ein weiteres Beispiel ist aus der Sprachforschung bekannt. Untersuchungen an Japanern zeigten, dass in deren Sprache nicht zwischen R und L unterschieden wird. Somit kann diese Bevölkerungsgruppe den Unterschied einerseits nicht hören und andererseits auch im Sprachgebrauch nicht umsetzen. Sensibilisiert man sie dann auf den Unterschied, so ist nach langem, mühevollem Training eine Umkonditionierung möglich. Es gibt also spezielle Phasen, in denen besonders leicht einzelne Fähigkeiten und Fertigkeiten erworben werden. Fehlt ein adäquater Stimulus während dieser Phase, so ist davon auszugehen, dass das Defizit zwar wieder aufgeholt werden kann. Der Weg dahin ist jedoch sehr mühevoll und mit einem höheren Energieaufwand verbunden (Spitzer, 2002, S. 209 f.).

Chang und Merzenich (2003, S. 498 ff.) haben festgestellt, dass bei sensiblen Phasen nur eine ungefähre Zuordnung möglich ist. Als sehr interessanten Gesichtspunkt haben die Autoren jedoch herausgefunden, dass die Ausprägung einer Karte im sensorischen Homunkulus des Hörorgans durch die Präsentation von völlig zusammenhangslosem Rauschen verlängert werden kann. Die Autoren gehen davon aus, dass durch die oftmalige Präsentation eines bestimmten Musters eine Regel herausgedröselt wird und sich für diese Regel starke synaptische Kontakte bilden mit dem Nachteil, dass diese Verbindungen sehr lange erhalten bleiben und schwer zu ändern sind.

Weist das dargestellte Muster hingegen eine bestimmte Schwankungsbreite in Form von Rauschen auf, so ist davon auszugehen, dass die synaptischen Kontakte nicht zu stark gebildet werden und somit auch zu einem späteren Zeitpunkt variabel sind, was gerade für das Bewegungsum- bzw. -neulernen von besonderer Bedeutung ist.
Spitzer (2002, S. 227) bestätigt in diesem Zusammenhang, dass es kritische Phasen für Lernen und Reifung gibt. Der Autor führt hierzu ein Beispiel an, wonach Kinder zwar rascher lernen, Erwachsene hingegen können die Informationen besser mit Bekanntem verknüpfen und Analogien bilden.
Betrachtet man ein kindliches Gehirn, so ist festzustellen, dass bereits mit der Geburt sämtliche Neuronen vorhanden sind. Die Größenzunahme im Altersgang ist vornehmlich der Ausbildung von Verknüpfungen in Form von synaptischer Kontakte bzw. der Myelinisierung zur schnelleren Reizweiterleitung zuzuschreiben (Spitzer, 2002, S. 229 ff.). Fuster (1995) dröselt die Reifung des Gehirns im Altersgang weiter auf und verweist darauf, dass mit der Geburt vorerst primäre sensorische bzw. motorische Areale heranreifen und vermehrt aktiv sind. So ist vom ersten Lebenstag an hauptsächlich der Seh-, Hör- und Tastsinn gefordert bzw. dominieren Massenbewegungen das Verhalten des Neugeborenen. Erst im Laufe der Zeit kommt es zum vermehrten Gebrauch der sekundären Areale. Der Autor geht davon aus, dass mit Abschluss der Pubertät auch nach und nach die Reifung des Nervensystems abgeschlossen wird. Dabei sind junge Gehirne sprichwörtliche „Lernmaschinen, Informationsaufsauger, Regelgeneratoren und Motivationskünstler" (Spitzer, 2002, S. 229). Am Beispiel des Spracherwerbs ist ganz gut nachvollziehbar wie Lernen vom Kleinkind- bis zum Erwachsenenalter funktioniert. Dabei gibt es kein systematisches Lernen wie im herkömmlichen Schulbetrieb vom Einfachen zum Schwierigen. Ganz im Gegenteil, dem Kleinkind wird eine ähnliche Sprache wie im Erwachsenenalter dargeboten. So bekommt es einen bunten Mix aus Zwei-Wort bis hin zu kompliziert verschachtelten Sätzen ganz ohne Systematik. Forscher gehen davon aus, dass das Kleinkind zunächst einfache Worte bzw. Sätze automatisch herausfiltert und gewissermaßen „speichert". Erst mit zunehmendem Alter werden auch komplexere Sätze und Darstellungen automatisiert verarbeitet, aufbauend auf den gespeicherten, einfachen Wortlauten. Das Kind lernt implizit sozusagen „Regeln" für die komplexe Art der Verständigung, ohne die genaue Struktur in Form von Grammatik dahinter explizit zu kennen (Spitzer, 2002, S. 233). Als kritische Phase für den Erwerb der Sprache wird der Zeitraum bis zum 12./13. Lebensjahr angesehen. Mestel (1995, S. 9) führt hierzu das prägende Beispiel der kleinen Genie an, welche bis zu ihrem 13. Geburtstag von ihrem Vater isoliert von jeder Zivilisation gehalten wurde, an. Dieses Mädchen lernte nach Auffliegen dieses dramatischen Falls trotz intensiver Bemühungen nicht mehr richtig zu sprechen.
Spitzer (2002, S. 277 ff.) geht davon aus, dass das Lernpotential sehr stark evolutionsgeschichtlich geprägt ist und während der Lebensabschnitte unterschiedliche Vorteile mit sich bringt. So besitzt man als Kind bzw. Jugendlicher eine viel höhere Verarbeitungsgeschwindigkeit von Reizen und ein größeres Arbeitsgedächtnis. Weiterhin ist der Organismus in jungen Jahren viel anpassungsfähiger als im Erwachsenenalter. Dies alles hat seinen Grund, geht es doch darum als Kind vielfältige Erfahrungen und

Wissensinhalte zu sammeln, welche das spätere Überleben sichern. Im Erwachsenenalter hingegen werden neue Informationen mit altem bzw. bekanntem Wissen verknüpft und es entstehen sogenannte Meisterlehren, die von älteren, weisen Personen an die jüngere Gesellschaft weitergegeben werden. Spitzer (2002, S. 297f) führt hierzu auch ein Beispiel aus der Statistik an, in dem die durchschnittliche Größe einer Population geschätzt werden sollte. Aus der Empirie ist bekannt, dass bereits mit dem Messen der Körpergröße von 25 Personen eine gute Vorhersage über die tatsächliche Durchschnittsgröße der jeweiligen Bevölkerungsgruppe getroffen werden kann. Es kommt jedoch zu Abweichungen (Fehlern) vom tatsächlichen Mittelwert. Misst man hingegen 100 Personen der ausgewählten Population, so reduziert sich der Fehler, den man begeht, um die Hälfte. Ähnlich kann man sich den Wissenserwerb im Laufe eines Menschenlebens vorstellen. In jungen Jahren sollte eine solide Basis für einzelne Lebensbereiche (z. B. Mathematik, Naturwissenschaft, Soziologie, ...) gelegt werden. Dieses Wissen wird im Laufe des Lebens immer weiter ergänzt, mit Bestehendem verknüpft und feinjustiert.

Abschließend fasst Braun (2004, S. 507 ff.) Erkenntnisse aus der Entwicklungspsychologie, Erziehungswissenschaft und Neurowissenschaft zusammen und stellt Grundsätze auf für Lernen nach „neuropädagogischen" Gesichtspunkten:

- „Die Fähigkeit und Bereitschaft zum Lernen ist angeboren, das Gehirn ist von Geburt an „neugierig"."
- „Das Gehirn arbeitet immer, d. h. Lernen findet ganztägig (und vermutlich auch im Schlaf) statt. Das Lernen in der Schule sollte daher (für Schüler und Lehrer) genau so vergnüglich sein wie das Lernen außerhalb der Schule."
- „Das Gehirn ist immer auf der Suche nach Erfahrungen, nach Erlernbarem, mit denen es sich über Erfolgserlebnisse chemisch belohnen, also ein „Lusterlebnis" verschaffen kann. Dieses Prinzip gilt im Übrigen auch für die Gehirne der Erzieher, die ebenfalls „Glückserlebnisse" im Umgang mit ihren Schülern brauchen!"
- „Belohnung/Erfolg ist für das Gehirn: positive Verstärkung durch Lob und Belohnung, aber auch die Möglichkeit zur Vermeidung von Strafe."
- „Auch Stress und Anstrengung gehört zum Lernen: Wechsel von „Lob und Tadel" hält das Gehirn auf „Spannung", fördert das Lernen und erzeugt im Gehirn ein Wechselbad der chemischen Botenstoffe."
- „Das kindliche Gehirn kann in seiner enormen Leistungsfähigkeit kaum überfordert werden, die Gefahr liegt eher in einer Unterforderung. Es kann jedoch demotiviert werden, z. B. durch langweiliges „Pauken", ständige Misserfolge, destruktive oder inkonsequente Kritik, Strafen, Demütigungen."
- „Es gibt Zeitfenster der Hirnentwicklung, insbesondere des spät und langsam reifenden Präfrontalcortex; diese sensiblen Phasen beginnen bei der Geburt und lie-

gen in der vorschulischen und frühen schulischen Lebensphase (= Pubertät für den Präfrontalcortex aber sogar bis ins 20. Lebensjahr hinein)."

- „Die Hirnentwicklungsphasen korrelieren mit den Phasen optimaler Lernfähigkeit: Sehen, Hören, Spracherwerb, kognitive (= Denk-/Lern-) Leistungen, sozio-emotionales Verhalten."
- „Die geistige und ganz besonders die emotionale Förderung des Kindes durch die Eltern stellt die Weichen für das (vor-)schulische Lernen."
- „Frühe Erfahrungen hinterlassen ihre „Abdrücke" (Prägung!) im heranreifenden Gehirn, insbesondere im spät sich entwickelnden limbischen System, dem „Emotionssystem". In der frühen Kindheit (die ersten drei bis vier Jahre) wird im Wechselspiel zwischen Kind und Bezugsperson die „Grammatik" und die „Sprache" der Gefühle erworben („Früh übt sich, wer ein Meister werden will")."
- „Diese Grammatik/Sprache wird in der „Hardware" (limbisches System) im Gehirn festgehalten. Hiermit werden die emotionalen und kognitiven Kapazitäten für das spätere Leben festgelegt."
- „Defizite der emotionalen Umwelt während dieser Entwicklungsphase führen zur fehlerhaften Entwicklung emotionaler Schaltkreise im Gehirn. Resultat: emotionale „Sprachfehler" oder „Verstummung" (Gefühlsarmut), die sich auch auf die Lernleistungen auswirkt (Fehlfunktion des „Belohnungssystems" im Gehirn). Gerade die emotionalen Defizite sind mit zunehmendem Alter nur langsam und nicht immer vollständig korrigierbar, da die Plastizität des Gehirns abnimmt. Was in den ersten Lebensjahren in kürzester Zeit erworben werden kann (oder versäumt wird), erfordert mit zunehmendem Alter wesentlich längere Zeiträume („Was Hänschen nicht lernt, lernt Hans nimmermehr")."

Herrmann (2009, S. 169 ff.) verweist darauf, dass eine umfassende Datenerhebung zu einer einheitlichen Neurodidaktik des Lernens fehlt. Er stellt aber Forschungsfragen auf, die für Lernen von enormer Bedeutung sind:

1) „der zeitliche Umfang der Lernarbeit pro Tag insgesamt
   - Arbeitseinheiten innerhalb eines Tages und der zeitlichen Platzierung: zeitliche Variationen, Auswirkungen auf Konzentration und Lernerfolg.
   - Wirkung von Unterbrechungen und Störungen, Wirkung von Pausen und Entspannungen: Auswirkungen auf Gedächtnis und Lernerfolg."
2) „Einbettung in den Tages- und Wochenrhythmus
   - Anstrengung und Entspannung; körperliche Betätigung, Schlaf; Freizeitaktivitäten, Fernsehen: zeitliche Variationen, Auswirkungen auf Leistungsfähigkeit;"
3) „Umfang des anzueignenden Wissens
   - bei Einführungen oder bei eigenen Explorationen, Übungen und Vertiefungen, Anwendungen und Übertragungen: Welche Gedächtnisformen werden erstrebt

und erreicht? Vom „Erlebnis" zur „Struktur"? Thematische Blöcke oder Sequentialisierung?"

4) „Formen der Vermittlung und Aneignung
   - Fremd-/Selbstvermittlung, allein/in Arbeitsgruppen, (angeleitete) Selbsttätigkeit: Effektivität welcher Medien? Differenzen der Motivation und der Leistungsbereitschaft/-fähigkeit; Nutzung von Neugierverhalten; Wohlbefinden im Gehirn prüfen;"

5) „Initiierung und Stabilisierung von Lernzuwachs
   - Impulse, Anregungen: Wirkungsnachweis von advance organizers."

6) „Gedächtnis
   - unterschiedliche Gedächtnisformen, Konsolidierungszeiten, Verzweigungen, Trainingsformen: experimentell prüfen, variierend erproben; Umfänge, zeitliche Intervalle;"

7) „Leistung
   - Leistungskontrolle. Variation der Kontrollformen und die Auswirkungen auf Stress, Versagensangst
   - Leistungserbringung, -messung, -bewertung: Variation der Situationen und Messinstrumente für Fremd- und Selbstbeurteilung."

Diese Fragen können zwar zum Teil beantwortet werden, zum anderen sind sie Gegenstand aktueller Forschungsbemühungen. Wichtig ist, sich konkret Gedanken über die erwähnten Punkte zu machen, um Interventionsmaßnahmen gezielter und Lernen somit effektiver gestalten zu können.

4 Konsequenzen für die Umsetzung im motorischen Lernen in Bezug auf ein ökonomisches und physiologisches Gangbild

Lernen ist nicht gleich die Aufnahme und Speicherung von eingehenden sensorischen Informationen. Lernen in Zusammenhang mit Motorik muss nach Arnold (2009, S. 185) mit Problemlösung bzw. der Lösung von Bewegungsaufgaben gesehen werden. Jedes Individuum verfügt über Erfahrungen, die es in seinem Leben gemacht hat. Zunächst sind diese Erfahrungen geprägt von sensorischen Inputs über unsere Sinne. Aufbauend darauf entwickelt jeder Mensch Handlungspläne, wie die Motoriksteuerung funktionieren könnte. Dabei ist nicht die fremdgesteuerte Informationsübermittlung durch zweite die entscheidende Triebfeder für unser Explorationsverhalten. Wichtig ist eine selbstgesteuerte, eigeninitiative Strategieentwicklung (Versuch – Irrtum) für die Bewältigung des Alltags. Nur so können Vernetzungen in Form von neuronalen Netzwerken entstehen, die flexibles Handeln in bisher noch nicht durchgelebten Problemsituationen ermöglichen. Genauso sollte es der älteren (erfahrenen) Gesellschaft ein Anliegen sein, ihr Bewegungsmuster flexibel und auf sich verändernde Rahmenbedingungen anpassbar zu gestalten. Im vergangenen Kapitel wurde gezeigt, dass tiefe Krater in der Potentiallandschaft Selbstorganisation und Flexibilität in den Handlungsplänen einschränken und so Schädigungen und degenerative Veränderungen begünstigen.

Damit dies nicht passiert, hat R. N. Caine „zwölf Lehr-Lern-Prinzipien der Neurodidaktik" aufgestellt, welche in der Pädagogik schon längere Zeit bekannt sind (Caine & Caine, 1994; Caine & Caine, 1997; Caine u. a., 2004; Arnold, 2002):

1. Prinzip: „Lernen ist ein physiologischer Vorgang."
2. Prinzip: „Das Gehirn ist sozial."
3. Prinzip: „Die Suche nach Sinn ist angeboren."
4. Prinzip: „Sinnsuche geschieht durch die Bildung von (neuronalen) Mustern."
5. Prinzip: „Emotionen sind wichtig für die Musterbildung."
6. Prinzip: „Das Gehirn verarbeitet Informationen in Teilen und als Ganzes gleichzeitig."
7. Prinzip: „Lernen erfolgt sowohl durch gerichtete Aufmerksamkeit als auch durch periphere Wahrnehmung."
8. Prinzip: „Lernen geschieht sowohl bewusst als auch unbewusst."
9. Prinzip: „Es gibt mindestens zwei Arten von Gedächtnis. Die eine ist die Speicherung und Archivierung von isolierten Fakten, Fertigkeiten und Abläufen, die andere ist die gleichzeitige Aktivierung vielfältiger Systeme, um Erfahrungen sinnvoll zu verarbeiten."

10. Prinzip: „Lernen ist entwicklungsgemäß."
11. Prinzip: „Komplexes Lernen wird durch Herausforderungen gefördert, durch Angst und Bedrohung verhindert, was von Hilflosigkeit und Erschöpfung begleitet ist."
12. Prinzip: „Jedes Gehirn ist einzigartig."

4.1 Auflistung der Voraussetzungen für die Bewegungsaufgabe – Gehen

Bevor man sich mit dem Lernen einer Bewegung beschäftigt, sollte zunächst die Frage geklärt werden, welche Voraussetzungen unbedingt nötig sind, damit die Bewegung (im konkreten Fall das Gehen) so funktionieren kann, wie sie funktionieren sollte. Die einzelnen Bereiche wurden bereits in den vorangegangenen Kapiteln behandelt. Die Auflistung sollte nur einen kurzen Überblick darstellen (Arend & Higgins, 1976; Hedin-Anden, 1994):

1. a) Adäquate Energieversorgung der beteiligten Organe
   b) Adäquate biochemische Vorgänge und Stoffwechselprozesse im Gehirn
2. Gesunde Gelenksstrukturen
3. Motorische „Programme" – spinaler Schrittmustergenerator
   Aktivierung der Bewegungsmuster – Steuerung reziproke Innervation
4. Gesunder optischer Apparat
5. Funktionsfähigkeit des neuromuskulären Systems
6. Motivation, Aufmerksamkeit und Emotion
7. Postural Set – Kontrolle der Haltung
8. Equilibriumsreaktionen – Fähigkeit Gleichgewicht zu halten bzw. wieder herzustellen
9. Rückmeldungen aus der Umgebung
10. Selektiver Einsatz der Arme – unabhängig von anderen Extremitäten
11. Entspannung – selektive Entspannung während Arbeitspausen
12. Nutzung von reaktiven Erscheinungen (innere, äußere Kräfte)
13. Erzeugung bzw. Reduktion von wirkenden Kräften

Diese Voraussetzungen sollten erfüllt sein, damit Fortbewegung in Form von Gehen stattfinden kann. Des Weiteren ist anzumerken, dass zwar versucht wird eine „Norm" für das Gehen zu entwickeln. Auf Grund der großen Anzahl der Freiheitsgrade des menschlichen Organismus sollte dies lediglich als Versuch abgehakt werden. Eine Norm dient zur groben Einschätzung um mögliche Pathologien erkennen zu können. Abweichungen vom normalen Gangmuster sind interindividuell sehr unterschiedlich und abhängig von nachstehenden Faktoren:

- Alter – Kleinkind vs. Erwachsener
- Geschlecht – Männer gehen im Schnitt schneller als Frauen

- Körpergröße, -gewicht, Verteilung der Körpermasse
- Bodenverhältnisse – Sand vs. Asphalt
- Schuhe – Sandalen vs. High Heels
- Bekleidung – z. B. Hemmung in der Beweglichkeit durch enge Hosen
- Bewegungsumfeld – Spaziergang in der Natur vs. Großstadtverkehr
- Psyche und Stimmung
- Komplexität der Situation – z. B. viele Aufgaben gleichzeitig zu erledigen

Diese Faktoren sind bei der Gangbeurteilung zu berücksichtigen, da es dadurch zu Abweichungen im normalen Gangbild kommen kann (Mulder, 2001).
Des Weiteren gibt es einige Begriffsdefinitionen, die in Bezug auf das Gangbild zu berücksichtigen sind (Götz-Neumann, 2006, S. 9 ff.):
Ein Gangzyklus ist der Zeitraum zwischen zwei Fersenkontakten mit dem Boden. Grundsätzlich könnte man auch eine andere Phase des Ganges verwenden. Da sich der Bodenkontakt der Ferse am genauesten bestimmen lässt, hat sich eingebürgert, dieses erste Auftreffen auf dem Boden als Ausgangspunkt des Gangzyklus zu verwenden.
Die Spurbreite ist jene Distanz, die zwischen den Fersenzentren zwischen rechtem und linkem Bein liegt. Der Normbereich für die Spurbreite ist mit 5 bis 13 cm ziemlich breit gestreut und hängt von den individuellen Gegebenheiten ab (Whittle, 2001).
Im Vergleich zur Spurbreite ist die Schrittlänge definiert als Distanz zwischen den Fersenkontakten des rechten und linken Beins. Beeinflusst wird die Schrittlänge wie

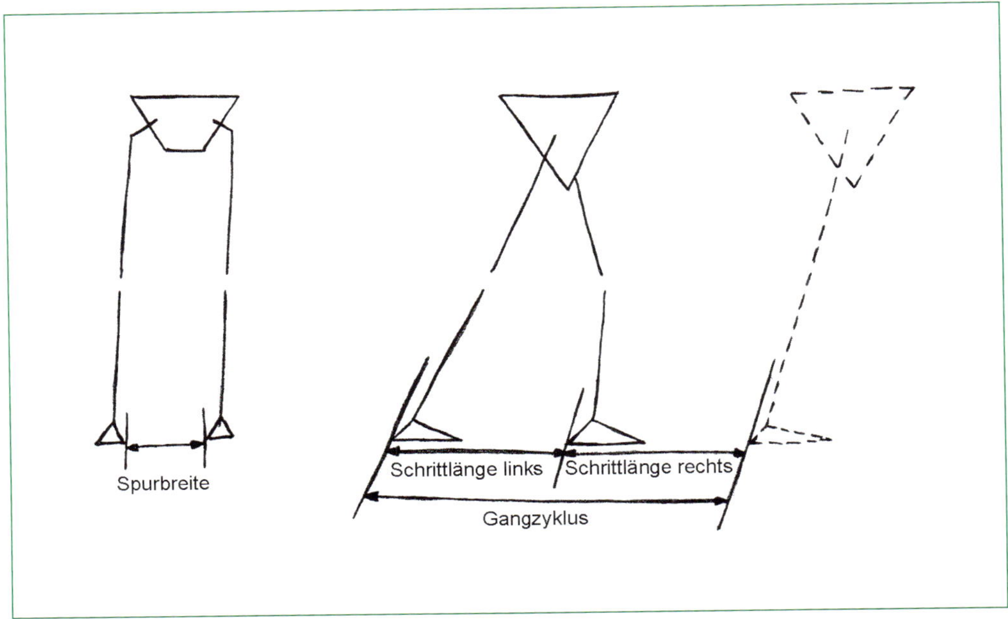

Abb. 67: Begriffsdefinition in Bezug auf das Gangbild (modifiziert nach Götz-Neumann, 2006, S. 10)

Tab. 8: Unterschiedliche Geh-/Laufgeschwindigkeiten (Perry & Perry, 1992)

Gangart	Gehgeschwindigkeit
Tendeln/Schlurfen	ca. 30 m/min (ca. 1,8 km/h)
Bummeln/Flanieren	ca. 60 m/min
normaler Gang	ca. 84 m/min (ca. 5,0 km/h)
Eilen, Hasten	ca. 100 m/min
moderater Lauf	ca. 200 m/min (ca. 12,0 km/h)
intensiver Lauf	ca. 300 m/min
Sprint 100 m WR	ca. 600 m/min (ca. 36,0 km/h)

bereits angedeutet von Körpergröße, Beinlänge, Gehgeschwindigkeit udgl. Sie sollte in jedem Fall ein ähnliches Verhältnis im kontralateralen Vergleich aufweisen.
Des Weiteren weist die Fußlängsachse eine Außenrotation von ca. 7° auf.
Als Standzeitverhältnis wird die Standzeit des Referenzbeins in Bezug zur Zeit des Stehens auf dem kontralateralen Bein bezeichnet. Im Normalfall sollte ein Verhältnis von 1 : 1 vorliegen (Götz-Neumann, 2006, S. 19).
Die Gehgeschwindigkeit kann je nach momentanem Bedarf stark variieren. Grundsätzlich wird sie im europäischen Raum in km/h, im anglo-amerikanischen Gebiet in m/min oder m/sec angegeben. Obenstehende Tabelle sollte Aufschluss über unterschiedliche Geschwindigkeiten geben (Perry & Perry, 1992). Kirtley (2001, S. 259 ff.)

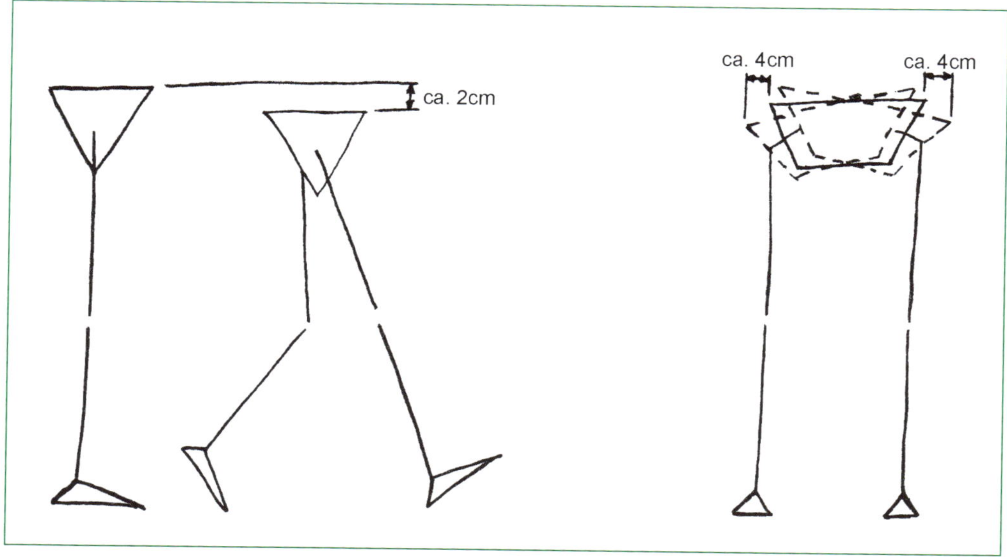

Abb. 68: Horizontale und vertikale Auslenkung des Körperschwerpunktes während des Gehens (modifiziert nach Götz-Neumann, 2006, S. 38)

verweist darauf, dass bei einer Geschwindigkeit < 60 m/min (< 3,6 km/h) von erheblichen Beeinträchtigungen im Alltag auszugehen ist.
Als Kadenz wird die Anzahl der Schritte pro Minute angegeben. Als Normwert wird von ca. 120 Schritten/Min. ausgegangen. Wie bereits mehrmals erwähnt, kann der Normbereich stark variieren.

Um möglichst viel Energie zu sparen, sollte der Körperschwerpunkt nur eine geringe Abweichung in horizontaler bzw. vertikaler Ebene erfahren (Inman, Ralston & Todd, 1981). Gewährleistet wird dies durch anpassende (modifizierende) Mechanismen des menschlichen Organismus. Perry und Perry (1992) bezeichnen diese als „Determinants of Gait."

Ein effizienter, ökonomischer Gang wird gewährleistet durch:
- Absenkung des Beckens auf kontralateraler Seite
- Rotation des Beckens in der Transversalebene
- Beckenverschiebung nach lateral mit Valgus-Stellung
- Feinabstimmung zwischen Knie- und Sprunggelenk
- Dosierte Dorsalextension im Sprunggelenk während mid stance Phase
- Anhebung der Ferse während terminal stance – Bodenkontakt der Ferse in initial contact Phase

Im Gangbild führt dies zu folgenden Auswirkungen:
- Die mit Muskelaktivität verbundene Anhebung/Absenkung des Körperschwerpunkts ist viel geringer.
- Des Weiteren ist die laterale Auslenkung des Körperschwerpunkts reduziert.
- Übergänge zwischen einzelnen Phasen des Gehens sind viel geschmeidiger und gefühlvoller.

Umgelegt auf das Gangbild bedeutet dies eine Reduktion der vertikalen Anhebung des Körperschwerpunkts von 9,5 cm auf ca. 2,3 cm. Die laterale Auslenkung beträgt insgesamt lediglich 4,6 cm. Durch die erwähnten Mechanismen kann so ca. 50% des Gesamtenergieverbrauchs eingespart werden (Inman, Ralston & Todd, 1981; Perry & Perry, 1992).
Perry und Perry (1992), Götz-Neumann (2006, S. 43 ff.) liefern einen anschaulichen Überblick über einzelne Gangphasen/-zyklen, Schlüsselpunkte des Ganges, sowie Gelenksstellungen und Muskelaktivitäten. Diese Merkmale sind Charakteristika für einen normalen Gang. Fehlt während einer Phase ein bestimmtes Kriterium, so hat dies Auswirkungen auf den gesamten Gangzyklus.

In nachstehender Darstellung von Götz-Neumann (2006, S. 43 ff.) werden beispielhaft die einzelnen Gangphasen an der rechten Körperhälfte dargestellt.
Die Autorin unterscheidet dabei nach Perry, Perry zwischen 5 Standbein- und 3 Schwungbeinphasen.

Standphasen

1 Initial contact

Diese Phase dient als Ausgangspunkt der Bewegung (= 0% des Gangzyklus)

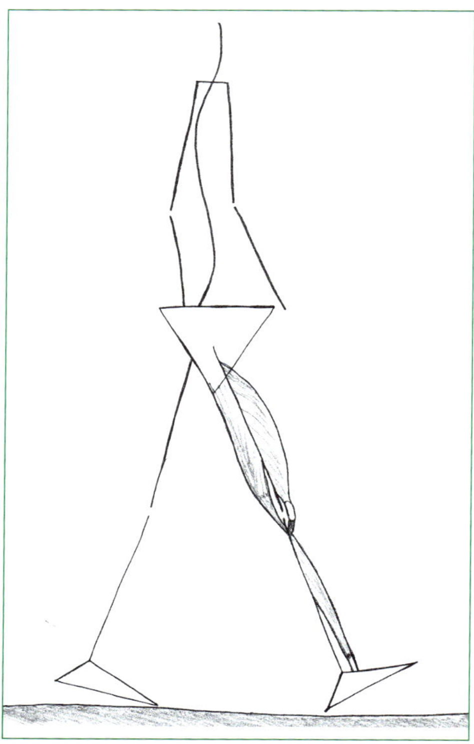

Beginn: Fersenkontakt am Boden

Ende: Loading Response (Absetzen Fuß)

Abb. 69: Initial contact (modifiziert nach Götz-Neumann, 2006, S. 44)

Tab. 9: Initial contact (Götz-Neumann, 2006, S. 44)

	Kinematik	Kinetik	Ereignisse
Hüfte	20° Flexion	M. glutaeus max., ischiocrurale Mm.;	Der initiale Kontakt erfolgt im Anschluss an die Schwungphasen – alle Muskelaktivitäten daraus werden übernommen. Hüftextensoren arbeiten als Bremser der Schwungphase. Knieflexoren und -extensoren sind Stabilisatoren des gestreckten Kniegelenks. Dorsalflektoren im Sprunggelenk dämpfen den Fersenkontakt am Boden.
Knie	5° Flexion	M. quadriceps fem. ohne M. rectus fem. vorbereitend aktiviert	
OSG	Neutral-Null-Stellung	prätibiale Mm.	
USG	Neutral-Null-Stellung	M. tibialis anterior, M. extensor hallucis longus, M. extensor digitorum longus	

2 Loading response

0% bis 12% des Gangzyklus

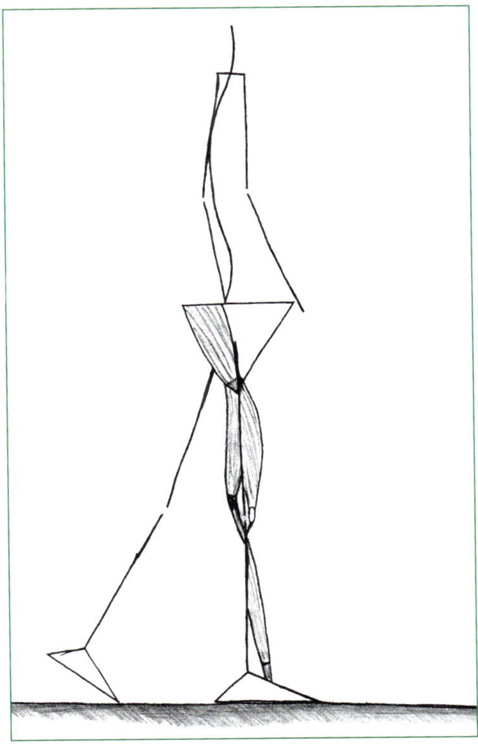

Beginn: Absetzen Fuß – Stoßdämpfung

Ende: Mit Abheben (initial Swing) des kontralateralen Beins

Abb. 70: Loading response (modifiziert nach Götz-Neumann, 2006, S. 45)

Tab. 10: Loading response (Götz-Neumann, 2006, S. 45)

	Kinematik	Kinetik	Ereignisse
Hüfte	20° Flexion	M. glutaeus max., med., min.	Das Körpergewicht wird vom Bein übernommen. Absenken des Fußes – Stoßdämpfung durch gleichzeitige Kniegelenksflexion. Stabilität im Kniegelenk durch Kokontraktion M. quadriceps fem. und ischiocrurale Mm. Aufrechte Haltung des Oberkörpers durch stabilisierende Muskulatur
Knie	15° Flexion	M. quadriceps fem.; ischiocrurale Mm.	
OSG	5° Plantarflexion	prätibiale Mm.	
USG	5° Eversion	M. tibialis post.; (M. tibialis ant.)	
MTP	Neutral-Null-Stellung		

3 Mid stance

12% bis 31% des Gangzyklus

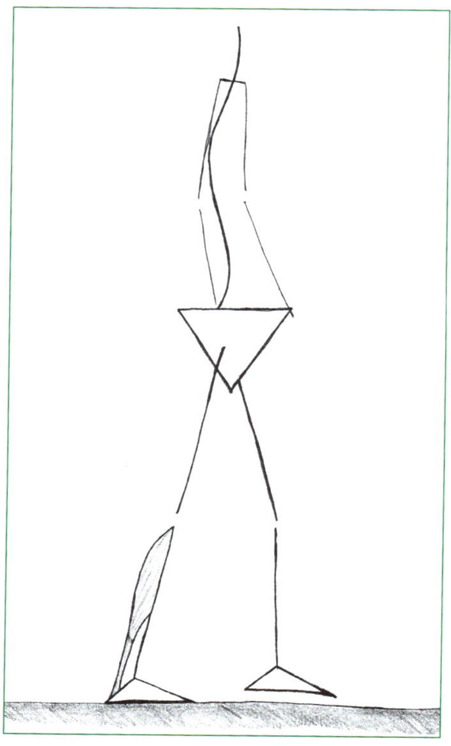

Beginn: Abheben kontralaterales Bein

Ende: Mit Abheben der Ferse des Referenzbeins

Abb. 71: Mid stance (modifiziert nach Götz-Neumann, 2006, S. 46)

Tab. 11: Mid stance (Götz-Neumann, 2006, S. 46)

	Kinematik	Kinetik	Ereignisse
Hüfte	Neutral-Null-Stellung	Abduktorenaktivität	Gesamtes Körpergewicht wird vom Referenzbein getragen. Beckenrotation nach ventral – kontralaterales Bein von initial swing in mid swing. Vollständige Streckung in Hüft- und Kniegelenk. Körperschwerpunkt am vertikalen Maximum. Wadenmuskulatur exzentrisch aktiv – kontrolliertes Vorwärtsbringen der Tibia; Vorbereitung für den Abstoß.
Knie	5° Flexion	initial M. quadriceps fem.	
OSG	5° Dorsalextension	Plantarflexoren exzentrisch aktiv; M. soleus, M. gastrocnemius	
USG	Reduzierung Eversion	Inversionsmuskulatur – M. soleus, M. tibialis posterior, M. flexor digitorum longus; M. flexor hallucis longus; Mm. peronaeii – laterale Stabilisation	
MTP	Neutral-Null-Stellung		

4 Terminal stance

31% bis 50% des Gangzyklus

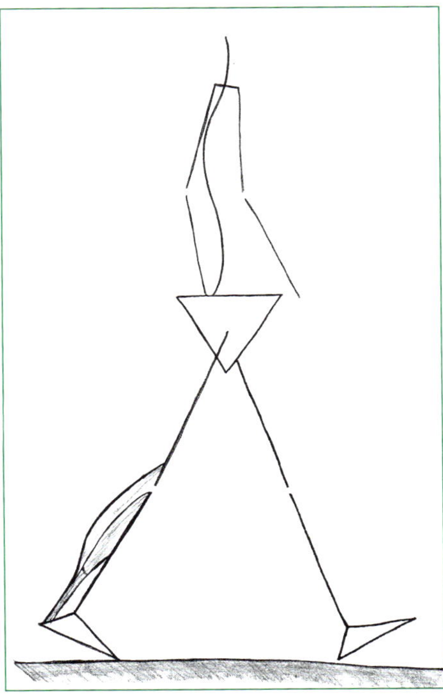

Beginn: Abheben der Ferse des Referenzbeins

Ende: Initial contact des kontralateralen Beins

Abb. 72: Terminal stance (modifiziert nach Götz-Neumann, 2006, S. 47)

Tab. 12: Terminal stance (Götz-Neumann, 2006, S. 47)

<table>
<tr><th></th><th>Kinematik</th><th>Kinetik</th><th>Ereignisse</th></tr>
<tr><td>Hüfte</td><td>20° Extension, davon 15° Hüftgelenk – 5° Beckenrotation</td><td>Gelenkskapsel der Hüfte verhindert Hyperextension</td><td rowspan="5">Erzeugung einer vorwärtstreibenden Kraft, dadurch dass der Körperschwerpunkt vor der Unterstützungsfläche liegt.
Exzentrische Aktivität der Plantarflexoren führt bei gleichzeitiger Stabilisation der Metatarsophalangealgelenke durch die angeführten Muskeln bzw. die Plantaraponeurose zum Ablösen der Ferse.
Kontralaterales Bein befindet sich im terminal swing.</td></tr>
<tr><td>Knie</td><td>5° Flexion</td><td>kaum Muskelaktivität</td></tr>
<tr><td>OSG</td><td>10° Dorsalextension</td><td>M. triceps surae maximal aktiviert</td></tr>
<tr><td>USG</td><td>Reduzierung Eversion – Verriegelung Fuß</td><td>Inversionsmuskulatur – M. soleus, M. tibialis posterior, M. flexor digitorum longus; M. flexor hallucis longus; Mm. peronaeii – laterale Stabilisation</td></tr>
<tr><td>MTP</td><td>30° Extension</td><td>M. flexor hallucis longus, M. flexor digitorum longus</td></tr>
</table>

5 Pre-swing

50% bis 62% des Gangzyklus

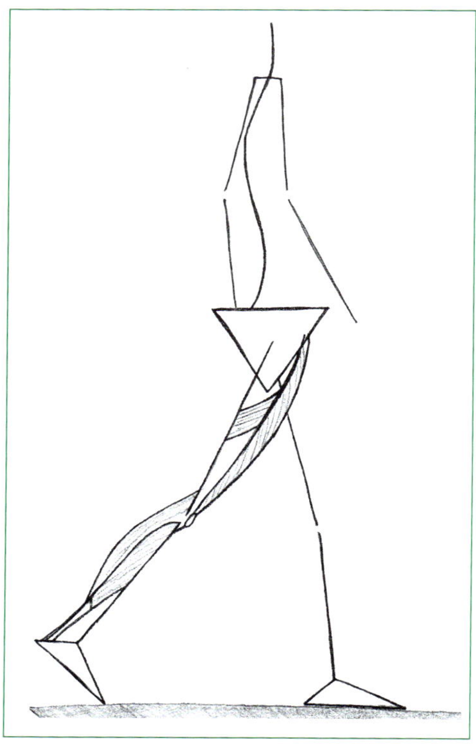

Beginn: Initial contact des kontralateralen Beins

Ende: Zehenablösung des Referenzbeins

Abb. 73: Pre-swing (modifiziert nach Götz-Neumann, 2006, S. 49)

Tab. 13: Pre-swing (Götz-Neumann, 2006, S. 49)

	Kinematik	Kinetik	Ereignisse
Hüfte	10° Extension	beginnende Aktivität M. adductor longus	Bipedale Standphase (beide Füße haben Bodenkontakt). Kontralaterales Bein befindet sich im initial contact bzw. loading response. Vorbereitung auf die Schwungphase; für initial swing benötigte Kniegelenksflexion erfolgt größtenteils passiv (Perry, 1992). Push-off/Abdruckphase.
Knie	40° Flexion	Restaktivität M. triceps surae; M. rectus fem. bremst zu rasche Knieflexion	
OSG	15° Plantarflexion	noch Teil- bzw. Restaktivität der Plantarflexoren	
USG	Neutral-Null-Stellung		
MTP	60° Dorsalextension	noch Teil- bzw. Restaktivität des M. flexor digitorum longus, M. flexor hallucis longus	

Schwungphasen

6 Initial swing

62% bis 75% des Gangzyklus

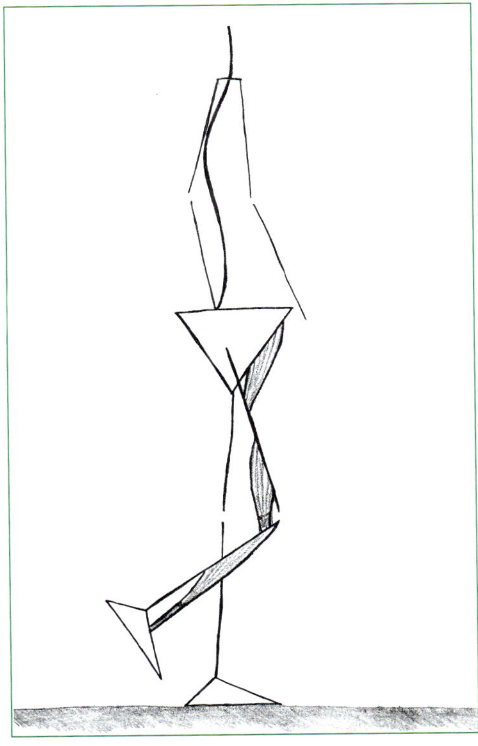

Beginn: Zehenablösung des Referenzbeins

Ende: Maximale Knieflexion Überkreuzung der Tibia

Abb. 74: Initial swing (modifiziert nach Götz-Neumann, 2006, S. 50)

Tab. 14: Initial Swing (Götz-Neumann, 2006, S. 50)

<table>
<tr><th></th><th>Kinematik</th><th>Kinetik</th><th>Ereignisse</th></tr>
<tr><td>Hüfte</td><td>15° Flexion</td><td>Hüftgelenksflexoren (v. a. M. iliopsoas)</td><td rowspan="5">Beschleunigungsphase des Beins; M. adductor longus, M. iliacus (Beuger im Hüftgelenk), M. gracilis und M. sartorius (Beuger im Hüft-/Kniegelenk); bilden funktionelles Paradoxon: Innen-/Außenrotation hebt sich auf – beide flektieren Hüft- und Kniegelenk;
Maximale Knieflexion durch M. biceps femoris caput breve;
Dorsalflektoren heben Fuß;
Kontralaterales Bein in loading response bzw. früher mid stance Phase</td></tr>
<tr><td>Knie</td><td>60° Flexion</td><td>Flexoren; M. biceps fem. caput breve, M. gracilis, M. sartorius</td></tr>
<tr><td>OSG</td><td>5° Plantarflexion</td><td>prätibiale Mm.</td></tr>
<tr><td>USG</td><td>Neutral-Null-Stellung</td><td>prätibiale Mm.</td></tr>
<tr><td>MTP</td><td>Neutral-Null-Stellung</td><td>prätibiale Mm.</td></tr>
</table>

7 Mid swing

75% bis 87% des Gangzyklus

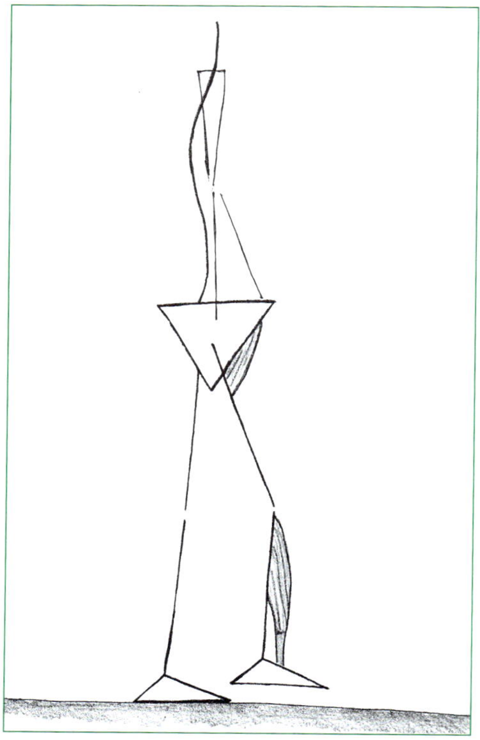

Beginn: Maximale Knieflexion
Überkreuzung der Tibia

Ende: Tibia des Referenzbeins vertikal

Abb. 75: Mid swing
(modifiziert nach Götz-Neumann, 2006, S. 51)

Tab. 15: Mid swing (Götz-Neumann, 2006, S. 44)

<table>
<tr><th></th><th>Kinematik</th><th>Kinetik</th><th>Ereignisse</th></tr>
<tr><td>Hüfte</td><td>25° Flexion</td><td>Flexoren (M. iliopsoas) zeigen am Anfang Aktivität; gegen Ende ischiocrurale Mm.</td><td rowspan="5">Zunehmende Hüftgelenksflexion; Kniegelenk wird zunehmend passiv gestreckt – Beinpendel; ischiocrurale Mm. bremst die Knieextension gegen Ende der Phase; Dorsalextensoren bringen Fuß in Neutral-Null-Stellung; Kontralaterales Bein im späten mid stance.</td></tr>
<tr><td>Knie</td><td>25° Flexion</td><td>M. biceps femoris caput breve initial aktiviert</td></tr>
<tr><td>OSG</td><td>Neutral-Null-Stellung</td><td>prätibiale Mm.</td></tr>
<tr><td>USG</td><td>Neutral-Null-Stellung</td><td>prätibiale Mm.</td></tr>
<tr><td>MTP</td><td>Neutral-Null-Stellung</td><td>prätibiale Mm.</td></tr>
</table>

8 Terminal swing

87% bis 100% des Gangzyklus

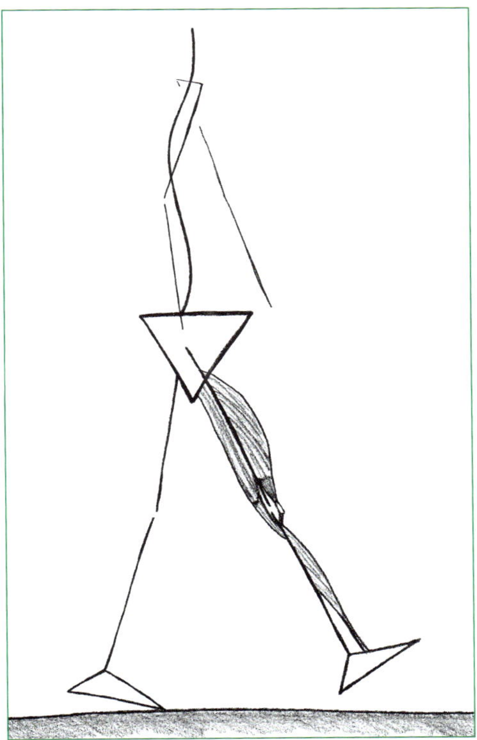

Beginn: Tibia des Referenzbeins vertikal

Ende: Mit initial contact – Fersenkontakt am Boden

Abb. 76: Terminal Swing (modifiziert nach Götz-Neumann, 2006, S. 52)

Tab. 16: Terminal swing (Götz-Neumann, 2006, S. 52)

	Kinematik	Kinetik	Ereignisse
Hüfte	20° Flexion	Ischiocrurale Mm.	Vollständige Extension im Kniegelenk; Ischiocrurale Muskulatur bremst die Bewegung; Kokontraktion ischiocrurale Muskulatur und M. quadriceps femoris als Vorbereitung für Standphase – Stoßdämpfung und Stabilisation; Dorsalextensoren halten Fuß in Normal-Null-Stellung; Kontralaterales Bein im terminal stance bzw. pre-swing.
Knie	0° (bis 5°) Flexion	M. quadriceps femoris	
OSG	Neutral-Null-Stellung	prätibiale Mm.	
USG	Neutral-Null-Stellung	prätibiale Mm.	
MTP	0° bis 25° Extension	prätibiale Mm.	

Nachstehend werden Sprung-, Knie- und Hüftgelenk zusammenfassend dargestellt. Aus den Grafiken sind das Bewegungsausmaß und die Aktivität einzelner Muskeln in den einzelnen Gangphasen dargestellt. Dadurch erhält man einen guten Überblick über jene Anforderungen, die zum Gehen notwendig sind.

Sprunggelenk

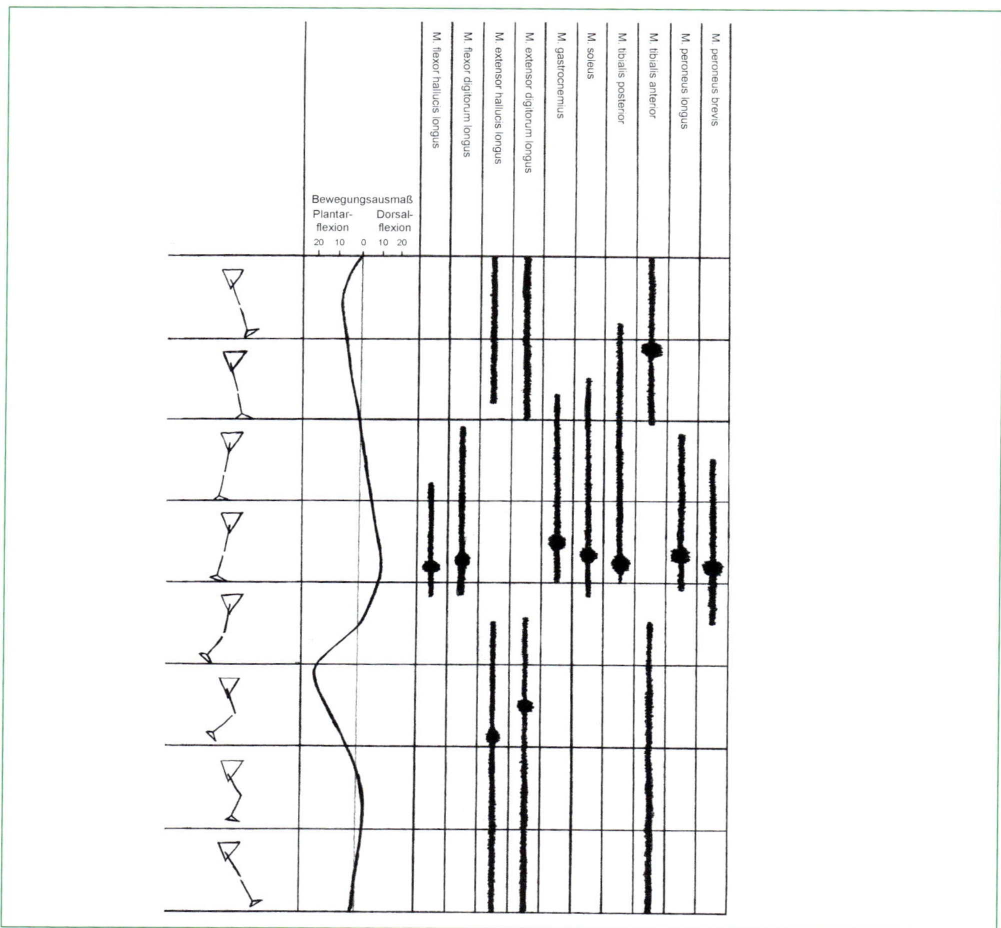

Abb. 77: Bewegungsausmaß, Drehmomentanforderung und Muskelaktivität des Sprunggelenks während der Gangphasen (modifiziert nach Götz-Neumann, 2006, S. 61)

Die einzelnen Phasen wurden bereits detailliert beschrieben. Besonders bedeutend ist das Sprunggelenk in der mid stance bzw. terminal stance Phase. Hier geht es einerseits darum das Gelenk stabil zu halten, andererseits für den Abdruck (Vorwärtsbewegung) zu sorgen, um eine gute Ausgangssituation für die kommenden Phasen zu gewährleisten.

Kniegelenk

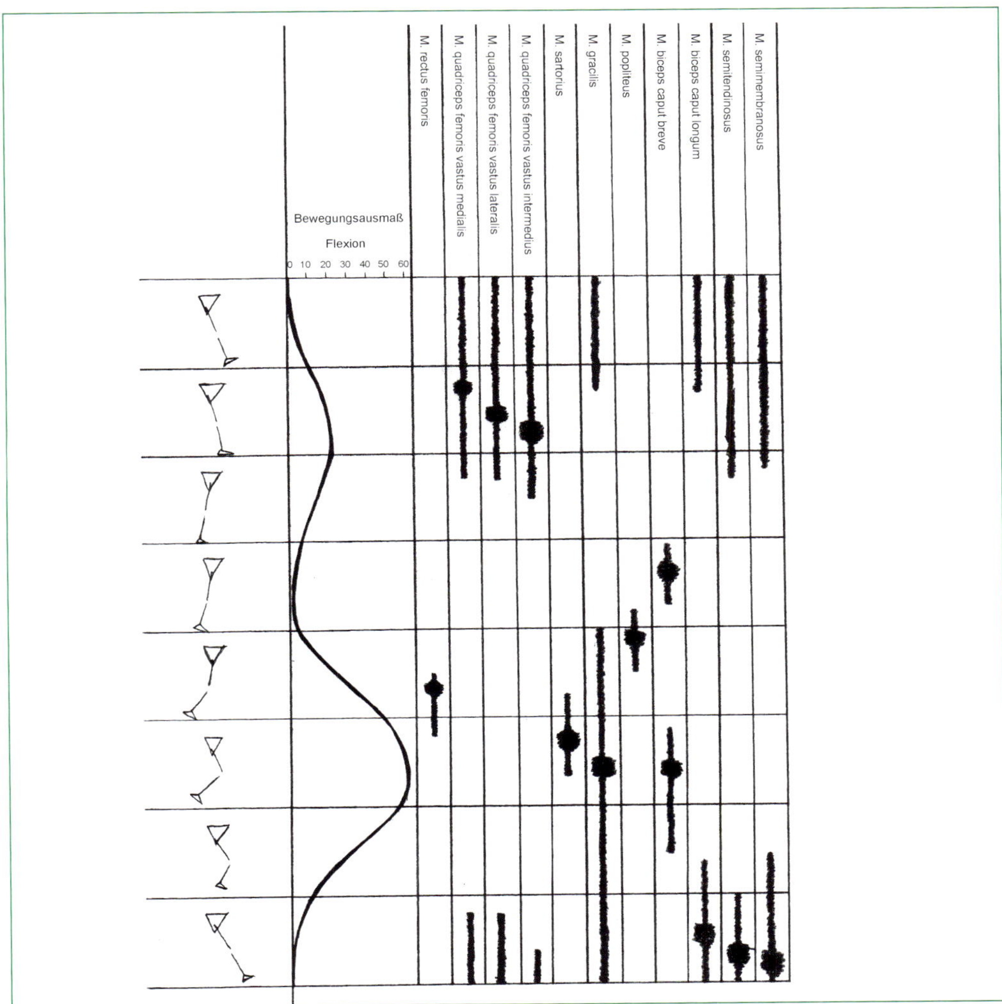

Abb. 78: Bewegungsausmaß, Drehmomentanforderung und Muskelaktivität des Kniegelenks während der Gangphasen (modifiziert nach Götz-Neumann, 2006, S. 77)

Während der Standbeinphasen ist die Hauptanforderung an das Kniegelenk für genügend Stabilität zu sorgen und die wirkenden Kräfte zu kompensieren (Stoßdämpfung, Aufrechterhaltung Beinachse, ...). In der Schwungbeinphase beschreibt das Kniegelenk die größte Exkursion (bis zu 60° Flexion). Dieses Bewegungsausmaß ist zum größten Teil das Resultat aus den vorangegangenen Phasen (Abdruck durch Sprunggelenk, Hüftgelenksflexion) und wird nicht vornehmlich durch Muskelaktivität der Flexoren erzeugt.

Hüftgelenk

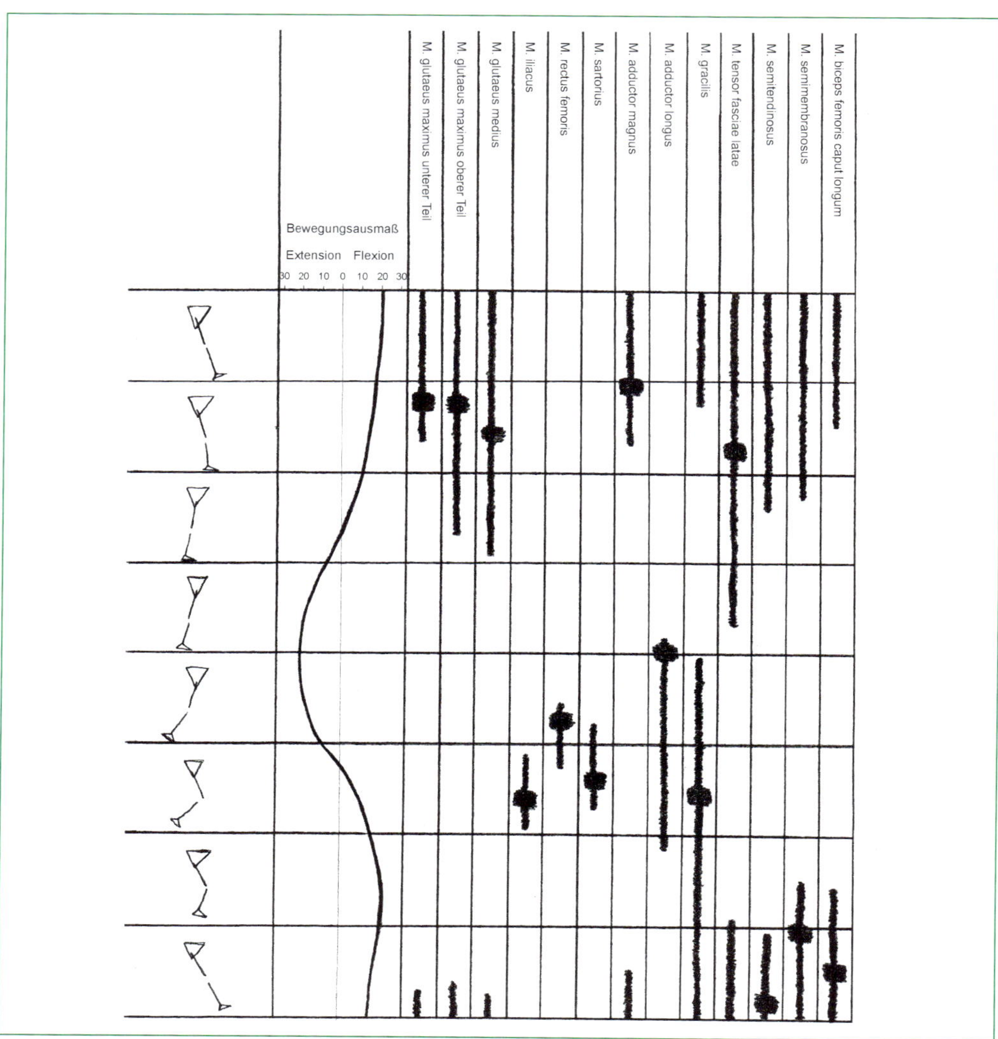

Abb. 79: Bewegungsausmaß, Drehmomentanforderung und Muskelaktivität des Hüftgelenks während der Gangphasen (modifiziert nach Götz-Neumann, 2006, S. 86)

Hauptaufgabe der Hüftgelenksextensoren sehen Inman, Ralston und Todd (1981) in der Vorbereitung für die Standphase (Abbremsung Schwungbein). Die Abduktoren verhindern ein zu starkes Absinken des Beckens zur kontralateralen Seite während der Standbeinphasen. Des Weiteren wird durch das komplexe Zusammenspiel der hüftumgebenden Muskulatur der aufrechte Gang ermöglicht.

Rumpf

Dem Rumpf kommt während des normalen Ganges „relativ“ wenig Funktion zu. Die Hauptaufgabe der rumpfumgebenden Muskulatur ist für eine aufrechte Körperhaltung zu sorgen und das Gleichgewicht zu erhalten (Krebs, Wong, Jevsevar, Riley & Hodge, 1992). Augenscheinlich wird die Bedeutung des Rumpfes erst bei zunehmenden Einschränkungen oder Beeinträchtigungen (z. B. Verlagerung des Körperschwerpunkts vor die Unterstützungsfläche bei verstärktem Rundrücken).
Grundsätzlich beschreibt der Rumpf eine Rotation von ca. 5° in der Transversalebene. In der Sagital- und Frontalebene imponiert der Rumpf aufrecht. Des Weiteren rotiert der Schultergürtel in die Gegenrichtung des Beckens und verursacht dadurch ein reaktives Armpendel als Gegenmoment zur Beckenrotation (Götz-Neumann, 2006, S. 87).
Bei der Muskelaktivität handelt es sich um ein komplexes Zusammenspiel zwischen M. obliquus externus abdominis, M. obliquus internus abdominis, M. rectus abdominis, M. transversus abdominis und M. erector spinae. Gemeinsam stabilisieren die angeführten Muskeln den Rumpf und tragen durch feine Abstimmung der Aktivität zum Erhalt der aufrechten Körperhaltung maßgeblich bei (Walters & Morris, 1972).

Schulter-Arm-Hand-Einheit

Dieser Komplex kann das Gehen in Form einer reaktiven Aktivität aus der Rumpfrotation unterstützen. Wichtig ist, dass das Gehen auch ohne das reaktive Armpendel funktioniert. Die Arme sind somit frei für Tätigkeiten des täglichen Lebens (z. B. Tragen der Einkaufstasche) (Higgins & Higgins, 1995).
Das Armpendel erfolgt immer reaktiv im Einklang mit dem Rumpf – entgegengesetzt zur Beckenrotation. Es ist abhängig von der Gehgeschwindigkeit. Hier gilt, je geringer die Geschwindigkeit, desto reduzierter die Rumpfrotation und daraus resultierend ist das Armpendel verringert.

4.2 Lernstrategien

4.2.1 Lernen durch Variation der Übungsabläufe

„Durch Konfrontation des Athleten mit ständig veränderten Bewegungsausführungen wird der Athlet gezwungen, sich wieder und wieder in größerem Maße neu anzupassen“ (Schöllhorn, 2003, S. 56).
Im traditionellen Ansatz werden Übungsformen geblockt aneinandergereiht. Nach Auffassung des Differenziellen Lernens, sollten Übungsformen variantenreich abgewechselt werden. Denn nach neueren Ansichten sind die lernrelevanten Informationen nicht in der Häufigkeit des Bewegungsvollzuges, sondern in der Anzahl der Anpassungsvorgänge begründet. Einerseits muss sich die übende Person immer auf neue Bedingungen einstellen, andererseits werden gleichzeitig Möglichkeiten zur Adapta-

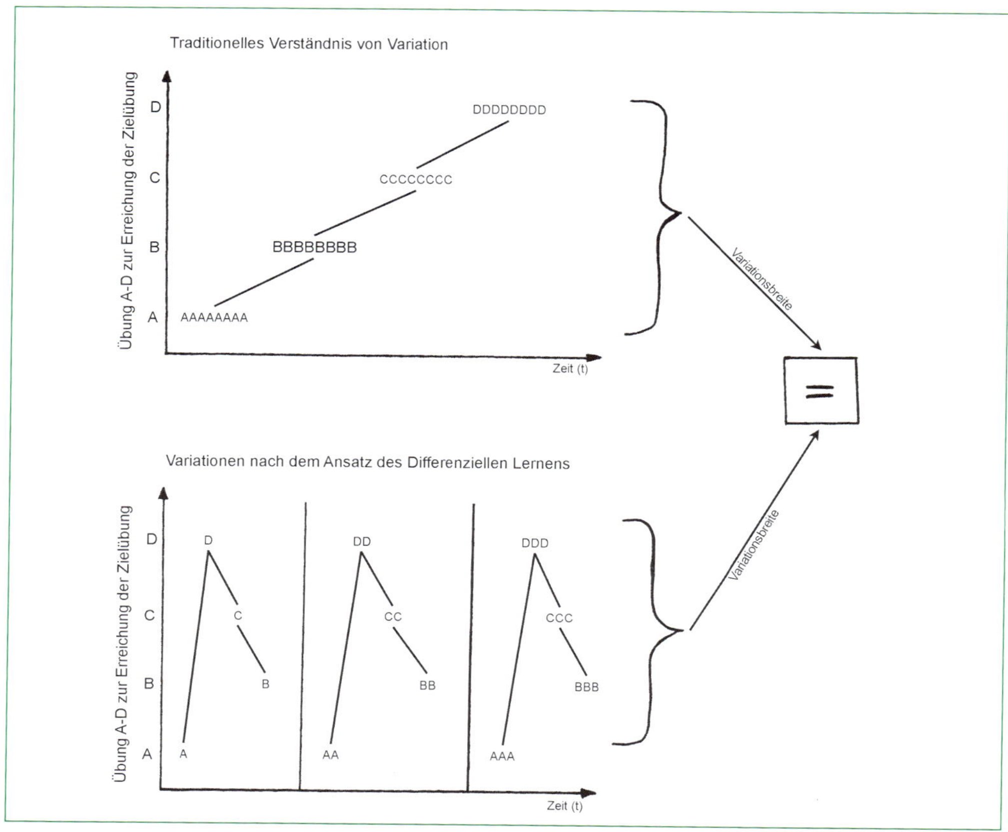

Abb. 80: Möglichkeiten zur Variation von Bewegungsabläufen (mod. nach Schöllhorn, 2011, S. 57)

tion an die Situationen geschaffen. Genau in diesen Anpassungsvorgängen liegen die lernrelevanten Informationen und mit zunehmender Bewegungserfahrung steigt die Wahrscheinlichkeit, dass auf noch nie dagewesene Situationen adäquat reagiert wird (Schöllhorn, 2003, S. 55 ff.).

4.2.2 Variation der Wahrnehmungsinhalte

Wie bereits in den vorangegangenen Kapiteln dargestellt, trägt die Sensorik in einem erheblichen Maß zur Motoriksteuerung bei. Überall im Körper befinden sich Sensoren, die Reize aus der Umwelt wahrnehmen.
Durch die Variation einzelner Bewegungsparameter, werden unterschiedliche Sinnessysteme angesprochen (s. Tab. 17).
Alleine durch die Variationen in diesem Bereich ergeben sich eine Vielzahl von Trainingsmöglichkeiten für ein abwechslungsreiches Koordinationstraining und eine

Tab. 17: Beispiele für Variationen einzelner Bewegungsparameter (Schöllhorn, 2003, S. 60; Loosch, 1999, S. 107)

Parameter	Beispiele für die Variation	Rezeptor für die Wahrnehmung
Variation räumlicher Faktoren	Variation • des Gelenkswinkels, (z. B. der Gelenksposition) • des Bewegungsbereiches (ROM – z. B. volle vs. leichte Flexion/ Extension) • der Extremität (z. B. OEX/UEX; li./re.)	• Muskelspindeln • Golgi-Sehnenorgane • Ruffini-Körperchen • Merkelscheiben • Golgi-Gelenksrezeptoren • Freie Nervenendigungen
Variation räumlich-zeitlicher Faktoren	Variation • der Bewegungsgeschwindigkeit (z. B. Dauer der Muskelkontraktion – im Sinne der Impuls-Timing-Hypothese Dehnen oder Stauchen einer Bewegung)	• Muskelspindeln • Golgi-Sehnenorgane • Merkelscheiben • Meissner-Tastkörperchen • Krausche Endkolben • Haarfollikel
Variation dynamischer Faktoren	Variation • der Beschleunigung (z. B. Intensität der Muskelkontraktion – Beschleunigung von (Teil-)Körpermassen)	• Vater-Pacini-Körperchen • Golgi-Mazzonische Körperchen • Vestibularapparat

adäquate Aktivierung der Sensorik. Durch das Gehen z. B. auf einem leichten Abhang wird die Bewegung beidseits schneller und die Schrittlänge größer. Setzt man noch einer weitere Differenz mittels Gewichtsmanschetten an beiden Beinen werden zusätzlich taktile Reize aktiviert. Weitere Variationsmöglichkeiten sind im Anfersen

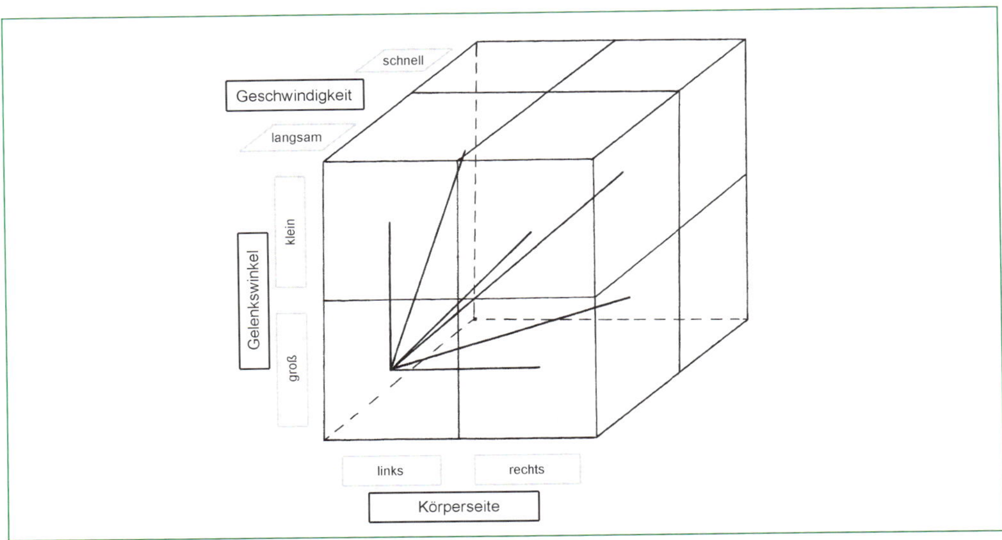

Abb. 81: Variation einzelner Bewegungsparameter (modifiziert nach Schöllhorn, 2011, S. 60)

Tab. 18: Beispiele für Variationen in der Sensorik (Neumaier, 2003, S. 174 ff.)

Sinnessystem	Beispiele für die Variation
Optischer Apparat	• Änderung der Perspektive und der Entfernung (Ausgangssituation, Handlungsraum) – Anforderung an Sehschärfe, räumliche Wahrnehmung, Tiefenwahrnehmung. • Komplexität des Hintergrundes – ruhiger vs. wechselnder Hintergrund. • Dynamik der Bewegung – Anforderung an dynamische Sehschärfe. • Licht/Beleuchtung (hell – dunkel; Schatten). • Einschränkung der Optik (verschmierte Brille).
Akustisches System	• Regelung der Lautstärke (Lärmkulisse, Kopfhörer, ...). • Rhythmische/unrhythmische Bewegungsvorgaben (Musik, Klatschen, Schrittmacher, ...).
Taktiles Informationssystem	• Änderungen an der Hautoberfläche (durch Handschuhe, Tapes, Schienen) führen zu veränderten taktilen Rückmeldungen.
Propriozeptives System	• Hier lediglich der Verweis darauf, dass Variationen in diesem Bereich bereits eingehend in vorangegangener Tabelle von Schöllhorn erwähnt wurden.
Vestibulärer Apparat	• Reduzierung vestibulärer Informationen (durch mehrere Rotationen um die Körperlängsachse) vor dem Bewegungsvollzug. • Verringerung/Vergrößerung der Unterstützungsfläche. • Kopfhaltung (seitlich – zur Brust – in den Nacken).

oder im Anhocken zu sehen. Aus diesen Kombinationen ergeben sich bereits 16 Möglichkeiten einzelne Übungsvarianten zu kombinieren. Fügt man nun die obere Extremität und beide Arme in das Koordinationstraining ein, so ergeben sich doppelt so viele Anwendungsmöglichkeiten. Einen ähnlichen Prozess kann man für jedes Gelenk des menschlichen Körpers anstreben, indem man Gelenkswinkel, Winkelgeschwindigkeiten und -beschleunigungen variiert (Schöllhorn, 2003, S. 60) (s. Tab. 17).
Weitere Sinnessysteme bzw. Anpassungsmöglichkeiten werden im Modell von Neumaier (2003, S. 174 ff.) berücksichtigt (s. Tab. 18).
Fasst man alle Sinnessysteme zusammen, so ergeben sich aus den einzelnen Bereichen vielfältige Möglichkeiten für ein variationsreiches Koordinationstraining. Wichtig ist in diesem Zusammenhang immer einen Bezug zu der zu lösenden Bewegungsaufgabe herzustellen und auf dieser Grundlage einzelne Variationen gezielt auszuwählen.

4.2.3 (Ab-)Lenkung der Aufmerksamkeit

Eine weitere Möglichkeit Differenzen zu setzen liegt in Gedächtnisinhalten bzw. Aufmerksamkeitsprozessen. In einem späteren Kapitel wird noch dargestellt werden, welchen Einfluss die Aufmerksamkeit auf die Lernleistung hat. Durch (Ab-)Lenkung kann sie jedoch genutzt werden, um gezielt Variationen zu setzen.
Schöllhorn (2003, S. 61 ff.) stellt klar, dass „durch Konzentration auf einzelne Aspekte der Gesamtbewegung die bewusst zu verarbeitende Informationsmenge reduziert

wird, um Kapazitäten für die Korrektur der falschen Bewegung zur Verfügung zu stellen." Die Lenkung der Aufmerksamkeit auf ein bestimmtes Bewegungsdetail kann also dazu beitragen, dass eine Bewegung besser gelingt.
Im Gegensatz dazu kann die Ablenkung der Aufmerksamkeit einen Neuigkeitswert enthalten der zusätzlich zur Motivation des Probanden beiträgt. Dazu zählen Übungsformen und -methoden, welche schwer (schlecht) antizipierbar sind, wie z. B. das Balancieren mit Blickrichtung zur Decke, vor dem Spiegel, mathematische Aufgaben während des Bewegungsvollzugs oder sonstige Zusatzaufgaben. Eine weitere Möglichkeit stellen Übungen nach einer Vorbelastung dar. So können z. B. kompliziert gekoppelte Bewegungsformen am Ende einer Trainingseinheit bewusst eingesetzt werden, um zu überprüfen, ob diese auch in ermüdetem Zustand präzise ausgeführt werden können (Harre, 1979, S. 191).
Wie im Kapitel „Ausgewählte Theorien des motorischen Lernens" dargestellt, gibt es eine Erwartung über die sensorischen Rückmeldungen bereits vor dem Bewegungsvollzug. Weichen die tatsächlichen, realen Rückmeldungen von den erwarteten ab, so besitzt diese Information einen Neuigkeitswert. Durch diese neuen Informationen steigt das Interesse an der Bewegung (Aktivierung des aszendierenden retikulären aktivierenden Systems ARAS), wodurch zusätzlich die Motivation und die Aufmerksamkeit gesteigert wird. Es gilt also gezielt Variationen einzubauen, welche Bewegungen erleichtern (Aufmerksamkeitslenkung), aber auch erschweren können (Ablenkung).

4.2.4 From freezing to freeing

Wie schon im bewegungsphysiologischen Ansatz nach Bernstein (1967) beschrieben, versucht der Körper in der ersten Phase des Lernens überflüssige Freiheitsgrade einzuschränken (freezing). Erst nach und nach wird die Vielzahl an Freiheitsgraden freigegeben und beherrscht (Southard & Higgins, 1987, S. 387 ff.). Diesen natürlichen Prozess sollte man sich auch beim motorischen Lernen zunutze machen, indem man gezielt einzelne Freiheitsgrade fixiert und anschließend wieder löst. Berücksichtigt sollte dabei das Bewegungsziel und die Erfahrung des Lernenden werden, denn je nachdem kann eine Fixierung störend (höherer Schwierigkeitsgrad) oder fördernd (einfacher Schwierigkeitsgrad) auf die Motorik wirken. Die Fixierung kann dabei durch Manschetten erfolgen oder „lediglich" durch eine Aufmerksamkeitslenkung, indem man dem Lernenden z. B. den Bewegungsauftrag: „Halte das Körpersegment Ellenbogen steif" gibt. Wichtig ist dabei zu berücksichtigen, dass die Fixierung eines Gelenks durch andere Körperabschnitte kompensiert werden kann.

4.2.5 Veränderung der Übungsbedingungen – durch Änderung der reaktiven Erscheinungen

Im Modell von Bernstein (1967) beschreibt der Autor in der dritten Phase, dass von außen wirkende Kräfte nicht mehr gescheut werden, sondern reaktive Erscheinungen wie die Gravitation, die Trägheit oder gespeicherte Kräfte genutzt werden, um die Bewegung ökonomischer gestalten zu können (Schmidt & Lee, 2005, S. 423ff.). Ein weiterer natürlicher Ansatz das motorische Lernen zu unterstützen, wird darin gesehen die reaktiven Erscheinungen an einzelnen Körpersegmenten, an Spiel- oder Sportgeräten bzw. im Bewegungsraum gezielt zu verändern.

Tab. 19: Beispiele für Variationen der reaktiven Erscheinungen

Bezugssystem	Beispiele für die Änderung
Körpersegmente	• Änderung der Körpermasse durch Gewichtsmanschetten, Hanteln, Bandagen. • Änderung des Kraftarms führt zu einem veränderten Lastarm z. B. gestreckte vs. gebeugte Extremität. • Änderung der Beschleunigung z. B. auch durch geänderten Lastarm.
Spiel-/Sportgerät	• Materialbeschaffenheit z. B. Reibung, Form. • Gewicht Movendum (z. B. Ball) oder Sportgerät (z. B. Racket). • Trägheit der Masse des Movendums oder des Schlägers z. B. Racket oder Ball mit Wasser gefüllt.
Umwelt-bedingungen	• Unterstützungsfläche (z. B. Trampolin, labile Unterlagen). • Behinderung/Unterstützung durch Partner/Trainer. • Situative Veränderungen – z. B. durch Gummizüge, Federn, Gewichtsschlitten, ...

Nach Schöllhorn (2003, S. 62) sollten die Übungen im Sinne des bewegungsphysiologischen Ansatzes von Bernstein (1967) zunächst konstant gehalten werden. Werden die ersten Freiheitsgrade beherrscht, sollten gezielt Variationen in den Trainingsablauf eingeplant werden. Der Autor geht davon aus, dass für den Anfänger im Lernprozess die Bewegung selbst eine so große Varianz aufweist, dass von außen keine zusätzlichen Veränderungen erforderlich sind. Mit zunehmender Erfahrung sollten Trainingsinhalte variantenreich eingebaut werden, damit die Zielbewegung in weiterer Folge selbst unter erschwerten Bedingungen (z. B. schlechte Sicht, nasser Boden, Wettkampf, ...) gelingen kann.

4.2.6 Mittels geeigneter Rahmenbedingungen zum gewünschten Bewegungsziel

Tab. 20: Beispiele für zwingende Rahmenbedingungen

Fehler	Korrekturmöglichkeit
Einseitig zu kurze Schrittlänge	Kurvengehen mit dem Bein außen, welches eine zu kurze Schrittlänge aufweist.
Zu wenig Hüftstreckung	Gehen mit zunehmender Schrittlänge – evtl. durch Markierungen am Boden gekennzeichnet.
Aufrichtung des Oberkörpers	Armhaltung nach oben oder durch außenrotierte Arme – evtl. Gehen mit einem Stab in beiden Händen in Hochhalte.

Nach Schöllhorn (2003, S. 62) sollten die Bewegungsmodalitäten (Rahmenbedingungen) so gestaltet werden, dass die Versuchsperson dazu gezwungen wird die Bewegung so auszuführen, wie sie „richtig" auszuführen ist. Dies kann erfolgen mittels Gelände-, Gerätehilfen, Markierungen oder ganz schlicht durch dementsprechende Anweisungen. Als Beispiel führt der Autor an, dass ein zu geringer Beinhub in der Schwungbeinphase durch das Gehen über Hindernisse korrigiert werden kann. Weitere Beispiele sollen exemplarisch in Tabelle 20 vorgestellt werden.

4.2.7 Anpassung der Differenzen – Anpassung des Schwierigkeitsgrads

Die Setzung und Anpassung von Differenzen hat nach Schöllhorn (2003, S. 57 ff.) folgende tragende Gründe:

1. Aufbrechen von fehlerhaften Bewegungsstereotypen – hin zum vermeintlichen Bewegungsoptimum.
   Falsch eingelernte Bewegungen bieten dem Übenden nur wenig sensorische Rückmeldungen und demnach auch wenig Möglichkeiten diese schädliche Bewegung zu korrigieren. Durch Differenzen und Kontraste im Bewegungsvollzug werden neue

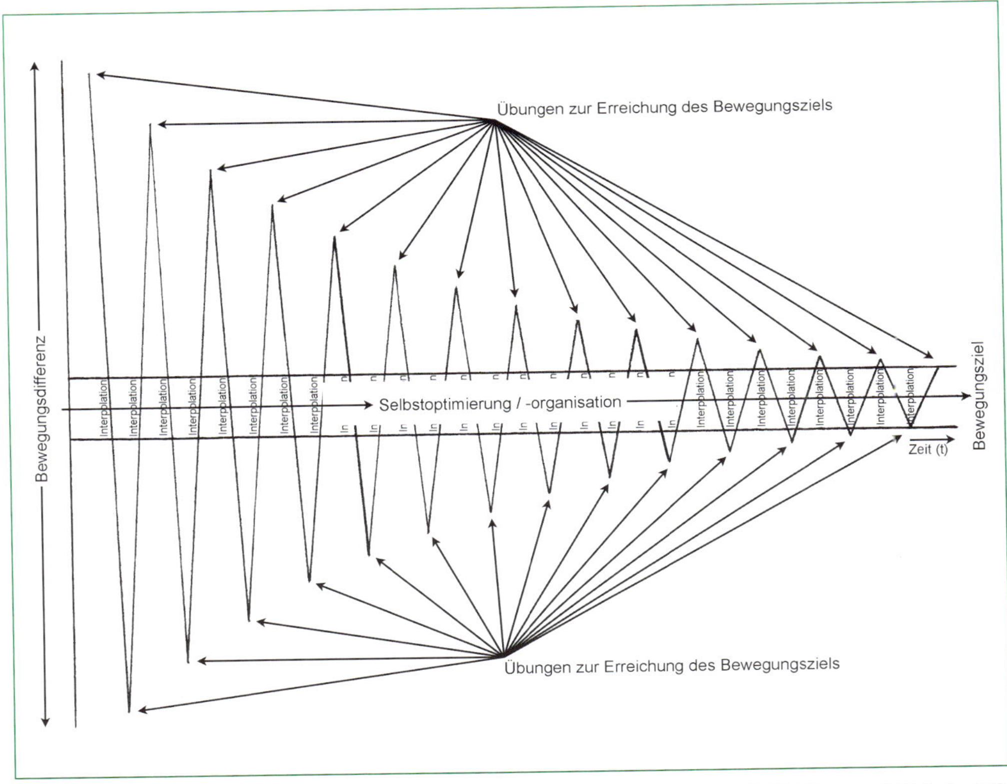

Abb. 82: Übersicht zur Differenzanpassung im Lernverlauf (modifiziert nach Birklbauer, 2006, S. 470)

Tab. 21: Beispiele für Änderung des Schwierigkeitsgrads

Änderung	Beispiele
Bewegungsgeschwindigkeit/ -beschleunigung einzelner Körpersegmente	• Gehen über Abhänge, Anstiege, Kurvenradien, ... • Rasches, zügiges Gehen vs. Zeitlupe, ... • Kniehub, Anfersen, Betonung Abdruck, ... • Mitschwingen der Arme, Rotation der Wirbelsäule, ... Änderungen können je nach Anwendung den Schwierigkeitsgrad erleichtern oder steigern.
Ausschaltung oder Reizüberflutung einzelner Sinnesmodalitäten	• optisch: Tragen einer Brille, Bewegungen vor dem Spiegel, beleuchteter, greller Hintergrund, ... • akustisch: Lärmkulisse, Ohrstöpsel, ... • taktil: Handschuhe, Tapes, Schienen • vestibulär: Unterstützungsfläche, Kopfhaltung, ... Eine Reduktion oder eine Überflutung der Sinneseindrücke führt zu einer Steigerung der Schwierigkeit.
Rhythmische vs. unrhythmische Bewegungsabläufe	• Gewohnte Rhythmen bei zyklischen Bewegungen sind einfacher durchzuführen als ungewohnte Abläufe. • Z. B. 2 kurze Schritte mit darauf folgenden 2 langen Schritten sind einfacher zu absolvieren als im Wechsel von 7 : 3.
Antizipierbarkeit der Situation	• Eine Situation, die schlecht antizipierbar ist, stellt eine viel höhere Anforderung an die Motorik dar als eine vorhersehbare Störung. • Wird eine Person z. B. von vorne angestupst, so kann sie die Handlungskonsequenzen im Sinne einer feedforward Reaktion abschätzen und darauf reagieren. Geschieht dieses Anstupsen auf unvorhersehbare Weise (weder Richtung, noch Stärke, noch Zeitpunkt sind bekannt), so ist die Reaktion auf diese Situation viel fordernder für die Motoriksteuerung.
(Ab-)Lenkung der Aufmerksamkeit	• Die Lenkung der Aufmerksamkeit auf ein bestimmtes Bewegungsdetail kann den Schwierigkeitsgrad massiv erleichtern. • Eine (Ab-)Lenkung kann aber auch erschwerend wirken, indem man dem Übenden Zusatzaufgaben stellt oder ihn anderwärtig fordert.
Koordination von Freiheitsgraden	• Je mehr Gelenke bzw. Freiheitsgrade in die Bewegung mit einbezogen werden, desto schwieriger wird dessen Beherrschung und Koordination.
Reaktive Erscheinungen	• Die Veränderung einzelner reaktiver Erscheinungen an Körpersegmenten, an Sportgeräten oder an den Umweltbedingungen kann für die Motorik fördern (erleichternd) oder hemmend (erschwerend) wirken.
Veränderung der Rahmenbedingungen	• Je komplexer die Situation – also je mehr Aufgaben hintereinander oder gleichzeitig in einem bestimmten Zeitrahmen zu erledigen sind, desto schwieriger wird auch die korrekte Bewältigung.

Differenzen gesetzt und der Trainierende erhält die Möglichkeit selbstorganisiert und intrinsisch motiviert zu seinem Bewegungsoptimum zu finden.

2. Interpolation abseits der optimalen Bewegung, um Selbstorganisation zu ermöglichen.
   Damit Interpolation möglich wird und man auf noch nie dargebotene Situationen reagieren kann, muss sich der Übungsanweiser einen Funktionsrahmen für die Lösung der Bewegung setzen. Im motorischen Lernen spricht man in diesem Zusammenhang auch von der Größe des Rauschens, welches für die Selbstorganisation unbedingt nötig ist. Der Lösungsrahmen für die Interpolation (Größe des Rauschens) kann sehr groß sein (große Differenzen im Bewegungsvollzug) oder sehr klein gehalten werden (wenig Abweichung vom Bewegungsoptimum). Große Differenzen sind für das Aufbrechen eingeschliffener Bewegungsmuster und am Beginn des Bewegungslernens notwendig. Mit zunehmendem Lernerfolg, sollten auch die Differenzen kleiner werden, um das angestrebte Optimum zu erlangen.

3. Verbesserte sensorische Rückmeldungen eröffnen Kapazitäten für zusätzliche Informationsverarbeitung.
   Wie bereits dargestellt, geht der Lernverlauf einher mit einer verbesserten sensorischen Wahrnehmung über das Bewegungsergebnis. Des Weiteren werden einzelne Bewegungsparameter nicht mehr bewusst verarbeitet, sondern treten immer mehr in den Hintergrund (unbewusste Wahrnehmung). Diese freigewordenen Kapazitäten können genutzt werden, um die Aufmerksamkeit auf weitere Bewegungsdetails und -wahrnehmungen zu lenken und so ein breites Repertoire der Motoriksteuerung zu erlangen.

Des Weiteren geht Schöllhorn (2003, S. 53 ff.) davon aus, dass auf Grund des Neuigkeitswertes mit zunehmendem Lernverlauf auch der Schwierigkeitsgrad gesteigert werden sollte. Möglichkeiten dazu wurden bereits erwähnt – Tabelle 21 sollte noch einmal einen Überblick geben.
Alle Variationsmöglichkeiten zusammengefasst, bieten dem Anwender eine nahezu unbegrenzte Auswahl an Koordinationsübungen. Wichtig ist einerseits ein genaues Anforderungsprofil der zu lösenden Bewegungsaufgabe zu erstellen – andererseits muss sich der Trainer oder Übungsleiter über die Handlungskonsequenzen im Klaren sein, damit die koordinativen Übungen gezielt eingesetzt werden.

4.2.8 Feedback

Schmidt und Lee (2005, S. 365) verweisen darauf, dass es zwei unterschiedliche Arten von Feedback gibt. Einerseits erfolgen während der Bewegung über die Sensorik Rückmeldungen an das Zentralnervensystem, dieser Vorgang wird als intrinsisches Feedback bezeichnet. Andererseits erhalten wir aus unserer Umgebung Rückmeldungen über das Bewegungsergebnis als ergänzende Informationen (augmented feedback). Um diese beiden Formen genauer zu beschreiben, führen die Autoren ein Beispiel aus

dem Golfsport an: Dabei wird der Versuchsperson die Aufgabe zugeteilt einen Golfball so nahe wie möglich an das Loch einer Bahn zu befördern. Vor, während und direkt nach dem Abschlag erhält die Person Rückmeldungen über die Sensorik – also wie sich der Schlag „angefühlt, -gehört, -gesehen" hat. Ergänzendes Feedback ist möglich, indem die Nähe zum Loch beurteilt wird oder ein Trainer die Fehler mittels Beobachtung bzw. Videoanalyse aufzeigt. Es gibt also eine ganze Reihe an Möglichkeiten, Rückmeldungen zu erhalten und diese für das motorische Lernen zu nutzen. Die Frage ist: Wie sollte Feedback gestaltet werden, damit motorisches Lernen ermöglicht und gefördert wird.
Nach Schmidt und Lee (2005, S. 365 ff.) unterscheidet man zwischen zwei Arten von Feedback:

- Intrinsische Rückmeldungen – sensorische Informationen von den Rezeptoren
- Ergänzende Rückmeldungen aus der Umwelt.

Intrinsische Rückmeldungen

Während des Bewegungsvollzugs erhält jeder Mensch sensorische Rückmeldungen über einzelne Parameter der Bewegungen (siehe dazu Kap. Sensorik). Wichtig ist, dass diese Feedbackschleifen weitgehend unbewusst ablaufen. Erst wenn in der Motorik etwas „falsch" läuft, tritt dies in das Bewusstsein der jeweiligen Person. So merkt man häufig bereits während der Bewegung, dass etwas schief läuft und der Versuch (z. B. einen Golfball zu treffen) misslingt. Ein weiteres Beispiel wäre, wenn man beim Mountainbiken oder Ski fahren einen Sturz (also einen Fehler in der Bewegung) bereits während der Ausführung der Tätigkeit vorhersagen kann. Die Sensorik ist ein Detektor, der Fehler in der Bewegungsausführung aufspürt und bei Auffindung aktiv wird. Bei einer gestörten Sensorik (z. B. bei neurologischen Erkrankungen, Prothesenversorgung, ...) funktioniert dieser Mechanismus nicht adäquat und Personen mit solchen Einschränkungen müssen wieder neu lernen die Sensorik einzusetzen, um diese Fehler bewusst auszumachen (Adams, 1971; Adams & Bray, 1970).

Ergänzendes Feedback aus der Umwelt

Ergänzendes Feedback kann sehr unterschiedliche Dimensionen und Ausprägungen aufweisen. Nachstehende Tabelle gibt einen Überblick über die einzelnen Formen. Wichtig ist, dass diese Möglichkeiten der Rückmeldung vermischt vorkommen können (s. Tab. 22).
Wie bereits angedeutet, können die unterschiedlichen Formen in allen Kombinationen vorkommen. Feedback war und ist ein aktuelles Thema, mit dem sich viele Forschungsbereiche auseinandersetzen. Einige Studienergebnisse zu den einzelnen Bereichen sollten im Anschluss diskutiert werden.

Rückmeldungen über das Ergebnis/Quantität – knowledge of result (KR)

Typischerweise stammen Untersuchungen zu Feedback aus der Psychologie und werden wie bei Bilodeau, Bilodeau und Schumsky (1959) mittels Positionierungsaufgaben

Tab. 22: Möglichkeiten des ergänzenden Feedbacks (Schmidt & Lee, 2005, S. 366 ff.)

Dimension	Erklärung	Dimension	Erklärung
Gleichzeitig	Rückmeldungen simultan während der Bewegung.	Im Anschluss	Rückmeldungen werden nach Bewegungsvollzug präsentiert.
Unmittelbar	Rückmeldung erfolgt unmittelbar an die jeweilige Aktion gekoppelt.	Verspätet	Rückmeldung erfolgt verspätet nach der Aktion.
Verbal	Alle Rückmeldungen, die gesprochen werden.	Non-verbal	Rückmeldungen, die nicht ausgesprochen werden können.
Gesammelt/ gehäuft	Rückmeldungen, die eine gesammelte Information über die vergangenen Versuche oder Bewegungsabläufe enthält.	Getrennt/ individuell	Rückmeldungen, die eine getrennte/individuelle Information über einzelne Bewegungen enthalten.
Subjektiv	Rückmeldungen auf Grund subjektiver Wahrnehmungen (z. B. subjektive Einschätzung eines Trainers).	Objektiv	Rückmeldungen auf Grund objektiver Daten (Kinematik-Messung, Videoanalyse, ...).
Qualitativ	Rückmeldungen über die Qualität der Bewegung (Bewertungen z. B. im Kunstturnen).	Quantitativ	Rückmeldungen über die Quantität einer Bewegung (Zeit im 100-m-Lauf, Distanz beim Speerwurf, ...).
Absolute Häufigkeit	Anzahl/Menge der Rückmeldungen.	Relative Häufigkeit	Prozentsatz jener Versuche, bei denen Rückmeldungen gegeben wurden.
knowledge of result (KR)	Informationen nach dem Bewegungsvollzug über das Ergebnis der Bewegung.	knowledge of performance (KP)	Informationen nach dem Bewegungsvollzug über die Leistung/ Natur des Bewegungsmusters.

(z. B. einen Strich zeichnen mit exakt 7,5 cm) durchgeführt. Hier liegt der Fokus ganz klar auf dem Wissen über das Bewegungsergebnis (knowledge of result – KR), da Informationen über den Bewegungsvollzug (knowledge of performance – KP) viel schwieriger zu erfassen und zu beschreiben sind.

In nachstehendem Versuch von Bilodeau, Bilodeau und Schumsky (1959) gab es 4 Versuchsgruppen, wobei jede Gruppe 19 Durchgänge derselben Positionierungsaufgabe absolvieren musste. Unterschiedlich war lediglich die Häufigkeit der Rückmeldung über das Bewegungsergebnis.

- Gruppe 1 erhielt keine Rückmeldungen über das Ergebnis (No KR)
- Gruppe 2 erhielt Rückmeldungen nach jedem 2. Versuch (KR-2 trials)
- Gruppe 3 erhielt Rückmeldungen nach jedem 6. Versuch (KR-6 trials)
- Gruppe 4 erhielt Rückmeldungen nach jedem Versuch (KR-19 trials)

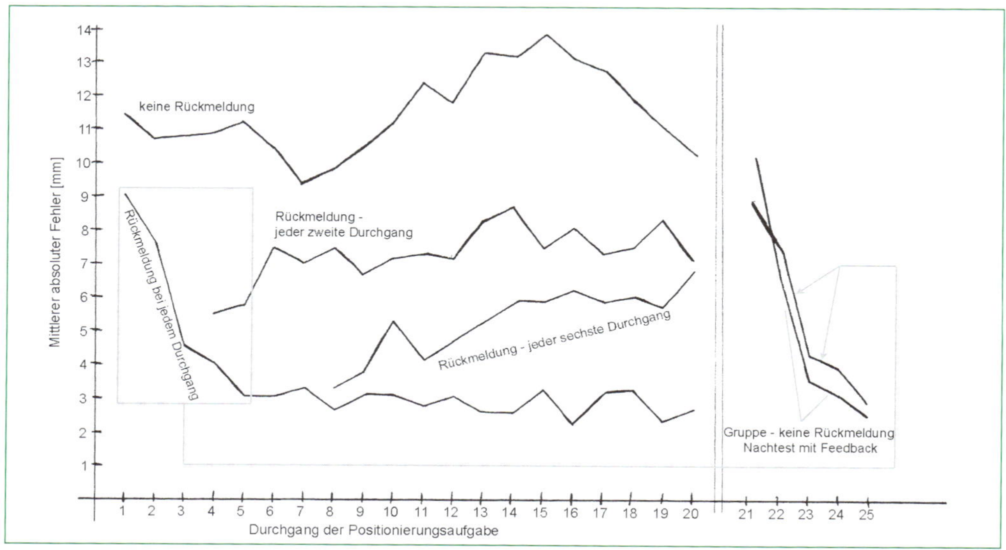

Abb. 83: Absoluter Fehler bei Positionierungsaufgaben in Abhängigkeit der Anzahl von Rückmeldungen (modifiziert nach Bilodeau, Bilodeau & Schumsky, 1959)

Aus Abbildung 83 können folgende Schlüsse gezogen werden:

- Der absolute Fehler ist bei der Gruppe, die keine Rückmeldungen erhalten hat, konstant am größten.
- Konträr dazu ist der Fehler am kleinsten in der Gruppe, die nach jedem Durchgang ein Feedback über das Ergebnis erhalten hat.
- In den beiden anderen Gruppen (jeder 2. bzw. 6. Versuch mit Rückmeldung) bleiben die Ergebnisse relativ konstant auf einem Niveau. Jedes Mal nachdem die Personen Feedback erhalten, gibt es jedoch kleine Abweichungen.

Ergänzend zu diesen Ergebnissen beobachtete man im Anschluss, wie sich die Kontrollgruppe (kein Feedback) verhält, wenn sie plötzlich Rückmeldungen über das Bewegungsergebnis erhalten. Man ließ also weitere 5 Versuche zur Positionierung durchführen. Diese Daten wurden mit der Feedbackgruppe (nach jedem Versuch Rückmeldung) verglichen. Als Ergebnis zeigte sich eine ähnliche Fehlerverlaufskurve in beiden Experimentalgruppen.
Die Daten von Bilodeau, Bilodeau und Schumsky (1959) bestätigen die Wichtigkeit von Rückmeldungen. Dadurch bekommt die Versuchsperson eine Vorstellung davon, wie die Bewegung durchgeführt werden sollte (knowledge of performance - KP), damit das gewünschte Bewegungsziel (knowledge of result - KR) erreicht wird.

Ein weiterer wichtiger Ansatzpunkt ist die Präzision dieser Rückmeldungen. Ein klassisches, vielzitiertes Experiment dazu liegt von Trowbridge und Cason (1932) vor. Die Probanden erhielten von den Untersuchungsleitern wieder die Aufgabe 100 Linien von

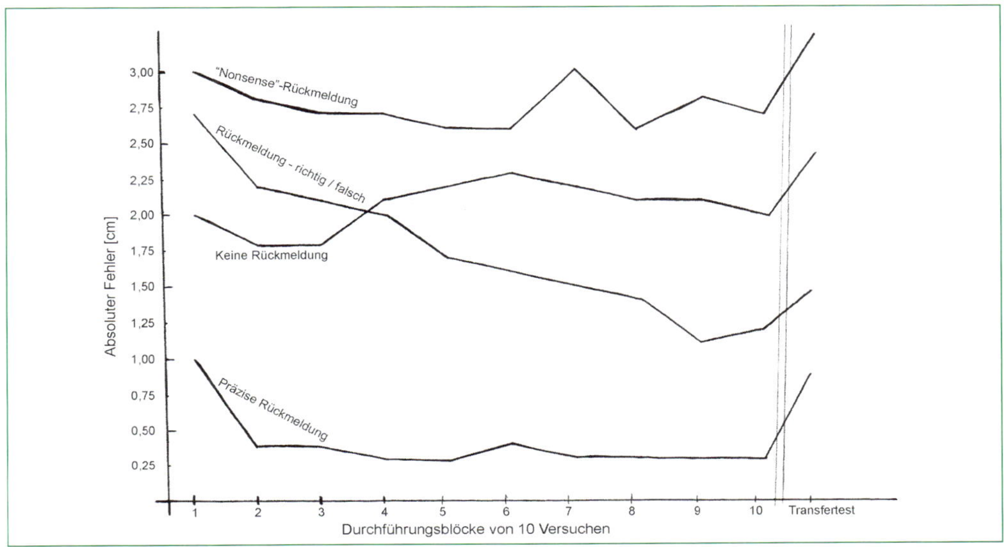

Abb. 84: Auswirkung der Präzision von Rückmeldungen auf die Lernleistung (modifiziert nach Trowbridge & Cason, 1932)

einer bestimmten Länge (3 in.) zu zeichnen. Die Gesamtstichprobe wurde in 4 Gruppen unterteilt:

- Gruppe 1 erhielt ein „Nonsens"-Feedback (Kontrollbedingung)
- Gruppe 2 erhielt Informationen darüber, ob das Ergebnis richtig oder falsch war (wenn innerhalb einer Bandbreite von ±1/8 in. dann richtig – ansonsten falsch)
- Gruppe 3 erhielt keine Rückmeldungen
- Gruppe 4 erhielt ein präzises Feedback (z. B. 0,18 in. zu kurz)

Als Ergebnis können folgende Punkte festgehalten werden:

- Den geringsten Fehler begingen jene Personen, die ein präzises Feedback nach jedem Versuch erhielten.
- Jene Gruppe, die keine Rückmeldungen erhalten hat, blieb konstant auf einem Niveau um ca. 2cm absolutem Fehler.
- Die Personen, die richtig oder falsch als Rückmeldung erhielten, verringerten ihren Fehler mit der Häufigkeit der Durchführung.
- Den größten Fehler beging jene Versuchsgruppe, die eine „Nonsens"-Rückmeldung bekam.
- Im Transfertest näherte sich die Gruppe mit dem präzisen Feedback wieder an das Ausgangsniveau an. Die richtig-falsch Probanden begingen weniger Fehler im Vergleich zur Ausgangssituation.

Eine weitere Möglichkeit Feedback zu geben, liegt in der relativen Häufigkeit der Ergebnispräsentation. Diese Auswirkungen versuchten Winstein und Schmidt (1990) zu untersuchen.

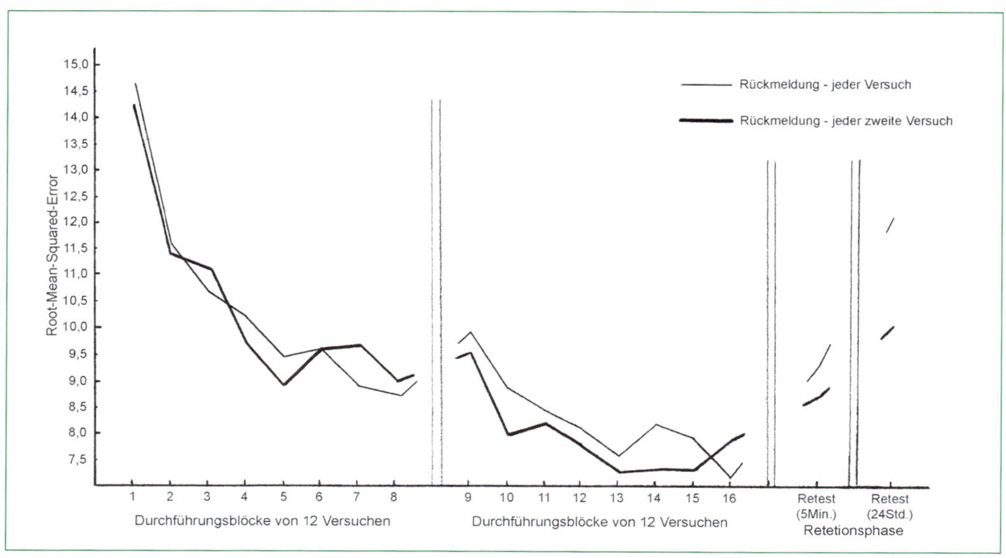

Abb. 85: Auswirkung der relativen Häufigkeit der Ergebnispräsentation auf die Lernleistung (modifiziert nach Winstein & Schmidt, 1990)

Wieder war in der Untersuchungsmethodik eine Positionierungsaufgabe mit 196 Versuchen vorgesehen. Gruppe 1 erhielt bei jedem Versuch (100%) Feedback, Gruppe 2 bei jedem 2. (50%).

Beide Gruppen zeigten einen ähnlichen Fehlerverlauf für die gesamte Trainingsperiode. Interessant ist die Leistung in der Retentionsphase 5 Minuten bzw. 24 Stunden nach dem Experiment. Diesbezüglich begingen die Probanden der 50%-Feedback-Gruppe viel weniger Fehler als die 100%-Gruppe.

Ähnliche Ergebnisse zeigte die Untersuchung von Schmidt, Lange und Young (1990). Hier wurden wieder vier Gruppen (100%, 66,6%, 33,3% und 10% relative Feedback-Häufigkeit) mit einer Positionierungsaufgabe betraut.

Die besten Ergebnisse in der Retentionsphase zeigte jene Gruppe mit einer relativen Feedback-Häufigkeit von 66,6%. Dahinter folgen die 100%-, die 33,3%- und die 10%-Gruppe.

Schmidt und Lee (2005, S. 383 ff.) gehen davon aus, dass häufiges Feedback am Beginn des Lernens notwendig ist, um sowohl die Leistung im Training als auch das Lernen einer Bewegung zu fördern. Wird diese Rückmeldung jedoch zu oft im weiteren Lernverlauf gegeben, kann dies durchaus negative Auswirkungen auf den Lernenden haben, da dieser zu sehr vom Feedback abhängig wird und intrinsische, sensorische Rückmeldungen in den Hintergrund treten. Die Autoren schlagen vor am Beginn häufig Feedback zu geben. Dieses sollte im weiteren Lernverlauf systematisch reduziert (fading-out) und intrinsische Rückmeldungen zunehmend forciert werden.

Ein weiterer wichtiger Standpunkt, um Feedback effektiv einzusetzen, ist der Zeitpunkt, zu dem die Rückmeldung erfolgt. Fantino und Logan (1979) konnten im Tierver-

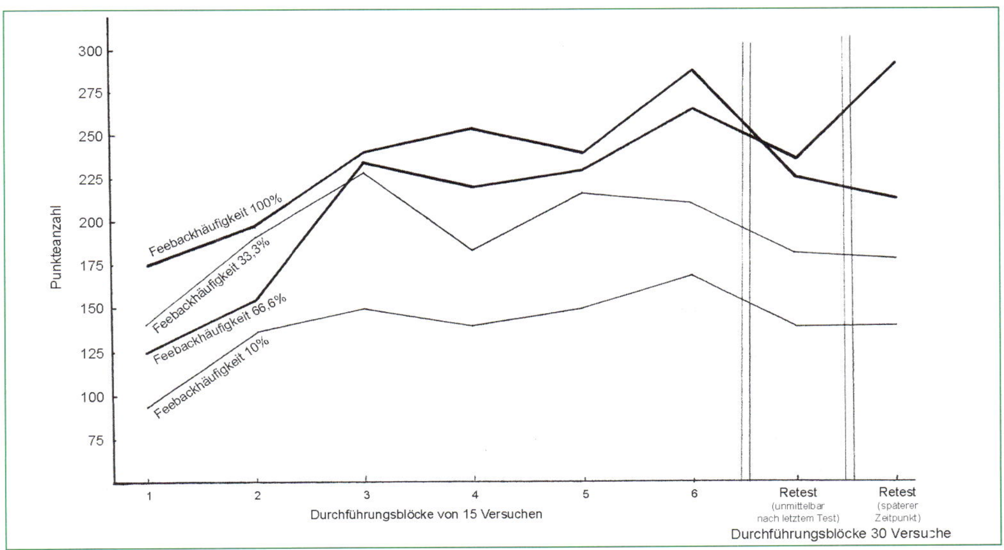

Abb. 86: Auswirkung der relativen Häufigkeit der Ergebnispräsentation auf die Lernleistung (modifiziert nach Schmidt, Lange & Young, 1990)

such nachweisen, dass eine Verzögerung der Rückmeldung negative Auswirkungen auf die Lernleistung hat und diese sogar ganz eliminieren kann. Ein weiterer wichtiger Aspekt ist, dass intrinsische Rückmeldungen wie beschrieben nur über eine kurze Zeitspanne präsent sind. Erfolgt die Rückmeldung zu spät, wird eine Verknüpfung zu diesen körperinternen, sensorischen Informationen reduziert bzw. verhindert (Adams & Dijkstra, 1966).

Ein zu früher Informationszeitpunkt kann jedoch auch negative Auswirkungen auf das Lernen haben. Swinnen, Schmidt, Nicholson und Shapiro (1990) haben hierzu zwei Gruppen mit einer Positionierungsaufgabe betraut. Gruppe 1 (instantaneous KR) erhielt die Rückmeldung sofort im Anschluss an die Bewegung, Gruppe 2 (delayed KR) mit einer Verzögerung von 3,2 Sek.

In der Auswertung des ersten Tages unterschieden sich beide Gruppen noch nicht voneinander. Erst am zweiten Tag wurde ein deutlicher Unterschied im Gesamtscore sichtbar. Die Gruppe, denen die Rückmeldung 3,2 Sek. nach der Bewegung präsentiert wurde, unterschied sich deutlich von der Gruppe mit dem sofortigen Feedback. Dieser Unterschied blieb auch in den Retentionstests 10 Min., 2 Tage und 4 Monate nach dem Experiment aufrecht.

Schmidt und Lee (2005, S. 392) können keine genaue Angabe zum optimalen Intervall (Pause) zwischen dem Bewegungsende und der Rückmeldung über das Ergebnis geben. Die beiden Autoren verweisen viel mehr darauf, dass der Zeitpunkt abhängig ist von der Komplexität der Aufgabe. Im einfachen Positionierungsexperiment könnten 3,2 Sek. ausreichen, damit die Versuchsperson sich ein eigenes Bild (innere Repräsentation) vom Bewegungsergebnis macht. Dieses wird schließlich ergänzt von externen

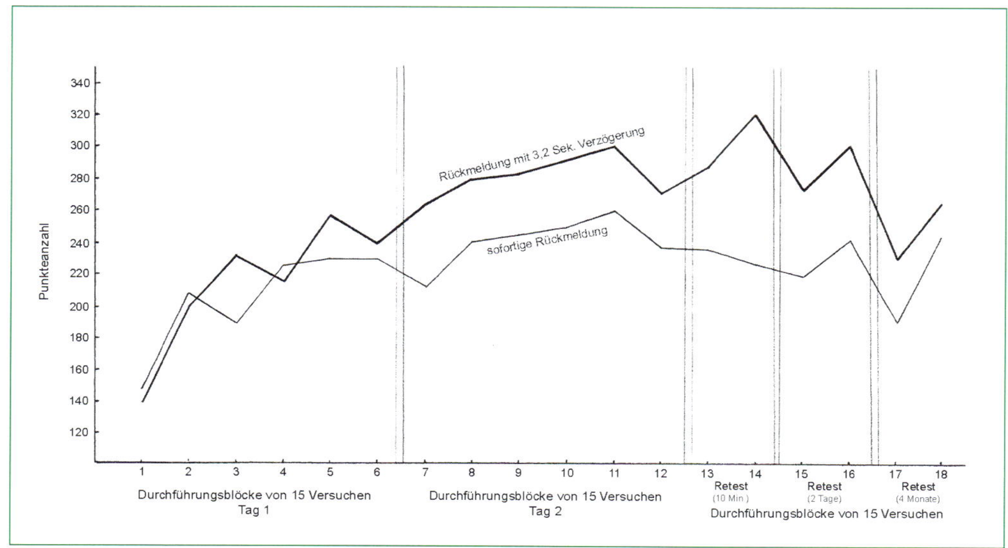

Abb. 87: Auswirkung des Informationszeitpunktes auf die Lernleistung (modifiziert nach Swinnen, Schmidt, Nicholson & Shapiro, 1990)

Informationen aus der Umwelt (z. B. 0,2 cm zu lang). Es gibt jedoch Hinweise darauf, dass ein zu kurzes Intervall negative Auswirkungen auf die Lernleistung hat.

Ein weiterer Ansatz, um die Ökonomie des Motorischen Lernens zu fördern, ist die Pausengestaltung. Guadagnoli und Kohl (2001) führten hierzu ein Experiment durch, in dem als Aufgabe eine bestimmte Kraft aufgewendet werden musste. Die Autoren teilten die Gesamtstichprobe wieder in vier Untergruppen:

- Gruppe 1 erhielt 100% Feedback und musste zusätzlich eine subjektive Einschätzung über die aufgewendete Kraft treffen.
- Gruppe 2 erhielt 100% Feedback, musste jedoch keine eigene Einschätzung abgeben.
- Gruppe 3 erhielt 20% Feedback (jeder 5. Versuch) mit Einschätzung.
- Gruppe 4 erhielt 20% Feedback ohne Selbsteinschätzung.

Einen Tag nach dem Experiment wurde ein Retentionstest durchgeführt, um die tatsächliche Lernleistung nachweisen zu können.
Anfänglich zeigte die 100%-Gruppe die besten Ergebnisse (am wenigsten Fehler), mit zunehmendem Lernverlauf glichen sich alle vier Interventionsmethoden einander an. Interessant ist das Ergebnis im Retentionstest einen Tag nach dem Experiment. Hier zeigte jene Gruppe die besten Ergebnisse, die 100% Feedback erhalten hat und gleichzeitig eine Selbsteinschätzung über das Bewegungsergebnis treffen musste. Entfällt diese Selbsteinschätzung, so dominieren jene Gruppen, die nur bei jedem 5. Versuch eine Rückmeldung erhalten haben. Bei einer relativen Feedbackhäufigkeit von 20% ist es unerheblich, ob der Proband eine Selbsteinschätzung trifft oder nicht. Hier gehen

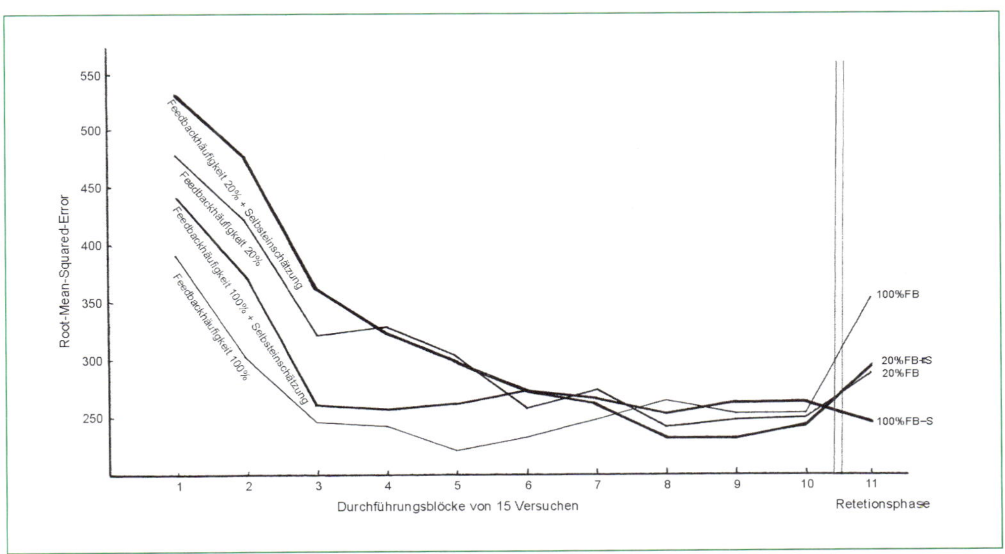

Abb. 88: Auswirkung der Pausengestaltung auf die Lernleistung (modifiziert nach Guadagnoli & Kohl, 2001)

die Autoren davon aus, dass sich die Versuchspersonen ohnehin mit der Bewegungsaufgabe auseinandersetzen, damit sie bis zum nächsten Feedback ihre Leistung verbessern bzw. konstant halten. Die 100% Gruppe ohne Selbsteinschätzung schnitt im Retentionstest am schlechtesten ab und fiel beinahe auf das Ausgangsniveau zurück. Dies unterstreicht noch einmal die Wichtigkeit intrinsischer Rückmeldungen.

Rückmeldungen über die Leistung/Qualität – knowledge of performance (KP)

Rückmeldungen über die Bewegungsqualität können genauso auf vielfältige Art und Weise erfolgen. Dieses Feedback kann ganz simpel von einem Lehrer oder Trainer gegeben werden oder komplex mittels technischer Hilfsmittel (Videofeedback, Kraftmessplatten, Goniometer, EMG, ...) erfolgen.

Nachstehend werden einzelne Möglichkeiten zum Feedback der Leistung getrennt voneinander betrachtet:

Videofeedback

Diese Art eine Rückmeldung über die Bewegungsqualität zu geben, ist eine der am häufigsten genutzten im täglichen Trainingsalltag. Es gibt Indizien dafür, dass der Einsatz des Videofeedbacks sehr gezielt erfolgen muss, damit sich dieser Aufwand auch lohnt. Kernodle, Carlton (1992) haben hierzu ein Experiment durchgeführt, in dem sie den Probanden die Aufgabe gaben einen Ball mit der nicht-dominanten Hand zu wer-

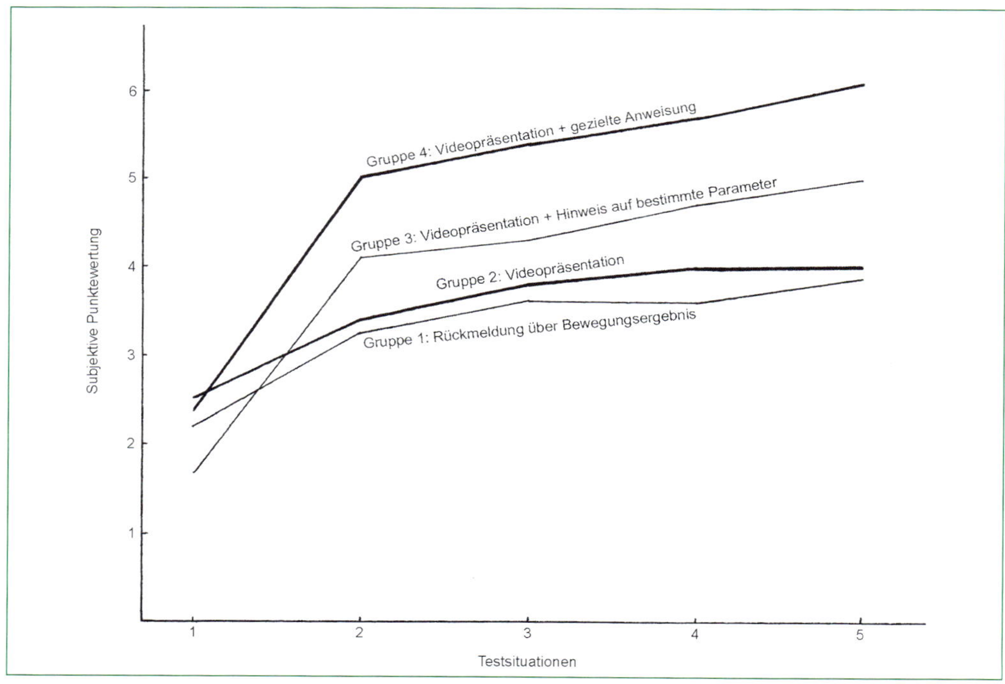

Abb. 89: Auswirkung unterschiedlicher Formen des Videofeedbacks auf die Lernleistung (modifiziert nach Kernodle & Carlton, 1992)

fen. Um die Bedeutung der Rückmeldung über das Video noch zu verstärken, wiesen sie die Versuchspersonen darauf hin die Augen während der Bewegung geschlossen zu halten. Im Anschluss an den Versuch erhielten sie Rückmeldungen in folgender Form:

- Gruppe 1 bekam Rückmeldungen über das Bewegungsergebnis (knowledge of result – KR) (Wurfweite).
- Gruppe 2 wurde das Video ohne weitere Informationen präsentiert.
- Gruppe 3 wurde das Video gezeigt mit dem Hinweis auf bestimmte Parameter der Wurfbewegung (z. B. achte auf den Rumpf während der Beschleunigungsphase)
- Gruppe 4 erhielt das Video präsentiert mit einer ganz gezielten Anweisung (z. B. rotiere den Rumpf rascher von rechts nach links während der Beschleunigungsphase)

Im Anschluss an die Präsentation der jeweiligen Ergebnisse wurden 5 Retentionstests im Ein-Wochen-Rhythmus abgehalten.
Die einzelnen Versuche der Testteilnehmer wurden von Experten bewertet und auf einer subjektiven Skala festgehalten. In den Transfertests schnitt jene Gruppe am besten ab, die zum Video ganz gezielte Anweisungen erhielt, gefolgt von der Gruppe mit der Aufmerksamkeitslenkung auf bestimmte Parameter. Sehr eindrücklich ist das Ergebnis zwischen Gruppe 2 (Videopräsentation) und 1 (KP). Diese beiden unterscheiden sich nicht voneinander.

Videofeedback sollte also sehr gezielt in Kombination mit ergänzenden Rückmeldungen durch einen Trainer oder Lehrer erfolgen, welcher die Aufmerksamkeit auf einen bestimmten Parameter lenkt bzw. gleichzeitig von irrelevanten Aspekten ablenkt. Anders ist der Lernende relativ schnell überfordert von der Informationsflut, die auf ihn mittels Videofeedback einwirkt. Zu viele Informationen wirken sich auch negativ auf die Lernleistung aus.
Weitere technische Hilfsmittel wie kinematische Settings (Bestimmung von Positionen in Raum und Zeit, Geschwindigkeiten, Beschleunigungen), Biofeedback, sowie kinetische Rückmeldungen (z. B. Messung von Kräften) können dazu beitragen den Fokus der Versuchsperson auf bestimmte Parameter zu lenken. Ein gezielter Einsatz kann als ergänzendes Instrumentarium durchaus als sinnvoll erachtet werden (Schmidt & Lee, 2005, S. 374 ff.).

Zusammenfassend können die Wirkungsweisen von Feedback auf folgende drei Funktionen zurückgeführt werden (Schmidt & Lee, 2005, S. 396 ff.):

Informationscharakter
Hierzu vergleichen Schmidt und Lee (2005, S. 397) Feedback mit einem Wörterbuch. Man schlägt es auf, weil man darin nach der Bedeutung eines Wortes oder dessen Aussprache sucht. Ähnlich verhält sich das Feedback bei der Bewegung. Es wird aktiv, weil etwas an der Bewegung falsch läuft und bietet Informationsinhalte für die Identifikation dieser Fehler der Motorik.

Motivationscharakter
Das Wissen über das Ergebnis einer Bewegung hat einen nicht zu unterschätzenden Motivationscharakter. Es macht die Bewegungsaufgabe interessant, steigert die Aufmerksamkeit und führt dazu, dass man sich höhere Ziele setzt (Leistungssteigerung). Personen, die sich durch Feedback motivieren können, trainieren öfter, länger und mit höherer Intensität (Ericsson, 1996; Ericsson, Krampe & Tesch-Römer, 1993).

Assoziationscharakter
Wie in der Schematheorie von Schmidt (1975, S. 225 ff.) beschrieben, spielt Feedback nach Beendigung einer Bewegung eine übergeordnete Rolle. Dabei wird es mit den erwarteten Konsequenzen vor der Bewegung bzw. dem generalisierten, motorischen Programm (GMP) in Beziehung (Assoziation) gesetzt. Mit mehrmaligem Bewegungsvollzug bilden sich schließlich Regeln heraus, die Bewegungen ermöglichen. In diesem Sinne hat Feedback eine Leitfunktion in der Bewegungssteuerung.

Des Weiteren sollte noch einmal darauf aufmerksam gemacht werden, dass es durchaus Situationen gibt, in denen Rückmeldungen eher hindernd auf das Lernen wirken. Wie bereits dargestellt, sollte das Feedback nicht zu oft (100% Häufigkeit) bzw. zu rasch (direkt) nach dem Bewegungsvollzug präsentiert werden. Durch beide Sachverhalte wird die Effektivität des Lernprozesses gestört, da intrinsische Informationsprozesse blockiert werden (Schmidt & Lee, 2005, S. 398 f.).

Genauso kann eine zu genaue Rückmeldung das Motorische Lernen behindern. Wie bereits in den vorangegangenen Kapiteln dargestellt, besitzt jede Bewegung einen individuellen Charakter und kann nie genau gleich wiederholt werden. Versucht man nun jedes kleine Detail zu korrigieren, wird auch die Aufmerksamkeit auf diese „Kleinigkeiten" gelenkt. Oftmals hat dies zur Folge, dass der Fehler (Abweichung in der Bewegung) noch größer wird. Hier ist es wichtig, sich eine Bandbreite (Freiraum), innerhalb der man Fehler akzeptiert, vorzubehalten, da diese wichtig sind für das Motorische Lernen (Schmidt & Lee, 2005, S. 399).

4.2.9 Evidenznachweis – Wirksamkeit differenzielles Training

Schöllhorn, Beckmann, Janssen und Michelbrink (2009, S. 36 ff.) stellen einzelne Lernansätze noch einmal überblicksweise gegenüber:

Beim Lernen durch Wiederholung wird davon ausgegangen, dass durch repetitives Training die größten Lernerfolge erzielt werden (Gentile, 1972, S. 3 ff.). Ein Beispiel hierzu wäre das erwähnte Zigarren-Experiment aus der Arbeitsmedizin, bei dem man festgestellt hat, dass Arbeiter im Durchschnitt ca. 7 Jahre benötigen und ca. 10 000 000 Zigarren drehen müssen, bis keine Effizienz-Verbesserungen mehr erzielt werden (Spitzer, 2002, S. 68).

Abb. 90: Lernen durch Wiederholen (modifiziert nach Gentile, 1972, S. 3 ff.)

In der Praxis wird dieses Training zumeist als Methode der Nachahmung der zu lernenden Bewegung durchgeführt. Hier geht man davon aus, dass die wahrgenommenen, sensorischen Sinneseindrücke mit den Bewegungsvorstellungen im Sinne eines Closed-loop-Regelkreises verschalten werden. Diese Informationen können durch Feedback und Korrekturvorschläge von einem Trainer oder mittels Video ergänzt wer-

den, so dass der Lernende nach und nach zur „optimalen" Bewegungsausführung kommt (Schöllhorn, Beckmann & Davids, 2010, S. 365 ff.).
Einem ähnlichen Ansatz geht die methodische Übungsreihe nach. Diese sieht vor, dass „Vorübungen" nötig sind, um zu einer „optimalen Bewegungsausführung" zu gelangen. Diese Vorübungen sind methodisch so gestaltet, dass vom Leichten zum Schwierigen – vom Einfachen zum Komplexen trainiert wird. Innerhalb dieser Vorübungen gilt das Prinzip des Lernens durch Wiederholung.

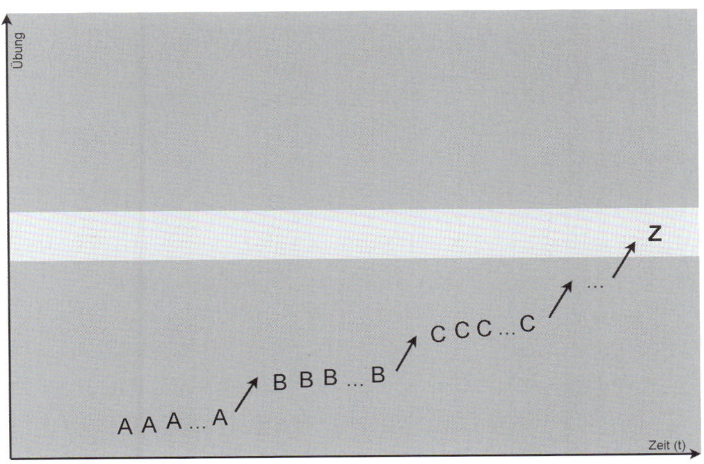

Abb. 91: Methodische Übungsreihe (modifiziert nach Gaulhofer & Streicher, 1924)

Auch bei dieser Methode wird mittels Feedback und Korrekturanweisungen versucht eine genauere Bewegungsvorstellung zu erarbeiten. Gelingt eine Vorübung im Rahmen der gesteckten Zielbewegung (z. B. Übung B), wird die nächste, schwierigere (komplexere) Übung (z. B. Übung C) repetitiv eingeübt. Dies geschieht so lange bis die Soll-Bewegung (Übung Z) sicher durchgeführt werden kann (Schöllhorn, Beckmann & Davids, 2010, S. 365 ff.).
Im Gegensatz zu den erwähnten Methoden, gehen Kontext-Interferenz-Modelle in Zusammenhang mit der GMP-Theorie davon aus, dass Variationen wichtig sind für motorisches Lernen. Diese Variationen können einerseits die gewählten Parameter (Kontext-Interferenz 1), andererseits die Bedingungen (Kontext-Interferenz 2) des generalisierten, motorischen Programms betreffen. Ein Beispiel aus dem Basketball-Sport sollte dies verdeutlichen. Hier ist das Ziel, möglichst zielsicher den Ball in den Korb zu befördern. Um dies zu erreichen, werden im Training unterschiedliche Wurfformen (z. B. Korbleger vs. -wurf) angewendet. Ebenfalls wird versucht das Ziel unter diversen, unterschiedlichen Rahmenbedingungen (Ausgangsstellung, Abwurfort, Movendumattribute, Gegnerkontakt) sicher zu treffen (Battig, 1966, S. 215 ff.; Shea & Morgan, 1979, S. 179 ff.).
Die einzelnen Variationen können dabei randomisiert, geblockt oder seriell aneinandergereiht werden. Nach Untersuchungen von Battig (1966, S. 215 ff.) und Shea und Morgan (1979, S. 179 ff.) ist davon auszugehen, dass während der Aneignungsphase

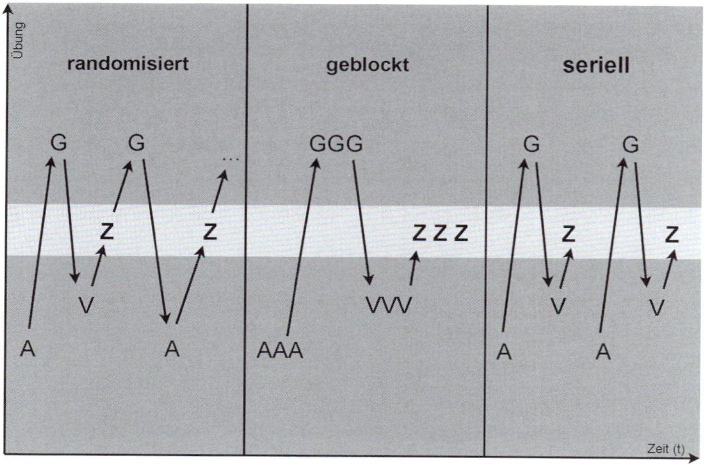

Abb. 92: Kontext-Interferenz 1 (mod. nach Battig, 1966, S. 215 ff.; Shea & Morgan, 1979, S. 179 ff.)

die geblockte Aneinanderreihung bessere Ergebnisse liefert, in der Retentionsphase sind die randomisierte und serielle Übungsanordnung überlegen.

Schmidt und Lee (2005, S. 414) gehen davon aus, dass folgende vier Parameter bei jeder Bewegungsausführung gemeinsam zu einem GMP abgespeichert werden:

- Ausgangsbedingungen (Körperposition, Movendumattribute, ...)
- Gewählte Parameter des GMPs
- Ergebnis der Bewegung
- Sensorisches Feedback (Gefühl, Rhythmus, ...)

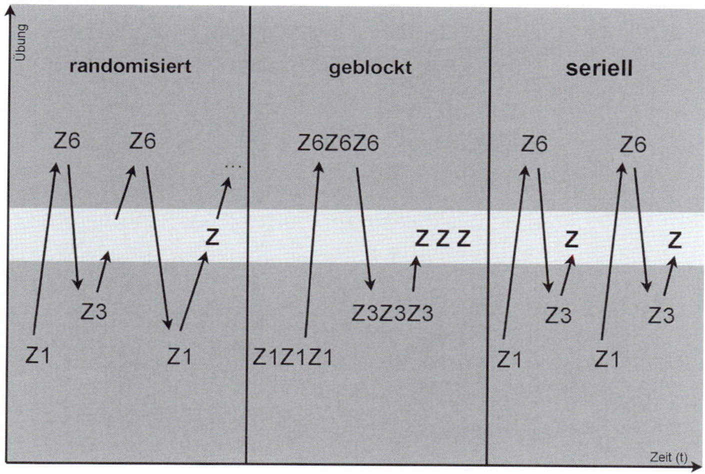

Abb. 93: Kontext-Interferenz 2 (mod. nach Battig, 1966, S. 215 ff.; Shea & Morgan, 1979, S. 179 ff.)

Shapiro und Schmidt (1982, S. 113 ff.) gehen wie beschrieben in der Variability of Practice davon aus, dass wenn neue Bewegungen gelernt werden, zuerst eine größere Variabilität in der Bewegung vorherrscht. Erst nach mehrmaligem Bewegungsvollzug wird die Bewegung präziser und die Wahrscheinlichkeit steigt, dass z. B. der Basketball im Korb landet.

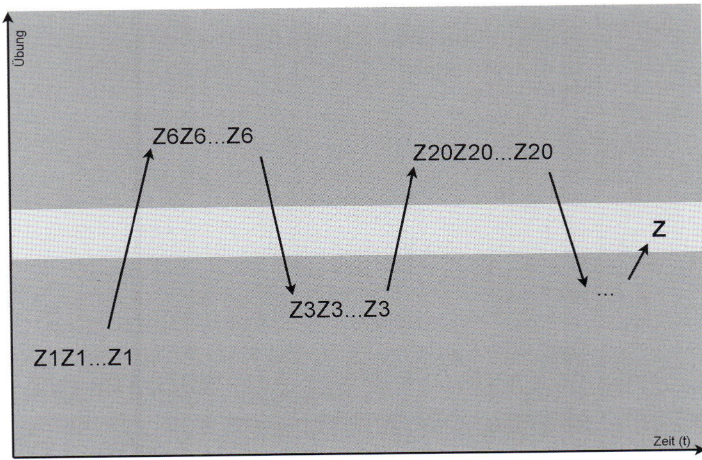

Abb. 94: Variability of practice (modifiziert nach Schmidt, 1985, S. 122 ff.)

Differenzielles Lernen nach Schöllhorn (1999, S. 5 ff.) vereint wie beschrieben alle Möglichkeiten an Variationen. Dabei sind auch extreme Schwankungen bzw. „Fehler" geplant, damit der Lernende den Bereich des doch großzügig gestalteten, individuellen „Optimums" für sich finden kann.

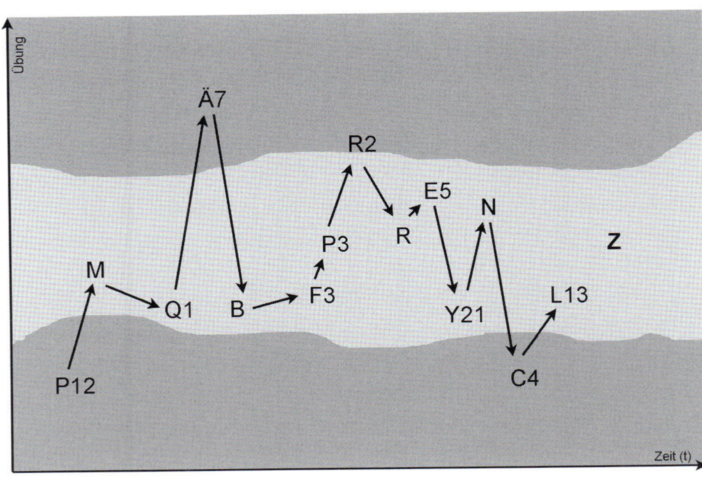

Abb. 95: Differenzielles Lernen (modifiziert nach Schöllhorn, 1999, S. 5 ff.)

Tab. 23: Übersicht der Anwendungsbereiche des differenziellen Lernens

Anwendungsgebiet	Literaturnachweis
Basketball	Schönherr & Schöllhorn, 2003, S. 58 ff.
Fußball	Hegen & Schöllhorn, 2012, S. 30 ff. Schöllhorn, Sechelmann, Trockel & Westers, 2004, S. 13 ff.
Handball	Wagner & Müller, 2008, S. 54 ff.
Hockey	Beckmann, Winkel & Schöllhorn, 2010, S. 5 ff.
Kugelstoß	Beckmann & Schöllhorn, 2006, S. 44 ff.
Rudern	Kortmann & Schöllhorn, 2006, S. 259 ff.
Schwimmen	Schöllhorn, 2010, S. 7 ff.
Ski Alpin	Schöllhorn, Hurth, Kortmann & Müller, 2009, S. 454 ff. Schöllhorn, Hurth & Kortmann, 2007, S. 58 ff.
Speedskating	Savelsbergh, Kamper, Rabius, De Koning & Schöllhorn, 2010, S. 415 ff.
Sprint	Schöllhorn, 2011 Beckmann & Gotzes, 2009, S. 46 ff.
Tennis	Schöllhorn, Humpert, Oelenberg, Michelbrink & Beckmann, 2008, S. 54 ff. Humpert & Schöllhorn, 2006, S. 121 ff.
Volleyball	Römer, Schöllhorn, Jaintner & Preiss, 2009, S. 41 ff. Schöllhorn, Paschke & Beckmann, 2006, S. 97 ff.

Die Wirksamkeit des differenziellen Lernansatzes wurde mittlerweile von mehreren Autoren in unterschiedlichen Anwendungsbereichen (Sportarten) überprüft. Tabelle 23 enthält einen Auszug der vorliegenden Untersuchungen:
In der Zusammenschau können folgende Punkte als wissenschaftlich basiert angenommen werden:

- Die lernrelevante Information liegt in der Variation der Übungsinhalte.
- Auch traditionelle Ansätze enthalten diese Variationen, da keine Bewegung zweimal in derselben Form wiederholt werden kann.
- Der differentielle Ansatz bietet eine zusätzliche Vielfalt und Möglichkeit an Übungsvariationen, um auf noch nie dargebotene Situationen adäquat reagieren zu können.
- Sowohl durch traditionelles Training als auch durch differenzielles Lernen können Verbesserungen in der Leistung erzielt werden.
- Es scheint, als ob der differenzielle Ansatz in der Retentionsphase dem traditionellen Lernen überlegen ist.

Um diese Annahmen jedoch bestätigen zu können, sind weitere wissenschaftliche Arbeiten nötig. In zahlreichen Sportarten hat das differenzielle Lernen bereits Einzug gehalten. Ein Transfer in die Unterrichtsmethodik an Pflichtschulen (Vehof, Janssen & Schöllhorn, 2009, S. 290), sowie in das Fachgebiet der Musik (Albrecht, 2009, S. 51 ff.; Widmaier, 2007, 48 ff.; Kabisch, 2009, S. 72 ff.) hat bereits stattgefunden. Wei-

tere Einsatzgebiete sind im Zusammenhang mit der Medizin in Form von Gesundheitserhaltung (Prävention) oder Gesundheitswiederherstellung (Therapie und Rehabilitation) zu sehen. Hier fehlt ein wissenschaftlicher Nachweis gänzlich.
Bestehende Arbeiten zeigen zwar das breite Anwendungsgebiet auf, diese Arbeiten haben jedoch häufig Defizite in ihrer wissenschaftlichen Aufbereitung. Randomisierte, kontrollierte Studien mit Kontrollgruppe, Retentions- bzw. Transfertests liegen nur sehr wenige vor. Hierin ist ein enormes Entwicklungspotential für den differenziellen Ansatz zu sehen.

4.3 Unterstützende und hindernde Faktoren für Lernen

Roth (2004, S. 496 ff.) verweist darauf, dass vom Absender vermittelte Informationen nicht 1 : 1 beim Empfänger ankommen und verarbeitet werden. Ganz im Gegenteil, die gesprochenen Worte müssen von Personen aktiv aufgenommen und verarbeitet werden. Dies geschieht dadurch, dass der Empfänger entweder neue Konstrukte in Form von synaptischen Kontakten bildet oder indem die dargebotene Information mit Bekanntem bzw. Erfahrungen aus der Vergangenheit verknüpft werden. Dieser Sachverhalt wird von Glasersfeld (1992, S. 29) auch als „radikaler Konstruktivismus" bezeichnet und ist charakterisiert dadurch, „dass die kognitiven Strukturen, die wir „Wissen" nennen, nicht als „Kopie der Wirklichkeit" verstanden werden dürfen, sondern vielmehr als Ergebnis der Anpassung." Wichtig ist, dass es diesbezüglich fördernde/hemmende Rahmenbedingungen gibt, unter denen Lernen besonders gut oder nur schlecht funktioniert.

4.3.1 Aufmerksamkeit

Aufmerksamkeit ist definiert als „Zustand bzw. Prozess intensiver gerichteter Wahrnehmung, der motivational beeinflusst ist und willkürlich gelenkt, aber auch unwillkürlich ausgelöst werden kann (Schnabel & Thieß, 1993, S. 77)." Das bedeutet, dass sich eine Person bewusst oder auch unbewusst auf einen Sachverhalt fokussiert, sodass jede Ablenkung und jeder Störeinfluss in den Hintergrund tritt.
Dieser Sachverhalt wird noch genauer erklärt durch Spitzer (2002, S. 142 ff.). Der Autor trennt zwischen Vigilanz und selektiver Aufmerksamkeit.
Vigilanz ist dabei der Wachheitszustand einer Person. Dieser ist über die Zeit oder den Tagesverlauf betrachtet immer unterschiedlich und reicht von tief komatös bis hellwach. Die zu erbringende Leistung ist nach dem Modell von Spitzer (2002, S. 142) abhängig vom Grad der Erregung und besitzt eine umgekehrte u-förmige Verlaufskurve. Danach ist davon auszugehen, dass sowohl bei geringer als auch hoher Erregung nur wenig (Lern-)Leistung möglich ist. Die höchste Leistung wird danach bei einem mittleren Grad der Erregung erreicht.

Unter selektiver Aufmerksamkeit versteht man die Zuwendung auf eine ganz bestimmte Sache. Spitzer (2002, S. 143 ff.) führt als Beispiel die optische Wahrnehmung an und vergleicht diese mit einem Scheinwerfer, der auf ein ganz bestimmtes Detail gerichtet ist. Das Auge nimmt zwar auch umliegende Dinge wahr, der Fokus richtet sich immer auf eine ausgewählte Sache. So ist z. B. im Straßenverkehr der Blick auf den Vordermann gerichtet, es werden aber auch Szenen abseits wahrgenommen wie z. B. herannahende Kinder auf dem Gehweg. Wichtig ist, dass man die Wahrnehmung nicht abschalten kann. Eintreffende Reize werden immer verarbeitet. Man kann nur mehr oder weniger wahrnehmen, abhängig vom Grad der Aktivierung. Von dieser Aufmerksamkeit ist auch der Lernerfolg maßgeblich abhängig.
Dies konnte Jenkins, Merzenich und Recanzone (1990, S. 573 ff.) in einem Experiment nachweisen, indem sie Affen darauf konditionierten, feinste Schwingungen eines Metallplättchens mit unterschiedlichen Frequenzen mit dem zweiten, dritten und vierten Finger zu unterscheiden. Jedes Mal wenn der Affe die richtige Schwingung wahrnahm, erhielt er, um die Motivation aufrecht zu erhalten, als Belohnung Saft. Vor und nach der Intervention wurde begutachtet, wie sich die sensorischen Areale aller fünf Finger veränderten. Als Ergebnis konnte gezeigt werden, dass der sensorische Kortex der drei stimulierten Finger eine deutliche Hypertrophie aufwies. Das Areal des ersten und fünften Fingers behielt hingegen die ursprüngliche Größe. Die Autoren gaben sich mit diesem Ergebnis nicht zufrieden und forschten weiter, ob es auch Auswirkungen gibt, wenn die Belohnung in Form von Saft in unbegrenzten Mengen zur Verfügung steht und nicht mit dem Reiz konditioniert wird. Die Anzahl der Stimulationen der Finger blieb dabei konstant. Das Ergebnis dieser Untersuchung war, dass sich der sensorische Kortex nicht wesentlich vergrößert hatte. Den Grund dafür suchen die Autoren in einer mangelnden, selektiven Aufmerksamkeit. Es gab zwar eine ähnliche neuronale Aktivität im Kortex in Form von Feuern einzelner Neuronen wie im ersten Experiment. Die gleich bleibende Größe ist jedoch ein Hinweis darauf, dass keine neuen, neuronalen Verknüpfungen gebildet wurden und somit kein Lernen stattfand. Für Lernen ist wichtig, die Wahrnehmung auf einzelne Schlüsselpunkte zu lenken und die selektive Aufmerksamkeit durch Belohnung (im Experiment in Form von Saft) und Motivation aufrecht zu erhalten.
Ein weiteres Experiment zu Neugier und Aufmerksamkeit in Bezug auf Lernen liegt von Watson (1972, S. 323 ff.) vor. Hier wurde untersucht, wie sich unterschiedliche Versuchsanordnungen mit Mobiles auf die Aufmerksamkeit und Motivation der Neugeborenen auswirken. Zu Beginn der Studie waren die Säuglinge 8 Wochen alt. Die Untersuchungsdauer wurde mit drei Wochen festgelegt, wobei täglich zehn Minuten geübt wurde. Gruppe A erhielt als Kontrollbedingung ein herkömmliches Mobile. Die Mobiles in Gruppe B führten jede Minute eine Drehbewegung für 5 Sekunden automatisiert durch. In Gruppe C konnte das Neugeborene durch einen Sensor im Kopfpolster die Drehbewegung selbst steuern. Als Ergebnis konnte Watson nachweisen, dass Gruppe A und B eine ähnliche Anzahl an Kopfbewegungen zeigte. Signifikant unterschiedlich war die Häufigkeit der Bewegungen in Gruppe C. Zusätzlich lernten die Säuglinge innerhalb kürzester Zeit, dass sie durch Veränderung der Kopflage die Drehbewegungen beeinflussen können. Dieses Beispiel zeigt eindrucksvoll, was es heißt

die Lust am Lernen zu wecken und die natürliche Experimentierfreude der Neugeborenen aufrecht zu erhalten. Nur so können Erfahrungen gemacht werden und selbstständiges bzw. -organisiertes Lernen stattfinden.

4.3.2 Emotion

Der Definition nach sind Emotionen „psychische Prozesse und Zustände, in denen das Verhältnis des Menschen zu dem, was er tut, was in ihm vorgeht und ihn umgibt, in Form des unmittelbaren Erlebens zum Ausdruck kommt. [...] Besonders Erfolgs- und Misserfolgserlebnisse haben als Emotion nachhaltigen Einfluss auf die Motivation, die subjektive Leistungserwartung und das Anspruchsniveau der Sportler. Durch negative Emotionen (Monotonie, psychische Sättigung) kann die Anforderungsbewältigung im Training und im Wettkampf erschwert werden (z. B. durch Angst). Die Steuerung der Emotionen im Sport erfordert ein hohes Maß an Selbstbeherrschung und die ausgeprägte Fähigkeit zur Selbstregulation (Schnabel & Thieß, 1993, S. 250 f.)."
Bezüglich lernen bedeutet dies, dass sehr emotionale Momente viel besser in Erinnerung bleiben als alltägliche Handlungen. So ist eine sehr belastende Lebenssituation wie z. B. ein Überfall viel bedeutender und besser erinnerlich, als der letzte Frühjahrsputz (Spitzer, 2002, S. 157). Cahill, Prins, Weber und McGaugh (1994, S. 702 ff.) untersuchten diese These, indem sie zwei Gruppen eine Geschichte vortrugen. Die erste Geschichte wurde in einem „normalen" Erzählungsstil gewählt, die zweite war mit emotionalen Sachverhalten vollgepackt. Als Resultat konnte festgestellt werden, dass bei der emotionalen Geschichte viel mehr Details in Erinnerung geblieben sind. In einer zweiten Untersuchung wurde in beiden Gruppen versucht die Emotion mittels β-Rezeptorenblocker zu dämpfen. Die Anzahl der gemerkten Details blieb bei der normalen Geschichte gleich, bei der emotionalen Geschichte fiel das Ergebnis etwas schlechter aus als in der Placebo-Gruppe jedoch besser als in der Gruppe der normalen Geschichte. Diese Ergebnisse liefern einen Verweis darauf, dass Gedächtnis und Wahrnehmung wesentlich durch Emotionen beeinflusst wird. Die Forschungsgruppe rund um Helmeke, Poeggel und Braun (2001, S. 927 ff.) bzw. Helmeke, Ovtscharoff, Poeggel und Braun (2001, S. 717 ff.) ging noch einen Schritt weiter und untersuchte im Tierexperiment, wie sich der Elternentzug auf Säugetiere auswirkt. Die Forscher konnten in vivo nachweisen, dass eine Isolation vom Muttertier zu einer verstärkten Entwicklung von sogenannten „Spine-Synapsen" führt. Diese sind überschüssige Übertragungswege für nervale Reize und können zu Verhaltensstörungen bis hin zu psychischen Erkrankungen führen. Bei den Nagetieren im Versuch zeigt sich dies durch eine veränderte Emotionalität im Vergleich zur Kontrollgruppe.
Spitzer (2002, S. 161) verweist des Weiteren darauf, dass Ängste das Lernen sehr stark hemmen können. So besteht bei Patienten mit posttraumatischen Belastungsstörungen häufig die Angst ein erneutes Trauma zu erleiden.
Ängste waren in der Evolutionsgeschichte sehr wichtig. Die rasche Reaktion mit Kampf oder Flucht auf eingehende Stimuli hat wahrscheinlich zum Überleben der Menschheit beigetragen. So können Menschen mit Phobien (z. B. vor Spinnen) die Fluchtreaktion

Vermehrung von Synapsen im Präfrontalkortex nach wiederholtem Elternentzug: Chaos im Gehirn?

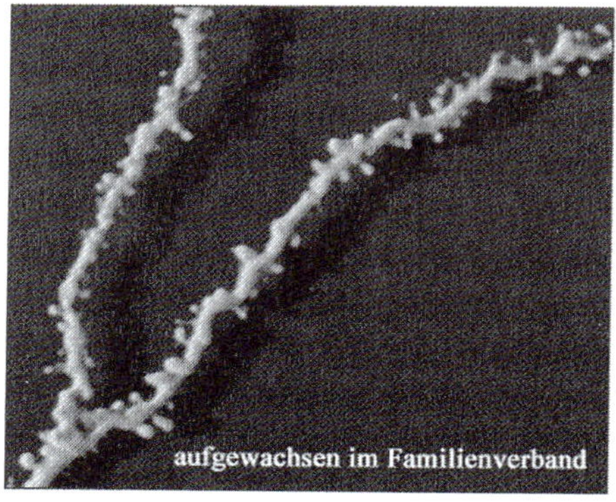

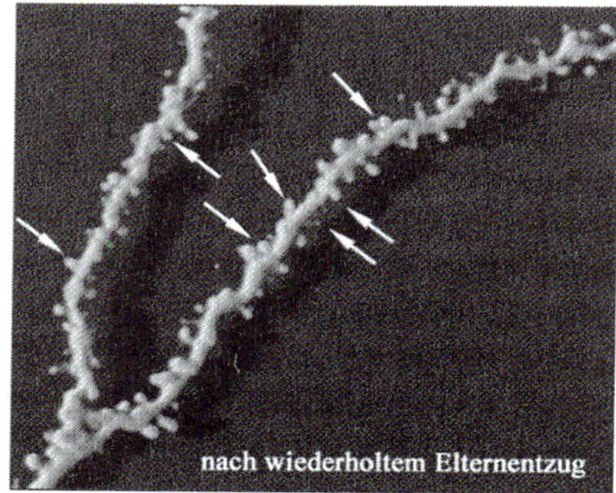

Abb. 96: Bildung von Spine-Synapsen nach Elternentzug (modifiziert nach Braun, 2004, S. 516)

nicht unterdrücken. Die Spinne wird über den optischen Apparat wahrgenommen und zu den visuellen Zentren weitergeleitet. Gleichzeitig wird ein Abbild der Spinne über den Corpus geniculatum laterale weiter an die Mandelkerne geleitet. Diese stellen den Körper sofort auf Kampf oder Flucht ein, indem Puls, Blutdruck und Muskelspannung erhöht werden (LeDoux, 1994, S. 38).

Des Weiteren kann Stress unterschiedliche Wirkung auf den Organismus haben. Mason (1968, S. 565 ff.) führten hierzu ein bekanntes Tierexperiment an Ratten durch. Die Autoren teilten die Tiere in zwei Gruppen, wobei jede Ratte in einem Käfig mit metallischem Boden die gleiche Anzahl von Stromstößen appliziert bekam. Bei den Ratten in Gruppe zwei wurde zusätzlich eine Lampe im Käfig installiert, die jedes Mal kurz vor dem Elektroschock aufleuchtete. Diese Ratten hatten als weiteres Feature einen Hebel im Käfig, durch dessen Betätigung der Stromschlag abgewendet werden konnte. Dieser Mechanismus funktionierte jedoch nicht immer. Die Anzahl der abgegebenen Elektroschocks war in beiden Gruppen gleich. Als Ergebnis zeigte sich, dass die Ratten in Gruppe 1 (Stromstoß ohne Vorwarnung) langfristige gesundheitliche Beeinträchtigungen wie Magengeschwüre und Bluthochdruck entwickelten. Gruppe 2 zeigte diese Veränderungen hingegen nicht. Es ist also nicht der Stressor selbst, der die Ratten krank machte, sondern die Verarbeitung des Stresses.

Sapolsky (1992) trennt dabei zwischen akuter und chronischer Reaktion des menschlichen Körpers auf Stress (s. Tab. 24).

Kurzfristiger Stress hat durchaus positive Wirkung auf den Organismus und sichert die Energiereserven, die bei Kampf oder Flucht zur Verfügung stehen müssen. Über einen langen Zeitraum wirkende Stressoren hingegen schädigen den Körper und führen zu den erwähnten Pathologien (Sapolsky, 1992).

Aber nicht nur der Körper zeigt Reaktionen auf Stress, sondern auch für das Lernen können Stressoren sowohl positive als auch negative Wirkungen haben. Nelson (2000) fand hierzu einen umgekehrt U-förmigen Zusammenhang zwischen der Konzentration von Stresshormonen und der Lernleistung. Ist der Stresspegel zu hoch bzw. zu niedrig, sind die Voraussetzungen für optimales Lernen nicht gegeben. Sachser (2001, S. 31 ff.) verweist darauf, dass Lernen in einer „entspannten Situation", in der die Vorgänge bzw. Bewegungsabläufe gut vorhersehbar und von der jeweiligen Person kontrollierbar sind, die beste Voraussetzung für Lernen bietet, da ein gewisses Maß an Sicherheit gegeben ist und so der Kortisolspiegel gering gehalten wird. Csikszentmihalyi (2010, S. 84) bezeichnet diese Umstände als „Flow-Erlebnis" als optimale Kombination aus eigenen Fähigkeiten zur Bewältigung der Anforderungen von Lernsituationen. Damit einher geht bei Unterforderung die Emotion der Langweile bzw. bei Überforderung der Angst. Eine entspannte Atmosphäre fördert die intrinsische Motivation und ist Voraussetzung für selbstorganisiertes Lernen. Wichtig sind in diesem Zusammenhang Entspannungsphasen nach der Phase des Lernens. Nur so kann gewährleistet werden, dass die eintreffenden Wahrnehmungen und Informationen in der Konsolidierungsphase adäquat verarbeitet werden. Dies bedeutet, dass neue neuronale Verknüpfungen gebildet und die Informationen langfristig im Gedächtnis gespeichert werden (Herrmann, 2009, S. 149 ff.).

Spitzer (2002, S. 172) fasst zusammen, dass Lernen immer in Zusammenhang mit positiven Emotionen stattfinden sollte. Stress und Angst können zwar kurzfristig die Lernleistung steigern, über einen längeren Zeitraum wirken diese jedoch schädigend auf den Organismus. Auch Hüther (2009, S. 107 f.) bestätigt dazu, dass eine zu hohe Anforderung in Form von Leistungs-, Erwartungshaltungen oder sonstigen Druckbedingungen zu einem Rückfall in Flucht- oder Kampfmuster führt. Dabei kommt es zur Aktivierung tief liegender Hirnareale, welche eher für „primitive" Abwehr- und Schutzreaktionen zuständig sind. Höhere Hirnleistungen bzw. die Vernetzungen und Synchronisationen zwischen verschiedenen Arealen sind nur möglich, wenn die Rahmenbedingungen wie von Sachser (2001, S. 31 ff.) beschrieben so gestaltet werden, dass Lernen in einer entspannten Atmosphäre stattfindet. Belohnung, Spaß, Hoffnung auf Erfolg stärken dabei das Selbstbewusstsein und die Selbstwirksamkeit, indem sie

Tab. 24: Mögliche Reaktionen auf Stress (Sapolsky, 1992)

Sinnvolle akute Stressreaktion	Pathologisches Äquivalent bei chronischem Stress
Energiemobilisation	Myopathie, Ermüdung, Steroiddiabetes
Erhöhter kardiovaskulärer Tonus	Stressinduzierter Hypertonus
Erhöhte kognitive Leistungsfähigkeit	Neuronaler Zelltod
Gehemmte Verdauung	Ulzera
Gehemmtes Wachstum	Psychogener Zwergwuchs, Osteoporose
Gehemmte Reproduktion	Amenorrhoe, Impotenz, Libidoverlus
Gehemmtes Immunsystem	Erhöhtes Erkrankungsrisiko

durch positive Verstärkung (sogenannten „Dopaminduschen“) zur intrinsischen Bedürfnisbefriedigung und Motivation beitragen (Herrmann, 2009, S. 152 ff.).

Schirp (2003, S. 312) formuliert im Zusammenhang mit Emotionen Ratschläge, die das Lernen erleichtern sollten:

- „Lernsituationen und methodische Arrangements sollten so gestaltet sein, dass sie individuelle Lernverfahren und selbstständige Lernprozesse unterstützen. Sie sollten für die Schüler/innen unterschiedliche, individuell bedeutsame Zugänge zu deklarativen und episodischen Lernprozessen und zur Nutzung von Lernergebnissen aufzeigen und ihnen somit Erfahrungen von der positiven Bedeutung ihrer Lernprozesse und -ergebnisse vermitteln.“
- „In diesen Lernarrangements sollten darüber hinaus variationsreiche Formen von Üben, Leistungsförderung und Leistungsdarstellung zur Geltung kommen, die den jeweiligen Entwicklungsständen und den emotionalen Selbstkonzepten der Schüler/innen Rechnung zu tragen versuchen. Das macht eine andere schulische Zeitorganisation, aber auch ein variables System der Leistungsfeststellung erforderlich. Nicht alle müssen alles zur gleichen Zeit können. Erst wer sich sicher ist und keine Angst vor Leistungsbewertung haben muss, kann seine optimale Leistung auch erbringen. Die jetzigen Formen von Leistungsförderung und -bewertung sind ja nicht lerntheoretisch oder gar neurobiologisch begründet, sondern eigentlich „nur“ formal-organisatorisch.“
- „Kooperative und soziale Lernarrangements sollten Lern- und Verstehensprozesse dort verstärken, wo sie einen Beitrag zur Verbesserung tragfähiger Selbstkonzepte der Lernenden leisten können. Sie sollten dabei ganz bewusst die emotionalen Erfahrungen der Lernenden einbeziehen und dies auch zur Sprache bringen. Das „Mit-Teilen“ eigener emotionaler Beteiligungen kann so selbst wieder ein Teil eines kommunikativen Verstehensprozesses sein.“
- „Gegenseitige Wertschätzung von Anstrengungen und Ergebnissen soll das Schulklima bestimmen.“
- „Schüler/innen müssen lernen, beim Lernen und bei Leistungsanforderungen mit ihren Gefühlen umgehen zu können. Bewegungs- und Entspannungsübungen müssen zum festen Repertoire des Unterrichts gehören.“

4.3.3 Motivation

Synonym wird der Begriff Motiv häufig mit Beweggründen bzw. Bedürfnissen in Verbindung gebracht. Heckhausen (1989, S. 9 f.) beschreibt das Motiv als „Inhaltsklasse von Handlungszielen“. Dabei sind die Inhaltsklassen relativ konstante und überdauernde Wertungen, die je nach Stärke der Ausprägung regelmäßig befriedigt werden müssen. Die Breite und die Inhalte der einzelnen Erwartungen sind sehr weit gefasst und differieren bei unterschiedlichen Personen erheblich. Um dieses Modell etwas vereinfacht darstellen zu können, beschreibt Rheinberg (2004, S. 63) ein Beispiel: Demnach suchen Personen mit einem stark ausgeprägten Leistungsmotiv als Inhalts-

klasse viel öfter Situationen auf, in denen sie ihre Tüchtigkeit und ihre Handlungskompetenz unter Beweis stellen können.
Nach Heckhausen (1989, S. 10f.) werden unter dem Begriff Motivation mehrere Teilgebiete zusammengefasst, „deren Kern darin besteht, dass ein Lebewesen sein Verhalten um der erwarteten Folgen willen auswählt und hinsichtlich Richtung und Energieaufwand steuert." Hier kann man erkennen, dass die Erwartung ein wichtiger Bestandteil der Motivation ist. Danach werden die Handlungen nach Abwägen der zu erwartenden Folgen gestaltet.
Um den Bezug zwischen Sport und Motivation herzustellen, sei eine Untersuchung von Hollmann und Hettinger (2000, S. 166) angeführt. Darin wurde die Maximalkraft der Ellenbogenbeuger bei Sportstudenten ermittelt. Die Probanden hatten die Möglichkeit drei maximale Kontraktionen auszuführen, wobei ausschließlich der beste zur Auswertung herangezogen wurde. Die Sportstudenten erhielten keine Auskünfte über ihre Testleistungen, sondern wurden lediglich am nächsten Tag unter dem Vorwand, dass die ermittelten Werte 20% unter den Durchschnittswerten ukrainischer Sportstudenten liegen, wiederbestellt. Mit diesem Wissen hatten die Versuchspersonen die Möglichkeit erneut ihr Können unter Beweis zu stellen, mit dem Resultat, dass die Maximalkraftwerte im Durchschnitt um 13% höher lagen im Vergleich zum Vortag. Wieder erhielten die Probanden keine Informationen über das Resultat des Testes. Einen Tag später wurde als Versuchsleiterin eine attraktive Studentin eingesetzt, die während der Testdurchführung angewiesen war, beeindruckt von der Maximalkraft zwischen dem Muskelspiel der Testperson und der Anzeigenadel die Blicke hin und her schweifen zu lassen. Als Resultat konnte eine weitere Steigerung um acht Prozent erwirkt werden.
Dabei geht Spitzer (2002, S. 177) davon aus, dass das in Area 10 gelegene Belohnungs- und Motivationszentrum, welches über das Hormon Dopamin gesteuert wird, eines der wichtigsten Bereiche für den Antrieb ist. Die Area 10 hat wichtige Verbindungen zum frontalen Kortex, zum ventralen Striatum und zum Nuccleus accumbens. Kommt es nun zu einer Dopaminfreisetzung z. B. durch ein unvorhergesehenes, freudiges Ereignis, so hat dies eine opioide Wirkung auf die erwähnten Areale. Die erhöhte Aktivität bewirkt im Menschen eine Art Belohnungsgefühl und ermöglicht ein klareres Denken.
Deutlich wird der Zusammenhang von Bewertung einer Situation und Motivation zum Handeln am Schokoladenexperiment von Small, Zatorre, Dagher, Evans und Jones-Gotman (2001, S. 1720ff.). Dabei wurden die Versuchspersonen aufgefordert Schokolade in unbegrenzter Menge zu essen und anschließend die Situation zu bewerten. Die Skala der Beurteilung reichte von –10 („scheußlich, mir wird gleich übel) bis +10 (wunderbar, ich will unbedingt noch ein Stück). Jedesmal wenn es zu einer Verschlechterung in dieser Skala um zwei Punkte kam, wurde mittels PET-Scan die Aktivität in den Motivationsarealen gemessen. Als Resultat konnte ermittelt werden, dass wenn die Bewertung der Situation schlechter wird, auch die Aktivität in den erwähnten Bereichen im Gehirn und damit einhergehend die Motivation zum Essen abnimmt.
Ähnliches konnten Blood und Zatorre (2001, S. 11818 ff.) im Zusammenhang mit dem Hören von Musik nachweisen. Durch den Hörgenuss kam es zu einer gesteigerten

Aktivität in der Area 10 und im Nucleus accumbens ähnlich wie bei einem Drogenrausch bzw. wie bei innigem Sex.
Die Frage, wie Personen zu Bewegung motiviert werden können, beantwortet Spitzer (2002, S. 192 ff.) wie folgt: Es muss das Interesse an Bewegung in der Person geweckt bzw. ein positives Lernumfeld (Bewertung der Situation) geschaffen werden, damit es zu einer Dopaminfreisetzung und somit zu einer gesteigerten, intrinsischen Motivation kommt. Dabei ist wichtig, dass der Instruktor selbst von den zu übermittelnden Inhalten überzeugt ist, damit der Funke auf den Lernenden überspringt.

4.3.4 Bewertung und Werte

Als für die Motivation und Aufmerksamkeit immanent wichtig bezeichnet Miller und Cohen (2001, S. 167 ff.) die Bewertung einer Situation bzw. spielen auch persönliche Werte eine übergeordnete Rolle. Die Autoren führen hierzu ein Beispiel an: Ist es draußen sehr heiß, so wird ein Kind eher dazu neigen Eis in großen Maßen zu konsumieren als ein Erwachsener. Ältere Personen haben im Laufe des Lebens gelernt, dass zu viel Eis dick macht und ungesund für die Zähne ist. Deshalb wird diese Personengruppe das von den Kindern gezeigte Verhalten eher meiden. Aus obigem Beispiel können grundlegend zwei Fakten gefolgert werden: Einerseits kristallisieren sich mit dem Älterwerden Werte heraus wie Gesundheit, soziale Integration usw. und mit diesem Vorgang geschieht eine Umbewertung von Situationen. Diesbezüglich gibt es in der Wissenschaft zahlreiche Beispiele für Wertungen im täglichen Alltag wie z. B. die Frage warum geraucht wird, sich die Menschen wenig bewegen, nicht auf gesunde Ernährung achten, wenn erwiesen ist, dass alle Faktoren lebensverlängernd wirken und positive Effekte auf die Gesundheit haben.
Andererseits stellt sich die Frage, warum es gerade im Kindesalter so schwierig ist triebhaftes Verhalten zu unterdrücken. Die Antwort liefern Nelson und Luciana (2001), indem sie klar nachweisen konnten, dass das „Werte-Areal" im medialen-orbitofrontalen Kortex erst mit der Pubertät bzw. danach myelinisiert und damit verstärkt aktiviert wird. Diese These konnte durch Überprüfung der Synapsenstärken, welche die Häufigkeit des Gebrauchs abbilden, weiter bekräftigt werden. Als Schluss kann daraus gefolgert werden, dass Jugendliche ihre Entscheidungen häufig aus einer Art „Lust"-Bewertung heraus treffen und eher aus Belohnung bzw. Bestrafung lernen. Ältere Personen haben hingegen aus zahlreichen Erfahrungen Werte entwickelt wonach sie ihre Entscheidungen treffen.
Spitzer (2002, S. 356) fordert in der Erziehung genügend Spielraum für die heranreifenden Erwachsenen um breite Erfahrungen zu sammeln. Dabei ist es zwar wichtig den Jugendlichen Grenzen aufzuzeigen, auf die Herausbildung von einzelnen Werten haben die Erzieher (Eltern, Lehrer, ...) oft sehr wenig Einfluss. In diesem Zusammenhang haben Medien, Idole, ... einen übergeordneten Stellenwert. Sind Werte erst einmal gelernt, so sind diese zwar noch wandel- und anpassbar, jedoch bedarf es eines Umlernprozesses. Ab diesem Zeitpunkt macht es dann Sinn einen Ethikunterricht an Schulen oder anderen Institutionen anzubieten. Hier ist es ähnlich wie mit der

Sprache. Zuerst muss man sich implizit verständigen können, ehe man explizit die Grammatik lernt. Genauso müssen zuerst Werte gelernt werden, um diese dann im Unterricht modifizieren zu können. Diese Modifikation ist bis ins mittlere Erwachsenenalter wichtig. So geht man davon aus, dass nach den „Lehrjahren" die oft darauf folgenden „Wanderjahre" extrem wichtig sind, um eine große Breite von Werten vermittelt zu bekommen und somit ein gewisses Maß an Toleranz und Weitblick zu erwerben.
Für das Bewegungsverhalten und die Gesundheitserziehung bleibt festzuhalten, dass man Rahmenbedingungen schaffen sollte, damit man Erfahrungen und „Aha-Erlebnisse" sammeln und somit den Wert der Gesundheit auch nachvollziehen kann. Ist dies gewährleistet, so werden Situationen positiver bewertet und es kommt zu einer verstärkten Aktivierung des Belohnungssystems (Dopaminfreisetzung). Als Ergebnis ist eine gesteigerte Aufmerksamkeit, eine verstärkte Motivation und ein höherer Lernerfolg zu erwarten. Die Inhalte der Bewegungsprogramme sollten dabei eine Varianz aufweisen, nur so kann der Lernende ein für sich adäquates Bewegungsmuster ausbilden. Als Vermittler (Pädagoge oder Therapeut) sollte man dabei immer im Hinterkopf behalten, dass eine Einseitigkeit der Lehrinhalte auch zu Einseitigkeit der wahrgenommen Informationen beim Lernenden führt. Kurz gefasst: Fehlt die Struktur bzw. sind die Rahmenbedingungen falsch, verhindert man das Lernen eines ökonomischen und physiologischen Gangbildes (Spitzer, 2002, S. 470 ff.).

Aus den genannten Punkten ergeben sich Konsequenzen, die Schirp (2003, S. 306) zusammenfassend gut auf den Punkt bringt:

- „Da von der Häufigkeit der Signalverarbeitung die Größe und Intensität der Repräsentanz dieser Muster im Gehirn abhängt, empfehlen sich für effektives Lernen kürzere, aber häufigere Übungszeiten und -formen."
- „Da leichte Varianzen bei der Informationsverarbeitung den Umfang der neuronalen Repräsentanz erhöhen, sollen Wiederholungen und Übungen geeignete Variationen enthalten."
- „Regeln und Muster werden vom Gehirn aus Kontexten extrahiert, sodass ihre Konsolidierung und ihre Bedeutung (Nutzung) für kognitive Verstehensprozesse nicht ohne diese Kontexte (Beispiele, Geschichten) sinnvoll ist: bei einem einfachen kontextlosen Auswendiglernen von Mustern und Regeln werden diese rasch wieder vergessen."
- „Wenn ein Lerngegenstand mit unterschiedlichen Mustern und neuronalen Repräsentanzen verknüpft werden kann, erhöhen sich die Zugänge und Verfügbarkeiten zu diesem jetzt gespeicherten Lerngegenstand. Dementsprechend empfehlen sich unterschiedliche Kontexte bei Zugang und übender Vertiefung."
- „Aufbau, Hierarchien und Abfolge von Regeln und Mustern sollen durch entsprechende Übungen bewusst gemacht werden."
- „Bei der Lerngestaltung sind die besonderen Bedingungen für den Aufbau des expliziten Wissens (bewusst angeeignetes Faktenwissen) zu beachten. Dabei ist die „Lernumgebung" wichtig: der „geheime Lernplan", der die (personale) Bedeutung dieses Wissens signalisiert oder eben auch determiniert."

4.4 Abschließende Betrachtungen/Bemerkungen

Abschließend sollten die „zwölf Lehr-Lern-Prinzipien der Neurodidaktik" von R. N. Caine noch einmal in Erinnerung gerufen und mit den Fakten aus der Neurowissenschaft verknüpft werden (Caine & Caine, 1994; Caine & Caine, 1997; Caine u. a., 2004; Arnold, 2002):

1. Prinzip: „Lernen ist ein physiologischer Vorgang."
   Hier konnte aufgezeigt werden, wie Lernen funktioniert bzw. welche Gegebenheiten und Rahmenbedingungen erfüllt sein müssen, damit (strukturelle) Anpassungen im Gehirn möglich sind.

2. Prinzip: „Das Gehirn ist sozial."
   Wertschätzung und begleitende Unterstützung von Bezugspersonen fördert den Wissenserwerb. Das Gehirn braucht Zeit und Raum um Kompetenzen zu erwerben.

3. Prinzip: „Die Suche nach Sinn ist angeboren."

4. Prinzip: „Sinnsuche geschieht durch die Bildung von (neuronalen) Mustern."
   Ein Motiv (Beweggrund), warum etwas gelernt werden sollte, ist von besonderer Bedeutung. Lernen funktioniert besser, wenn man einen Sinn (übergeordnetes Ziel) hinter den zu erlernenden Fähigkeiten und Fertigkeiten sieht. Neues auszuprobieren oder Ungewisses zu entdecken befriedigt sowohl den Lust- als auch den Explorationstrieb.

5. Prinzip: „Emotionen sind wichtig für die Musterbildung."
   Empfindungen und Gefühle wie „ich habe ein Ziel erreicht" oder „mir ist etwas besonders gut gelungen" oder „ich habe sehr viel Zeit in eine Sache gesteckt, doch der Aufwand hat sich gelohnt" sind wichtig für Antrieb, Motivation und letztendlich auch für die Einstellung zum Lernen.

6. Prinzip: „Das Gehirn verarbeitet Informationen in Teilen und als Ganzes gleichzeitig."

7. Prinzip: „Lernen erfolgt sowohl durch gerichtete Aufmerksamkeit als auch durch periphere Wahrnehmung."

8. Prinzip: „Lernen geschieht sowohl bewusst als auch unbewusst."
   Es gibt kein Nicht-Lernen. Lernen geschieht immer. Auch wenn man sich noch so dagegen sträubt etwas zu lernen, es gibt nie Situationen, aus denen man nichts lernt. Wichtig ist für Rahmenbedingungen zu sorgen, unter denen Lernen besser (vereinfacht) möglich ist.

9. Prinzip:„Es gibt mindestens zwei Arten von Gedächtnis. Die eine Art ist die Speicherung und Archivierung von isolierten Fakten, Fertigkeiten und Abläufen, die andere ist die gleichzeitige Aktivierung vielfältiger Systeme, um Erfahrungen sinnvoll zu verarbeiten.“
   Wichtig sind beide Systeme – nur so kommt es zur Integration von neuem Wissen und neuen Fertigkeiten in bestehenden Systemen. Diese Integration macht es möglich, auf noch nie dagewesene Problemsituationen adäquat zu reagieren und entsprechende Handlungskonsequenzen abzuleiten.

10. Prinzip: „Lernen ist entwicklungsgemäß.“
    Lernen erfolgt aufbauend auf den gemachten Erfahrungen im Laufe eines Lebens. Neue Informationen werden in bestehendes Wissen integriert. Somit ändern sich Sichtweisen und Einstellungen ständig.

11. Prinzip: „Komplexes Lernen wird durch Herausforderungen gefördert, durch Angst und Bedrohung verhindert, was von Hilflosigkeit und Erschöpfung begleitet ist.“
    Wichtig ist hier einen „Flow-Kanal“ zwischen Über- und Unterforderung zu finden. Eine zu große Herausforderung führt dabei schnell zu Frustration und Angst, eine zu geringe Anforderung zu Langeweile. Die richtige Dosis steigert das Vertrauen in sich und andere.

12. Prinzip: „Jedes Gehirn ist einzigartig.“
    Persönliche Erfahrungen, Entwicklung und Reifung, Talent, Begabung und Intelligenz – das sind nur einige Faktoren, aus deren Produkt sich die Einzigartigkeit jedes Individuums widerspiegelt.

Diese Erkenntnisse können genutzt werden, um Lernen effizienter in Prävention, Training, Therapie und Rehabilitation gestalten zu können. Letztendlich geht es einerseits um:

Individualisierung – jeder sollte, individuell auf seine Bedürfnisse und Vorerfahrungen abgestimmte Möglichkeiten vorfinden, unterschiedliche Bewegungsangebote vielseitig zu nutzen.

Kompetenzerwerb – jeder sollte die Kompetenz besitzen auf gestellte Anforderungen oder noch nie dagewesene Problemsituationen mittels erworbener Fähigkeiten und Fertigkeiten adäquat zu reagieren.

5 Literatur

Adams, J. A. (1971). A closed-loop theory of motor learning. *Journal of Motor Behavior, 3*, 111-150.

Adams, J. A. & Bray, N. W. (1970). A closed-loop theory of paired-associate verbal learning. *Psychological Review, 77*, 385-405.

Adams, J. A. & Dikstra, S. (1966). Short-term memory for motor responses. *Journal of Experimental Psychology, 71*, 314-318.

Aigner, A. (1988). Koordination und Flexibilität. In: L. Prokop (Hrsg.), *Frauensportmedizin* (S. 199-210). Wien: Hollinek.

Albrecht, S. (2009). Von Sportlern Lernen - Differenzielles Lernen - Impulse für die Musikpädagogik. *Üben & Musizieren, 5*, 51-53.

Arend, S. & Higgins, J. R. (1976). A strategy for the classification, subjective analysis and observation of human movement. *Journal of Human Movement Studies. 2*, 36-52.

Arnold, M. (2002). *Aspekte einer modernen Neurodidaktik. Emotionen und Kognitionen im Lernprozess.* München: Vogel.

Arnold, M. (2009). Brain-based Learning and Teaching - Prinzipien und Elemente. In: U. Herrmann (Hrsg.), *Neurodidaktik. Grundlagen und Vorschläge für gehirngerechtes Lehren und Lernen* (S. 182-195). Weinheim, Basel: Beltz.

Atkinson, R. C. & Shiffrin, R. M. (1968). Human memory: a proposed system and its control processes. In K. W. Spence & J. T. Spence (Eds.), *The Psychology of Learning and Motivation: Advances in Research and Theory* (S. 89-195). New York: Academic Press.

Battig, W. F. (1966). Facilitation and interference. In: E. Bilodeau (Ed.), *Acquisition of skill* (S. 215-244). New York: Academic Press.

Bachl, N., Schwarz, W. & Zeibig, J. (2006). *Fit ins Alter. Mit richtiger Bewegung jung bleiben.* Wien, New York: Springer.

Beckmann, H. & Schöllhorn, W. I. (2006). Differenzielles Lernen im Kugelstoßen. *Leistungssport, 36* (4), 44-50.

Beckmann, H. & Gotzes, D. (2009). Differenzielles Lehren und Lernen in der Leichtathletik. Ein Sprintexperiment im Sportunterricht. *sportunterricht, 58* (2), 46-48.

Beckmann, H., Winkel, C., & Schöllhorn, W. I. (2010). Optimal range of variation in hockey technique training. *International Journal of Sports Psychology, 41*, 5-10.

Bernstein, N. A. (1967). *The co-ordination and regulation of movements.* Oxford: Pergamon Press.

Bernstein, N. A. (1988). Die Koordination der Bewegung in der Ontogenese. In: L. Pickenhain & G. Schnabel (Hrsg.), *Bewegungsphysiologie. Sportmedizinische Schriftenreihe der Deutschen Hochschule für Körperkultur und des Forschungsinstitutes für Körperkultur und Sport Leipzig,* Bd. 9 (S. 99-137). Leipzig: Johann Ambrosius Barth.

Bilodeau, E. A., Bilodeau, I. M. & Schumsky, D. A. (1959). Some effects of introducing and withdrawing knowledge of results early and late in practice. *Journal of Experimental Psychology, 58*, 142–144.

Blood, A. & Zatorre, R. (2001). Intensely pleasurable responses to music correlate with activity in brain regions implicated in reward and emotion. *Proceedings of the National Academy of Science, 98*, 11818–11823.

Birklbauer, J. (2006). *Modelle der Motorik. Eine vergleichende Analyse moderner Kontroll-, Steuerungs- und Lernkonzepte.* Aachen: Meyer & Meyer.

Böcher, W. & Heemskerk, J. J. (1969). Zur Problematik des funktionalen Alters. *Gerontologie, 2* (6), 339–349.

Böger, J. & Kanowski, S. (1995). *Gerontologie und Geriatrie für Krankenpflegeberufe.* Stuttgart: Thieme.

Brand, M. & Markowitsch, J. H. (2007). Lernen und Gedächtnis aus neurowissenschaftlicher Perspektive. Konsequenzen für die Gestaltung des Schulunterrichts. In: U. Herrmann (Hrsg.), *Neurodidaktik. Grundlagen und Vorschläge für gehirngerechtes Lehren und Lernen* (S. 69–85). Weinheim, Basel: Beltz.

Braun, A. K. (2004). Wie Gehirne laufen lernen oder: „Früh übt sich, wer ein Meister werden will." Überlegungen zu einer interdisziplinären Forschungsrichtung „Neuropädagogik". *Zeitschrift für Pädagogik, 50*, 507–520.

Bührle, M. (1989). Maximalkraft - Schmellkraft - Reaktivkraft. *Sportwissenschaft, 17* (3), 311–325.

Bührle, M. (1983). Dimensionen des Kraftverhaltens und ihre spezifische Trainingsmethoden. In: M. Bührle (Hrsg.), *Grundlagen des Maximal- und Schnellkrafttrainings.* (Schriftenreihe des Bundesinstituts für Sportwissenschaft) (S. 82–111). Schorndorf: Hofmann.

Cahill, L., Prins, B., Weber, M., & McGaugh, J. L. (1994). Beta-adrenergic activation and memory for emotional events. *Nature, 371* (6499), 702–704.

Caine, R. N. & Caine, G. (1994). *Making Connections. Teaching and the Human Brain.* Menlo Park CA: Addison-Wesley.

Caine, R. N. & Caine, G. (1997). *Education on the age of Possibility.* Alexandria VA.

Caine, R. N., Caine, G., McClintic, C. & Klimek, K. J. (2004). *12 Brain/Mind Learning Principles in Action. The Fieldbook for Making Connections, Teaching, and the Human Brain.* Thousand Oaks CA: Corwin Press.

Center of Disease Control and Prevention. (1996). *National summary of injury mortality data 1988–1994.* Atlanta: Author.

Chang, E. F. & Merzenich M. M. (2003). Environmental noice retards auditory cortical development. *Science, 300,* 498–502.

Clayton, N. S. & Krebs, J. R. (1994). Hippocampal growth and attrition in birds affected by experience. *Proceedings of the National Academy of Science of the United States of America, 91*, (16), 7410–7414.

Cooper, R. M. & Zubek, J. P. (1958). Effects of enriched and restricted early environments on the learning ability of bright and dull rats. *Canadian Journal of Psychology, 12*, 159–164.

Costill, D. L., Maglischo, E. W. & Richardson, A. B. (1992). *Handbook of Sports Medicine and Science. Swimming.* Malden: Blackwell Science.

Csikszentmihalyi, M. (2010). *Flow – der Weg zum Glück. Der Entdecker des Flow-Prinzips erklärt seine Lebensphilosophie*. Freiburg: Herder.

De Snoo, K. (1937). Das trinkende Kind im Uterus. *Monatsschrift für Geburtshilfe und Gynäkologie, 105*, 88–97.

Denk, H., Pache, D. & Schaller, H. J. (2003). *Handbuch Alterssport* (Beiträge zur Lehre und Forschung im Sport). Schorndorf: Hofmann.

Denk, H. (2003). Bilder und Theorien des Alters und Alterns. In: H. Denk, D. Pache & H. J. Schaller (Hrsg.), *Handbuch Alterssport* (Beiträge zur Lehre und Forschung im Sport). Schorndorf: Hofmann.

Dewhurst, D. J. (1967). Neuromuscular control system. *IEEE Transactions on Biomedical Engineering, 14*, 167–171.

Downton, J. H. (1995). *Wenn alte Menschen stürzen – Ursachen und Risiko, Pflege und Prävention.* München: Ernst Reinhardt Verlag.

Edelmann, W. (2000). *Lernpsychologie* (6. Auflage). Weinheim: Psychologie Verlags Union.

Ericsson, K. A. (1996). *The road to excellence: The acquisition of expert performance in the arts and sciences, sports, and games.* Mahwah, NJ: Erlbaum.

Ericsson, K. A., Krampe, R. T. & Tesch-Römer, C. (1993). The role of deliberate practice in the acquisition of expert performance. *Psychological Review, 100*, 363–406.

Fabre, C., Chamari, K., Mussi, P., Masse-Biron, J. & Prefaut, C. (2002). Improvement of cognitive function by mental and/or individualized aerobic training in healthy eldery subjects. *International Journal of Sports Medicine, 23,* 415–421.

Fantino, E. & Logan, C. A. (1979). *The experimental analysis of behavior: A biological perspective.* San Francisco: Freeman.

Fiatarone, M. A., O'Neill, E. F., Ryan, N. D., Clements, K. M., Solares, G. R., Nelson, M. E., Roberts, S. B., Kehayias, J. J., Lipsitz, L. A. & Evans, W. J. (1994). Exercise training and nutritional supplementation for physical frailty in very elderly people. *New England Journal of Medicine, 330*, 1769–1775.

Fuster, J. M. (1995). *Memory in the Cerebral Cortex – An Empirical Approach to Neural Networks in the Human and Nonhuman Primate.* Cambridge, Massachusetts: MIT Press.

Gaarder, J. (1999). *Sofies Welt. Roman über die Geschichte der Philosophie.* München, Wien: Carl Hanser.

Gandelmann, R. (1992). *Psychobiology of Behavioral Development.* New York: Oxford University Press.

Gaulhofer, K. & Streicher, M. (1924). *Grundzüge des österreichischen Schulturnens.* Wien: Deutscher Verlag für Jugend und Volk.

Gentile, A. M. (1972). A working model of skill acquisition with application to teaching. *Quest, 17*, 3–23.

Gibson, J. J. (1986). *The ecological approach to visual perception.* New Jersey: Lawrence Erlbaum Associates.

Giraux, P., Sirigul, A., Schneider, F. & Dubernard, J. M. (2001). Cortical reorganization in motor cortex after graft of both hands. *Nature neuroscience, 4*, 691–692.

Gladwell, M. (2011). *Überflieger. Warum manche Menschen erfolgreich sind – und andere nicht.* München, Zürich: Piper.

Glasersfeld E. v. (1992) Konstruktion der Wirklichkeit und der Begriff der Objektivität. In: H. v. Foerster (Hrsg.), *Einführung in den Konstruktivismus* (S. 16–38). München: Piper.

Götz-Neumann, K. (2006). *Gehen verstehen. Ganganalyse in der Physiotherapie* (2., unveränderte Auflage). Stuttgart: Thieme.

Gottlob, A. (2007). *Differenziertes Krafttraining mit Schwerpunkt Wirbelsäule* (2. Auflage). München: Elsevier Urban & Fischer.

Granacher, U. & Gollhofer, A. (2005). The impact of aging on explosive force production and on postural reflexes. *Deutsche Zeitschrift für Sportmedizin, 3,* 68–73.

Guadagnoli, M. A. & Kohl, R. M. (2001). Knowledge of results for motor learning: Relationship between error estimation and knowledge of results frequency. *Journal of Motor Behavior, 33*, 217–224.

Haber, P., Höniger, B., Klicpera, M. & Niederberger, M. (1984). Effects in elderly people 67–76 years of age of three-month endurance training on a bicycle ergometer. *European Heart Journal, 5*, 37–39.

Haberg, J. M., Park, J. J. & Brown, M. D. (2000). The role of exercise training in the treatment of hypertension. *Sports Medicine, 30*, 193–206.

Haken, H. & Haken-Krell, M. (1997). *Gehirn und Verhalten. Unser Kopf arbeitet anders als wir denken.* Stuttgart: Deutsche Verlags-Anstalt.

Haken, H. (1990). *Synergetik: Eine Einführung. Nichtgleichgewichts-Phasenübergänge und Selbstorganisation in Physik, Chemie und Biologie* (3. Auflage). Berlin, Heidelberg, New York: Springer.

Haken, H. (2006). *Information and self-organization. A macroscopic approach to complex systems* (3rd Edition). Berlin, Heidelberg, New York: Springer.

Haken, H., Kelso, J. A. S. & Bunz, H. (1985). A theoretical model of phase transitions in human hand movements. *Biological Cybernetics, 51*, 347–356.

Harre, D. (1979). *Trainingslehre* (8. Auflage). Berlin: Sportverlag.

Hartmann, J. (1988). *Modernes Krafttraining* (2. Auflage). Berlin: Sportverlag.

Heckhausen, H. (1989). *Motivation und Handeln* (2., völlig überarbeitete und ergänzte Auflage). Berlin, Heidelberg: Springer.

Hedin-Anden, S. (1994). *PNF – Grundverfahren und funktionelles Training.* Stuttgart: Gustav Fischer Verlag.

Hegen, P. & Schöllhorn, W. I. (2012), Gleichzeitig in verschiedenen Bereichen besser werden, ohne zu wiederholen? Paralleles differenzielles Training von zwei Techniken im Fußball. *Leistungssport, 42* (3), 17–23.

Helmeke, C., Poeggel, G. & Braun, K. (2001). Differential emotional experience induces elevated spine densities on basal dendrites of pyramidal neurons in the anterior cingulate cortex. *Neuroscience, 104*, 927–931.

Helmeke, C., Ovtascharoff, W., Poeggel, G. & Braun, K. (2001). Juvenile emotional experience alters synaptic composition in the anterior cingulate cortex. *Cerebral Cortex, 11*, 717–727.

Hennemann, E., Somjen, G., Carpenter, D. O. (1965). Functional significance of cell size in spinal motoneurons. *Journal of Neurophysiology, 28*, 560–580.

Hering, K. E. K. (1870). *Über das Gedächtnis als eine allgemeine Funktion der organisierten Materie.* Wien: Akad. Verlagsgesellschaft.

Herrmann, U. (2009). Gehirnforschung und die neurodidaktische Revision schulisch organisierten Lehrens und Lernens. In: U. Herrmann (Hrsg.), *Neurodidaktik. Grundlagen und Vorschläge für gehirngerechtes Lehren und Lernen* (S. 148–181). Weinheim, Basel: Beltz.

Hettinger, T. (1983). *Isometrisches Muskeltraining* (5. Auflage). Stuttgart, New York: Thieme.

Hickey, D. S. & Hukins, D. W. L. (1980). Relation between the structure of the Anulus fibrosus and the function and failure of the intervertebral disc. *Spine, 5*, 110–116.

Higgins, S. & Higgings J. R. (1995). *The Acquisition of Locomotor Skill.* St. Louis: Mosby.

Higgins, S. & Higgings J. R. (1995). *The Emergence of Gait.* St. Louis: Mosby.

Hollerbach, J. M. (1978). *A study of human motor control through analysis and synthesis of handwriting. Unpublished doctoral dissertation.* Cambridge: Massachusetts: Institute of Technology.

Hollmann, W. & Hettinger, T. (2000). *Sportmedizin. Grundlagen für Arbeit, Training und Präventivmedizin* (4. Auflage). Stuttgart: Schattauer.

Howald, H. (1984). Morphologische und funktionelle Veränderungen der Muskelfasern durch Training. *Manuelle Medizin, 22*, 86–95.

Huhn, S. (2005). Expertenstandard Sturzprophylaxe. *Österreichische Pflegezeitschrift, 10*, 8–12.

Humpert, V. & Schöllhorn, W. I. (2006). Vergleich von Techniktrainingsansätzen zum Tennisaufschlag. In: A. Ferrauti & H. Remmert (Hrsg.), *Trainingswissenschaft im Freizeitsport* (S. 121–124). Hamburg: Czwalina.

Hüter-Becker, A. & Dölken, M. (2007). *Physiotherapie in der Neurologie* (2. Auflage). Stuttgart, New York: Thieme.

Hüther, G. (2007). Die Ausbildung von Metakompetenzen und Ich-Funktionen während der Kindheit. In: U. Herrmann (Hrsg.), *Neurodidaktik. Grundlagen und Vorschläge für gehirngerechtes Lehren und Lernen* (S. 99–108). Weinheim, Basel: Beltz.

Huttenlocher, P. R. & Babholkar, A. S. (1997). Regional differences in synaptogenesis in human cerebral cortex. *Journal Comp. Neurol, 387*, 167–178.

Ikai, M., Yabe, K. & Ischij, K. (1967). Muskelkraft und muskuläre Ermüdung bei willkürlicher Anspannung und elektrischer Reizung des Muskels. *Sportarzt Sportmedizin, 18*, 197–204.

Inman, V. T., Ralston, H. J. & Todd, F. (1981). *Human Walking.* Baltimore: Williams & Wilkins.

Janken, J. K. & Reynolds, B. A. (1987). Identify patients with the potential for falling. In: A. McLane (Hrsg.), *Classification of nursing diagnosis* (S. 136–143). St. Louis: Mosby.

Jenkins, W. M., Merzenich, M. M. & Recanzone, G. (1990). Neocortical representational dynamics in adult primates: Implications for neuropsychology. *Neuropsychologia, 28*, 573–584.

Junghans, H. & Schmorl, G. (1968). *Die gesunde und die kranke Wirbelsäule in Röntgenbild und Klinik.* Stuttgart: Thieme.

Kabisch, T. (2009). Hans Kellers Functional Analysis und die Voraussetzungen des differentiellen Hörens. *Musik und Ästhetik, 49* (13), 72–86.

Kapandji, I. A. (1985). *Funktionelle Anatomie der Gelenke: schematisierte und kommentierte Zeichnungen zur menschlichen Biomechanik.* Stuttgart: Enke

Kelso, J. A. S. (1981). On the oscillatory basis of movements. Bulletin of Psychonomic *Society, 18*, 63.

Kelso, J. A. S. (1997). *Dynamic patterns. The self-organization of brain and behavior.* Massachusetts: MIT Press.

Kernodle, M. W. & Carlton, L. G. (1992). Information feedback and the learning of multiple-degree-of-freedom activities. *Journal of Motor Behavior, 24*, 187–196.

Keul, J., Doll, E. & Keppler D. (1969) *Muskelstoffwechsel.* München: Barth.

Kirchner, G. & Schaller, H. (1996). Mot*orisches Lernen im Alter. Grundlagen und Anwendungsperspektiven.* Aachen: Meyer & Meyer.

Kirchner, G., Rohm, A. & Wittemann, G. (1998). *Seniorensport. Theorie und Praxis.* Aachen: Meyer & Meyer.

Knirsch, K. (2003). *Lehrbuch des Gerät- und Kunstturnens 2. Technik und Methodik in Theorie und Praxis für Schule und Verein* (3. Auflage). Kirchentellinsfurt: Knirsch-Verlag.

Koffka, K. (1935). *Principles of gestalt psychology.* New York: Harcourt, Brace & World.

Köhler, W. (1925). *The mentality of apes.* New York: Harcourt, Brace & World.

Kolb, M. (2000). „Bewegtes Alter": Perspektiven einer Sportgeragogik. *Sportwissenschaft, 30* (1), 68–81.

Kortmann, T. & Schöllhorn, W. I. (2006). Neue Ansätze der Bewegungswissenschaft als Grundlage für ein modernes Techniktraining im Rudern – Bewegungsstabilität durch Wiederholung oder durch Adaptation? In: V. Grabow, U. Hartmann & R. Kilzer (Eds.), *Berichtsband Rudersymposium 2006* (S. 259–270). Sindelfingen: Sportverlag Schmidt & Dreisilker.

Krebs, D. E., Wong, D., Jevsevar, D., Riley, P. O. & Hodge, W. A. (1993). *Trunk Kinematics during Locomotor Activities.* APTA Gait Basic Research.

Kirtley, C. (2001). The importance of Ankle Push-Off in Healthy and Pathological Gait. *The British Journal of Podiatry, 8*, 259–268.

LeDoux. (1994). Emotion, memory and the brain. *Scientific American, 270*, 32–39.

Lefrancois, G. R. (2006). *Psychologie des Lernens* (4. Auflage). Heidelberg: Springer Medizin Verlag.

Lickliter, R. (2000). The role of sensory stimulation in perinatal development. *Journal of Development and Behavioral Pediatrics, 21*, 437–447.

Liebmann, M. (1993). *Basiswissen Neuroanatomie.* Stuttgart, New York: Thieme.

Loosch, E. (1995). Funktionelle Variabilität im Dartwurf. *Sportwissenschaft, 25* (4), 417–425.

Loosch, E. (1999). *Allgemeine Bewegungslehre.* Wiebelsheim: Limpert.

Lundberg, G. & Rosen, B. (2001). Tactile gnosis after nerve repair. *The Lancet, 358*, 809.

Mackay, D. G. & James L. E. (2002). Aging, retrograde amnesia, and the binding problem for phonology and orthography: a longitudinal study of "hippocampal amnesic". *H.M. Aging, Neuropsychology, and Cognition, 9*, 298–333.

MacNeilage, P. F. (1970). Motor control of serial ordering of speech. *Psycholgical Review, 77*, 182-196.
Marashi, V., Bernekow, A., Ossendorf, E. & Sachser, N. (2003). Effects of different forms of environmental enrichment on behavioral, stress physiological, and immunological parameters in male mice. *Hormones and Behavior, 43*, 281-292.
Marburger, C., Hauer, K., Schlierf, G. & Oster, P. (1997). Körperliches Training in der Geriatrie. *Deutsche Medizinische Wochenschrift, 122*, 1560-1563.
Markowitsch, H. J. (2005). *Dem Gedächtnis auf der Spur: Vom Erinnern und Vergessen* (2. Auflage). Darmstadt: Primus.
Martin, D., Carl, K. & Lehnertz, K. (2001). *Handbuch Trainingslehre* (3. Auflage). Schorndorf: Hofmann.
Mason, J. W. (1968). Organization of psychoendocrine mechanisms. *Psychosomatic Medicine, 30*, 565-808
Masuhr, K. F. & Neumann, M. (2007). *Neurologie* (6. Auflage). Stuttgart, New York: Thieme.
McArdle, W. D., Katch, F. I. & Katch, V. L. (2007). *Exercise Physiology. Energy, Nutrition & Human Performance* (6th Edition). Baltimore, Philadelphia: Lippincott Williams & Wilkins.
Meinel, K. & Schnabel, G. (2006). *Bewegungslehre - Sportmotorik: Abriss einer Theorie der sportlichen Motorik unter pädagogischem Aspekt* (10. Auflage). München: Südwest Verlag.
Melzack, R. & Wall, P. D. (1965). Pain mechanisms: a new theory. *Science, 150*, 971-979.
Mestel, R. (1995). Early start on signing vital for deaf children. *New Scientist, 145*, 9.
Meusel, H. (1980). *Dokumentationsstudie Sport im Alter.* Schorndorf: Hofmann.
Meusel, H. (1996). *Bewegung, Sport und Gesundheit im Alter.* Wiesbaden: Quelle und Meyer.
Miller, E. K. & Cohen, J. D. (2001). An integrative theory of prefrontal cortex function. *Annual Reviews of Neuroscience, 24*, 167-202.
Mukamel R., Ekstrom A. D., Kaplan J., Iacoboni M., Fried I. (2010). Single-Neuron Responses in Humans during Execution and Observation of Actions. *Current Biology, 8*, 750-756.
Mulder, T. (2001). *De geboren aanpasser. Over beweging, bewustzijn en gedrag.* Amsterdam, Antwerpen: Atlas-Contact.
Müller, K. J. (1983). Explosivkraft - eine generelle oder spezifische Eigenschaft. In: M. Bührle (Hrsg.), *Grundlagen des Maximal- und Schnellkrafttrainings* (Schriftenreihe des Bundesinstituts für Sportwissenschaft) (S. 144-160). Schorndorf: Hofmann.
Nachemson, A. (1959). Lumbar interdiscal pressure. *Acta. Orthop. Scand., 15*, 3.
Nagel, V. (1997). *Fit und geschickt durch Seniorensport.* Hamburg: Feldhaus.
Nelson, R. (2000). *An Introduction to Behavioral Endocrinology.* Sunderland: Sinauer Associates.
Nelson, C. A. and Luciana, M. (2001). *Handbook of Developmental Cognitive Neuroscience.* Cambridge, Massachusetts: MIT Press.
Neumaier, A. (2006). *Training der Bewegungskoordination. Koordinatives Anforderungsprofil und Koordinationstraining* (3., überarbeitete Auflage). Köln: Sportverlag Strauß.

Nicholson, D. E. & Schmidt, R. A. (1991). *Timing-task duration determines post-response error-detection capabilities.* Monterey: CA. Paper presented at NASPSPA annual meeting.

Pascalis, O., Michelle, D. H. & Nelson, C. A. (2002). Is Face Processing Species-Specific During the First Year of Life? *Science, 296*, 1321–1323.

Pascual-Leone, A. & Torres F. (1993). Plasticity of the sensorimotor cortex representation of the reading finger in Braille readers. *Brain, 116*, 39–52.

Pauen, S. (2004). Zeitfenster der Gehirn- und Verhaltensentwicklung: Modethema oder Klassiker? *Pädagogik, 50*, 521–530.

Perry, J. & Perry, J. (1992). *Gait Analysis: Normal and Pathological Function.* New York: Slack Inc.

Philippi-Eisenburger, M. (1990). *Bewegungsarbeit mit älteren und alten Menschen: Theorie und Praxis der Motogeragogik.* Schorndorf: Hofmann.

Prokop, L. & Bachl, N. (1984). *Alterssportmedizin.* Wien, New York: Springer.

Pschyrembel, W. (2007). *Klinisches Wörterbuch. Pschyrembel* (261. Auflage). Berlin, New York: Walter de Gruyter.

Raglin, J. S. (1990). Exercise and mental health. *Sports Medicine, 9*, 323–329.

Reginster, J. (1996). Harmonization of clinical practice guidelines for the prevention and treatment of osteoporosis and osteopenia in Europe. A difficult challenge. *Calcif Tissue Int., 59*, 24–29.

Rheinberg, R. (2004). *Motivation* (5., überarbeitete und erweiterte Auflage). Stuttgart: W. Kohlhammer.

Richter, M., Becker, C., Seifert, J., Gebhard, F., Pieske, O., Holch, M. & Lob, G. (2002). Prävention von Verletzungen im Alter. *Unfallchirurg, 105* (12), 1076–1087.

Robergs, R. A. & Amann, M. (2003). Belastungsbedingte metabolische Azidose. Woher kommen die Protonen? *Österr. Journal Sportmedizin, 3,* 11–25.

Rohkamm, R. (2003). *Taschenatlas Neurologie* (2. Auflage). Stuttgart, New York: Thieme.

Römer, J., Schöllhorn, W. I., Jaintner, T. & Preiss, R. (2009). Differenzielles Lernen im Volleyball. Ein Unterrichtsvorhaben zur Verbesserung der Annahme. *sportunterricht, 58* (2), 41–45.

Roth, G. (2004). Warum sind Lehren und Lernen so schwierig. *Pädagogik, 50*, 496–506.

Roth, K. (1988). Investigations on the basis of the generalized motor programme hypothesis. In: O. G. Meijer & K. Roth (Eds.), *Complex motor behavior: "The" motor-action controversy* (S. 261–288). Amsterdam: Elsevier.

Rothwell, J. C., Traub, M. M., Day, B. L., Obeso, J. A., Thomas, P. K. & Marsden, C. D. (1982). Manual motor performance in a deafferented man. *Brain, 105*, 515–542.

Runge, M. (1996). Gehen, Gehstörungen und Stürze im Alter. Mobilität im Alter. *Ost-Sonderheft*, 15–20.

Runge, M. (1998). *Gehstörungen, Stürze, Hüftfrakturen.* Darmstadt: Steinkopff.

Sachser, N. (2001). What is important to achieve good welfare in animals? In: D. M.Broom (Ed.), *Coping with College: Welfare in Animals including Humans* (Dahlem Workshop Report, 87) (S. 84–93). Berlin: Wiley-VCH.

Savelsbergh, G. J. P., Kamper, W., Rabius, J., De Koning, J. & Schöllhorn, W. I. (2010). New methods to learn to start in speed skating. A differencial learning approach. *International Journal of Sport Psychology, 41*, 415-427.

Sapolsky, R. M. (1992). *Stress, the Aging Brain, and the Mechanisms of Neuron Death.* Cambridge, Massachusetts: MIT Press.

Schirp, H. (2003). Neurowissenschaften und Lernen. Was können neurobiologische Forschungsergebnisse zur Unterrichtsgestaltung beitragen? *Die Deutsche Schule, Heft 3,* 304-316.

Schmidt, R. A. (1975). A schema theory of discrete motor skill learning. *Psychological Review, 82*, 225-260.

Schmidt, R. A. (1985). The search for invariance in skilled movement behaviour. *Research Quarterly for Exercise and Sport, 56*, 122-140.

Schmidt, R. A., Lange, C. & Young, D. E. (1990). Optimizing summary knowledge of results for skill learning. *Human Movement Science, 9*, 325-348.

Schmidt, R. A. & Lee, T. D. (2005). *Motor control and learning. A behavioral emphasis* (4th Edition). Champaign: Human Kinetics.

Schmidt, R. F. & Schaible, H. G. (2006). *Neuro- und Sinnesphysiologie* (5. Auflage). Hiedelberg: Springer-Verlag.

Schmidt, R. F. & Thews, G. (1995). *Physiologie des Menschen* (26. Auflage). Berlin, Heidelberg, New York: Springer.

Schmidtbleicher, D., Dietz, V. & Antoni, M. (1978). Auftreten und funktionelle Bedeutung des Muskeldehnungsreflexes bei Lauf- und Sprintbewegungen. *Leistungssport, 8* (6), 480-490.

Schmitz, K. & Stahl, O. (1999). Messung des Kraftanstiegverhaltens als reliables Verfahren zur Bestimmung der Explosivkraft. *Leistungssport, 30* (4), 10-13.

Schnabel, G. & Thieß, G. (1993). *Lexikon Sportwissenschaft. Band 1 & 2.* Berlin: Sportverlag.

Schöllhorn, W. I. (1999). Individualität ein vernachlässigter Parameter. *Leistungssport, 29* (2), 5-12.

Schöllhorn, W. I. (2003). *Differenzielles Lernen. Eine Sprint & Laufschule für alle Sportarten.* Aachen: Meyer & Meyer.

Schöllhorn, W. I. (2011). *Schneller Laufen und Sprinten in allen Sportarten.* Schorndorf: Hofmann.

Schöllhorn, W. I., Sechelmann, M., Trockel, M. & Westers, R. (2004). Nie das richtige trainieren, um richtig zu spielen. *Leistungssport, 34* (5), 13-17.

Schöllhorn, W. I., Paschke, M. & Beckmann, H. (2006). Differenzielles Training im Volleyball beim Erlernen von zwei Techniken. In: K. Langolf & R. Roth (Hrsg.), *Volleyball 2005 - Beach-WM* (S. 97-105). Hamburg: Czwalina.

Schöllhorn, W. I., Hurth, P. & Kortmann, T. (2007). Grundlagen des differenziellen Lernens beim alpinen Skifahren. Teil 1: Wissenschaftstheoretische und biomechanische Aspekte des alpinen Skisports. *Leistungssport, 37* (3), 36-41.

Schöllhorn, W. I., Hurth, P. & Kortmann, T. (2007). Grundlagen des differenziellen Lernens beim alpinen Skifahren. Teil 2: Praktische Konsequenzen aus den biomechanischen Betrachtungen. *Leistungssport, 37* (4), 58-62.

Schöllhorn, W. I., Humpert, V., Oelenberg, M., Michelbrink, M. & Beckmann, H.(2008). Differenzielles und Mentales Training im Tennis. *Leistungssport, 38* (6), 10-14.

Schöllhorn, W. I., Hurth, P., Kortmann, T. & Müller, E. (2009). Biomechanical basis for differential learning in alpine skiing. In: E. Müller, S. Lindinger & T. Stöggl (Eds.), *Science and Skiing IV* (S. 454-464). Maidenhead: Meyer & Meyer Sport.

Schöllhorn, W. I., Beckmann, H., Janssen, D. & Michelbrink, M. (2009). Differenzielles Lehren und Lernen im Sport. Ein alternativer Ansatz für einen effektiven Schulsportunterricht. *sportunterricht, 58*, 36-40.

Schöllhorn, W. I. (2010). Differenzielles Lernen im Schwimmen - eine Alternative? Schwimmen, Lernen und Optimieren. *Schriftenreihe Deutsche Schwimmtrainer - Vereinigung, 31*, 7-22.

Schöllhorn, W. I., Beckmann, H. & Davids, K. (2010). Exploiting system fluctuations. Differential training in physical prevention and rehabilitation programs for health and exercise. *Medicana (Kaunas), 46* (6), 365-373.

Schöllhorn, W. I. (2011). *Schneller Sprinten und Laufen in allen Sportarten.* Schorndorf: Hofmann.

Schönherr, T., & Schöllhorn, W. I. (2003). Differencial learning in basketball. In: W. I. Schöllhorn, C. Bohn, J. M. Jäger, H. Schaper & M. Alichmann (Eds.), *1st European Workshop on Movement Science. Book of abstracts* (S. 58-59). Köln: Sport und Buch Strauß.

Schünke, M., Schulte, E. & Schumacher, U. (2006). *Prometheus. Lernatlas der Anatomie. Kopf und Neuroanatomie.* Stuttgart, New York: Thieme.

Schünke, M., Schulte, E. & Schumacher, U. (2007). *Prometheus. Lernatlas der Anatomie. Allgemeine Anatomie und Bewegungssystem.* Stuttgart, New York: Thieme.

Shapiro, D. C. & Schmidt, R. A. (1982). The schema theory: Recent evidence and developmental implications. In: J. A. S. Kelso & J. E. Clark (Eds.), *The development of movement control and co-ordination* (S. 113-150). New York: Wiley.

Shea, J. B. & Morgan, R. L. (1979). Contextual interference effects on the acquisition, retention, and transfer of a motor skill. *Journal of Experimental Psychology: Human Learning and Memory, 5*, 179-187.

Shik, M. L., & Orlovskii, G. N. (1976). Neurophysiology of a locomotor automatism. *Physiological Reviews, 56*, 465-501.

Shik, M. L., Orlovskii, G. N. & Severin, F. V. (1966). Locomotion of the mesencephalic cat elicited by stimulation of the pyramids. *Biofizika, 13*, 143-152.

Silbernagl, S. & Despopoulos, A. (2007). *Taschenatlas Physiologie* (7. Auflage). Stuttgart, New York: Thieme.

Small, D. M., Zatorre, R. J., Dagher, A., Evans, A. C. & Jones-Gotman, M. (2001). Changes in brain activity related to eating chocolate: from pleasure to aversion. *Brain, 124*, 1720-1733.

Smith, J. L., Bradley, N. S., Carter, M. C., Giuliani, C. A., Hoy, M. G., Koshland, G. F. & Zernicke, R. F. (1986). Rhythmical movements of the hindlimbs in spinal cat: Considerations for a controlling network. In: M. E. Goldberger, A. Gorio & M. Murray (Eds.), *Development and plasticity of the mammalian spinal cord* (S. 362-374). Padova: Liviana Press.

Southard, D. & Higgins, T. (1987). Changing movement patterns: Effects of demonstration and practice. *Research Quarterly for Exercise and Sport, 60*, 348–356.

Spitzer, M. (2002). *Lernen: Gehirnforschung und Schule des Lebens.* Heidelberg, Berlin: Spektrum Akademischer Verlag.

Statistik Austria. (2010). *Statistisches Jahrbuch 2010.* Zugegriffen am 20. Februar 2010 über: http://www.statistik.at/web_de/services/stat_jahrbuch/index.html.

Stegemann, J. (1991). *Leistungsphysiologie. Physiologische Grundlagen der Arbeit und des Sports* (4. Auflage). Stuttgart, New York: Thieme.

Strass, D. & Granacher, U. (2000). Neuromuskuläre Auswirkungen des Alterns. Krafttraining zur Vorbeugung. *Sportwissenschaft, 30* (4), 471–480.

Swinnen, S. P., Schmidt, R. A., Nicholson, D. E. & Shapiro, D. C. (1990). Information feedback for skill acquisition: Instantaneous knowledge of results degrades learning. *Journal of Experimental Psychology: Learning, Memory and Cognition, 16*, 706–716.

Taub, E. & Berman, A. J. (1968). Movement and learning in the absence of sensory feedback. In: S. J. Freedman (Ed.). *The neuropsychology of spatially oriented behavior* (S. 173–192). Homewood, IL: Dorsey Press.

Terzuolo, C. A. & Viviani, P. (1979). The central representation of learning motor programs. In: R. E. Talbott & D. R. Humphrey (Eds.), *Posture and movement* (S. 113–121). New York: Raven.

Tideiksaar, R. (2008). *Stürze und Sturzprävention. Assessment – Prävention – Management* (2. Auflage). Bern: Hans Huber.

Tittel, K. (2003). *Beschreibende und funktionelle Anatomie des Menschens* (14. Auflage). München, Jena: Urban & Fischer.

Trowbridge, M. H. & Cason, H. (1932). An experimental study of Thorndike's theory of learning. *Journal of General Psychology, 7*, 245–260.

Trepel, M. (1995). *Neuroanatomie. Struktur und Funktion.* München, Wien, Baltimore: Urban & Schwarzenberg.

Tulving, E. (2002). Episodic memory: from mind to brain. *Annual Reviews of Psychology, 53*, 1–25.

Tulving, E. (2005). Episodic memory and autonoesis: uniquely human? In: H. Terrace & J. Metcalfe (Eds.), *The missing link in cognition: evolution of self-knowing consciousness* (S. 3–56). New York: Oxford University Press.

Turvey, M. T. (1991). Action and perception form an ecological point of view. In: R. Daugs, H. Mechling, K. Blischke & N. Oliver (Hrsg.), *Sportmotorisches Lernen und Techniktraining. Internationales Symposium Motorik- und Bewegungsforschung 1989 Saarbrücken* (Schriftenreihe des Bundesinstitut für Sportwissenschaft, Bd. 76) (S. 78–95). Schorndorf: Hofmann.

Ulfig, N. (2008). *Neuroanatomie.* Stuttgart, New York: Thieme.

Valentine, T. (1991). A unified account of the effects of distinctiveness, inversion, and race in face recognition. *The Quarterly Journal of Experimental Psychology Section A: Human Experimental Psychology, 43* (2), 161–204.

Van den Berg, F. (Hrsg.). (1999). *Angewandte Physiologie – Band 1. Das Bindegewebe des Bewegungsapparates verstehen und beeinflussen.* Stuttgart, New York: Thieme.

Van den Berg, F. (Hrsg.). (2000). *Angewandte Physiologie - Band 2. Organsysteme verstehen und beeinflussen.* Stuttgart, New York: Thieme.

Van den Berg, F. (Hrsg.). (2003). *Angewandte Physiologie - Band 4. Schmerzen verstehen und beeinflussen.* Stuttgart, New York: Thieme.

Vehof, K., Janssen, D., & Schöllhorn, W. I. (2009). Schreiberwerb in der Primarstufe mit Hilfe des differenziellen Lernansatzes. In: M. Krüger, N. Neuber, M. Brach & K. Reinhart (Hrsg.), *Bildungspotenziale im Sport* (S. 290). Hamburg: Czwalina.

Vereijken, B., van Emmerik, R. E. A., Whiting, H. T. A. & Newell, K. M. (1992). Free(z)ing degrees of freedom in skill acquisition. *Journal of Motor Behavior, 24*, 133-142.

Vries, H. A. De. (1968). *Physiology of Exercise for Physical Education and Athletics.* Dubuque/Iowa: Brown.

Wadman, W. J., Denier van der Gon, J. J., Geuze, R. H. & Mol, C. R. (1979). Control of fast goal-directed arm movements. *Journal of Human Movement Studies, 5*, 3-17.

Wagner, H. & Müller, E. (2008). The effect of differential and variable training on the quality parameters of a handball throw. *Sports Biomechanics, 7* (1), 54-71.

Wall, P. D. (1979). On the relation of injury to pain. *Pain, 6*, 253-264.

Walters, R. L. & Morris J. M. (1972). Electrical activity of muscles of the trunk during walking. *Journal of Anatomy, 2*, 191-199.

Watson, J. S. (1972). Smiling, cooing and „the game“. *Merrill-Palmer Quarterly, 18*, 323-339.

Weineck, J. (2004). *Sportbiologie* (9. Auflage). Balingen: Spitta.

Whittle, M. W. (2001). *Gait Analysis - an introduction* (3rd Edition). Oxford: Butterworth-Heinemann.

Wick, D. (2005). *Biomechanische Grundlagen sportlicher Bewegungen. Lehrbuch der Biomechanik.* Balingen: Spitta.

Widmaier, M. (2007). Differenzielles Lernen. Sachgemäßes Üben im Randbereich des Lösungsraums. *Üben & Musizieren, 3*, 48-51.

Williams, A. M., Davids, K. & Williams, J. G. (1999). *Visual perception and action in sport.* London, New York: E & FN Spon.

Winstein, C. J. & Schmidt, R. A. (1990). Reduced frequency of knowledge of results enhances motor skill learning. *Journal of Experimental Psychology: Learning, Memory and Cognition, 16*, 677-691.